Nutrição e imunologia: da saúde à doença

Durante o processo de edição desta obra, foram tomados todos os cuidados para assegurar a publicação de informações técnicas, precisas e atualizadas conforme lei, normas e regras de órgãos de classe aplicáveis à matéria, incluindo códigos de ética, bem como sobre práticas geralmente aceitas pela comunidade acadêmica e/ou técnica, segundo a experiência do autor da obra, pesquisa científica e dados existentes até a data da publicação. As linhas de pesquisa ou de argumentação do autor, assim como suas opiniões, não são necessariamente as da Editora, de modo que esta não pode ser responsabilizada por quaisquer erros ou omissões desta obra que sirvam de apoio à prática profissional do leitor.

Do mesmo modo, foram empregados todos os esforços para garantir a proteção dos direitos de autor envolvidos na obra, inclusive quanto às obras de terceiros e imagens e ilustrações aqui reproduzidas. Caso algum autor se sinta prejudicado, favor entrar em contato com a Editora.

Finalmente, cabe orientar o leitor que a citação de passagens da obra com o objetivo de debate ou exemplificação ou ainda a reprodução de pequenos trechos da obra para uso privado, sem intuito comercial e desde que não prejudique a normal exploração da obra, são, por um lado, permitidas pela Lei de Direitos Autorais, art. 46, incisos II e III. Por outro, a mesma Lei de Direitos Autorais, no art. 29, incisos I, VI e VII, proíbe a reprodução parcial ou integral desta obra, sem prévia autorização, para uso coletivo, bem como o compartilhamento indiscriminado de cópias não autorizadas, inclusive em grupos de grande audiência em redes sociais e aplicativos de mensagens instantâneas. Essa prática prejudica a normal exploração da obra pelo seu autor, ameaçando a edição técnica e universitária de livros científicos e didáticos e a produção de novas obras de qualquer autor.

Nutrição e imunologia: da saúde à doença

Simone Correa-Silva
Patricia Palmeira

editoras

Copyright © Editora Manole Ltda., 2023, por meio de contrato com as editoras.

Produção editorial: Paris Servicos Editoriais e Educacionais
Projeto gráfico: Departamento de Arte da Editora Manole
Diagramação e ilustrações: Formato Editoração
Capa: Iuri Guião
Imagem da capa: istock.com

CIP-BRASIL. CATALOGAÇÃO NA PUBLICAÇÃO
SINDICATO NACIONAL DOS EDITORES DE LIVROS, RJ

N97

Nutrição e imunologia : da saúde à doença / editores Simone Correa-Silva, Patricia Palmeira. – 1. ed. – Santana de Parnaíba [SP] : Manole, 2023.

Inclui bibliografia e índice
ISBN 9786555769623

1. Nutrição. 2. Imunologia. I. Correa-Silva, Simone. II. Palmeira, Patricia.

23-83439 CDD: 613.2
CDU: 613.2

Gabriela Faray Ferreira Lopes - Bibliotecária - CRB-7/6643

Todos os direitos reservados.
Nenhuma parte deste livro poderá ser reproduzida, por qualquer processo, sem a permissão expressa dos editores. É proibida a reprodução por xerox.
A Editora Manole é filiada à ABDR – Associação Brasileira de Direitos Reprográficos.

Edição – 2023

Editora Manole Ltda.
Alameda América, 876 – Tamboré
06543-315 – Santana de Parnaíba – SP – Brasil
Tel.: (11) 4196-6000
www.manole.com.br | https://atendimento.manole.com.br/

Impresso no Brasil
Printed in Brazil

Sobre os autores

SOBRE AS EDITORAS

Simone Correa-Silva
Nutricionista (Ufop). Especialista em Nutrição Clínica (UFF). Mestre e doutora em Imunologia (USP). Pós-doutora em Biologia Celular e do Desenvolvimento (ICB/USP). Pós-doutora em Ginecologia e Obstetrícia (Unesp). Professora titular da Unip. Pesquisadora colaboradora da FMUSP.

Patricia Palmeira
Bióloga (Unisa). Mestre, doutora e pós-doutora em Imunologia (USP). Pesquisadora científica nível VI e vice-coordenadora do Laboratório de Pediatria Clínica (LIM-36) do HCFMUSP. Professora e membro da Comissão do Programa de Pós-graduação em Pediatria da FMUSP.

SOBRE OS COLABORADORES

Alessandra Pontillo
Bióloga molecular, doutora em Patologia Experimental e Clínica e especialista em Genética Médica (Università di Trieste, Itália). Professora associada no Departamento de Imunologia do ICB/USP e responsável do Laboratório de Imunogenética no mesmo departamento.

Ana Carolina Garcia de las Ballonas Campolina
Nutricionista (Centro Universitário Newton Paiva-MG). Pós-graduada em Nutrição Clínica: Fundamentos metabólicos e nutricionais (Universidade Gama Filho). Pós-graduada em Fitoterapia Aplicada à Nutrição (Unicsul). Mestre em Bioquímica e Imunologia e doutora em Imunologia (UFMG). Professora convidada do curso de pós-graduação em Nutrologia do Ipemed. Pesquisadora no laboratório de Imunobiologia do Departamento de Bioquímica e Imunologia da UFMG.

Ana Maria Caetano Faria
Médica (UFMG), mestre em Microbiologia (UFMG), doutora em Imunologia (USP) e pós-doutora (Harvard Medical School, Boston, EUA). Foi pesquisadora visitante na Universitá di Bologna, Itália, e na Rockefeller University, NY, EUA. Foi membro da Câmara de Assessoramento de Ciências Biológicas e Biotecnologia da Fapemig, do Comitê de Acessoramento de Imunologia do CNPq e é coordenadora do Sub-committee of Mucosal Immunology Nomenclature da IUIS. Atualmente é professora titular de Imunologia da UFMG, presidente da Sociedade Brasileira de Imunologia e diretora do Departamento de Ciência e Tecnologia do Ministério da Saúde.

Ana Paula Beltran Moschione Castro
Médica especialista em Alergia e Imunologia (AMB). Mestre e doutora em Ciências (FMUSP). Médica assistente da Unidade de Alergia e Imunologia (HCFMUSP).

Anna Julia Pietrobon
Bióloga (UFPR). Mestre em Imunologia (ICB/USP). Doutoranda em Imunologia pelo mesmo instituto.

Carla R. Taddei
Farmacêutica (USP). Doutora em Microbiologia (ICB/USP). Pós-doutora em Bacteriologia (Instituto Butantan). Professora livre-docente (FCF/USP). Professora vice-coordenadora do Curso de Obstetrícia da Each/USP. Pesquisadora colaboradora do Hospital Universitário da USP.

Carmen Zita Pinto Coelho
Nutricionista (UFV) com aperfeiçoamento em Treinamento Esportivo e Nutrição Esportiva (Instituto de Cultura Física de Moscou, Rússia) e mestre em Bioquímica e Imunologia (UFMG). Presidente da Associação Mineira de Nu-

trição (Asmin) no biênio 1995-1996. Professora nos cursos de pós-graduação em Nutrição Clínica, Psiconutrição e Transtornos Alimentares, Oncologia Nutricional e de Suplementação Magistral da Fapes na área da Saúde. Professora de pós-graduação em Nutrição Clínica na FMRB/USP.

Daniela Caetano Gonçalves
Nutricionista (Centro Universitário São Camilo). Especialista em Fisiologia do Exercício (Unifesp). Doutora e pós-doutora em Biologia Celular e do Desenvolvimento (ICB/USP). Doutorado sanduíche pelo Departamento de Bioquímica da Nutrição (Universidade de Potsdam, Alemanha). Professora adjunta da Unifesp.

Denise Mafra
Nutricionista (UFSC), mestre e doutora em Ciências dos Alimentos (FCF/USP). Professora titular da Faculdade de Nutrição e dos Programas de Pós-graduação em Ciências Cardiovasculares, em Ciências Médicas e em Ciências da Nutrição (UFF). Pós-doutora em Nefrologia (Université Claude Bernard Lyon I, França, e na University of Glasgow, UK). Estágio sênior no Karolinska Institutet, Stockholm, Suécia.

Dennys Esper Cintra
Nutricionista. Mestre em Ciência da Nutrição (UFV). Doutor e pós-doutor em Clínica Médica (FCM/Unicamp). Pós-doutor (Universidade da Califórnia, Berkeley). Professor livre-docente em Nutrigenômica (FCA/Unicamp). Coordenador do Laboratório de Genômica Nutricional e do Centro de Estudos em Lipídios e Nutrigenômica da Unicamp.

Felipe Caixeta
Bacharel em Ciências Biológicas com Ênfase em Biotecnologia e Saúde (UFMG). Mestre e doutorando em Bioinformática pelo Programa Interunidades de Pós-Graduação em Bioinformática da UFMG.

Fernanda Calvo Fortes
Nutricionista (UNI-BH). Especialista em Nutrição Funcional (Instituto Valeria Paschoal). Mestre em Nutrição e Saúde (UFMG). *Fellowship* em Senescência Celular (University College of London). Pesquisadora membro do Grupo de pesquisa em Imunobiologia do Envelhecimento (Gibe). Atual coordenadora de artigo de coleção sobre biomarcadores do envelhecimento saudável pela revista *Frontiers in Aging*.

Gabriela Silveira Nunes
Fisioterapeuta (UFVJM). Mestre em Ciências Biológicas (Universidade Vale do Rio Doce). Doutora em Bioquímica e Imunologia (UFMG), doutorado sanduíche (Università di Bologna). Pós-doutora em Bioquímica e Imunologia (UFMG). Professora adjunta da UFJF/GV. Coordenadora do estágio obrigatório em Saúde Coletiva. Pesquisadora membro dos grupos de pesquisa: Grupo de Pesquisa em Imunobiologia do Envelhecimento (Gibe) – UFMG, Imunobiologia (LIB) – UFMG, Grupo Integrado de Pesquisas em Biomarcadores – Fiocruz e Núcleo de Investigação Músculo Esquelética (Nime) – UFJF/GV.

Giovanna Caliman Camatta
Nutricionista (UFMG). Especialista em Nutrição nas Doenças Crônicas Não Transmissíveis (Instituto de Ensino e Pesquisa Albert Einstein). Mestre em Ciências da Saúde (FM/UFMG). Doutoranda em Bioquímica e Imunologia (UFMG). Pesquisadora membro do Grupo de Pesquisa em Imunobiologia do Envelhecimento (Gibe) e do Laboratório de Imunobiologia (LIB) da UFMG.

Jenifer Cardoso Pereira Bom
Nutricionista (Uniban). Especialista em Docência para o Ensino Superior (Unimonte). Mestre em Imunopatologia (Unip). Professora adjunta da Unip. Professora responsável pelo Ambulatório de Atendimento Nutricional em Doenças Inflamatórias Intestinais na Clínica Escola da Unip-Santos.

José Rodrigo Pauli
Educador físico (Unesp-Rio Claro). Mestre em Ciências da Motricidade, área de endocrinologia e metabologia (IB/Unesp-Rio Claro). Doutor em Clínica Médica modalidades Aplicada e Básico-Experimental e pós-doutor (FCM/Unicamp). Pós-doutor (Massachusetts College of Pharmacy and Health Sciences, Boston, EUA). Professor livre-docente do curso de Ciências do Esporte e docente do Programa de Pós-Graduação (*strictu sensu*) em Ciências da Nutrição e do Esporte e Metabolismo (FCA/Unicamp). Coordenador do Laboratório de Biologia Molecular do Exercício (FCA/Unicamp).

Juliana Crucinsky
Nutricionista (Uerj). Especialista em Nutrição Clínica e Funcional e em Fitoterapia (Unicsul). Mestre em Alimentação, Nutrição e Saúde (Uerj). Consultora técnica da Fenacelbra e Acelbra-RJ. Professora nos cursos de especialização do Nutmed (RJ) e Instituto Hi Hutrition (Campinas, SP).

Juliana de Lima Alves
Nutricionista (UFMG). Especialista em Nutrição Funcional (Instituto Valeria Paschoal). Mestre e doutora em Imunologia (UFMG). Pós-doutora em Microbiologia (Institut National de Recherche pour l'agriculture, l'alimentation et l'environnement, França). Pós-doutora com docência em Microbiologia (UFMG).

Larissa Oliveira Assis
Nutricionista (PUC-Minas). Especialista em Nutrição Clínica: do *home care* ao hospital (Senac). Mestre em Nutrição e Saúde (UFMG). Residente em Saúde do Idoso (Hospital Risoleta Tolentino Neves). Pesquisadora membro do Grupo de Pesquisa em Imunobiologia do Envelhecimento (Gibe) – UFMG e do Laboratório de Imunobiologia (LIB).

Licia Torres
Nutricionista (UFMG). Especialista em Nutrição Esportiva (Instituto Valorize). Mestre em Nutrição e Saúde e doutora em Bioquímica e Imunologia, pós-doutora em Bioquímica e Imunologia e pós-doutoranda em Nutrição e Saúde (UFMG).

Livia Alvarenga
Nutricionista (UFJF). Especialista em Nutrigenômica e Nutrigenética na Prática Clínica (Faculdade Unyleya). Mestre em Saúde e Nutrição (Ufop), no Programa de Pós-Graduação em Saúde e Nutrição. Doutoranda no Programa de Pós-graduação em Ciências Médicas (UFF). Doutorado sanduíche pelo CNPq na Wayne State University, Detroit, USA.

Lucas Haniel A. Ventura
Biomédico (Centro Universitário UNA). Mestre em Bioquímica e Imunologia (UFMG). Doutorando em Imunologia (UFMG). Pesquisador membro do Grupo de Pesquisa em Imunobiologia do Envelhecimento (Gibe) – UFMG, Laboratório de Imunobiologia (LIB). Aluno e colaborador externo do Instituto de Pesquisa René Rachou (Fiocruz-MG), pelo Grupo de Pesquisa com Biomarcadores (GIPB).

Ludmila F. M. F. Cardozo
Nutricionista (Unirio). Especialista em Nutrição Clínica, mestre em Saúde da Criança e do Adolescente e doutora em Ciências Médicas (UFF). Pós-doutora com ênfase em Nefrologia e Doenças Cardiovasculares (Programa de Pós-graduação em Ciências Cardiovasculares da UFF). Professora adjunta da Faculdade

de Nutrição e do Programa de Pós-graduação em Ciências Cardiovasculares da UFF.

Magda Carneiro-Sampaio
Pediatra especialista em Imunologia. Professora titular do Departamento de Pediatria da FMUSP. Presidente do Conselho Diretor do Instituto da Criança e do Adolescente (ICr) do Hospital das Clínicas da FMUSP.

Marcos Andrade-Oliveira
Nutricionista (UFVJM), com período sanduíche (Michigan State University). Mestre e doutorando em Bioquímica e Imunologia pelo Programa de Pós-graduação em Bioquímica e Imunologia (UFMG).

Maria Notomi Sato
Biomédica (UMC). Doutora em Imunologia (USP). Pós-doutora no Laboratório de Imunocitoquímica (Instituto Pasteur, França). Professora associada pelo Departamento de Dermatologia (FMUSP).

Monica Macedo dos Santos Lameza
Nutricionista (Universidade Bandeirante de São Paulo). Mestre (Fundação Antônio Prudente – AC Camargo Cancer Center). MBA em Gestão Hospitalar e Sistemas de Saúde (FGV) e pós-graduação em Desnutrição Energético-Proteica e Recuperação Nutricional (Unifesp).

Raylane A. G. Cambui
Biomédica (Unic) e mestre em Ciências da Saúde (UFMT). Doutoranda em Imunologia (USP), com ênfase na área de imunologia de tumores.

Solange Barros Carbonare
Farmacêutica e bioquímica e mestre em Análise Clínicas (FCF/USP). Doutora em Imunologia (ICB/USP). Pesquisadora científica nível VI aposentada do Laboratório de Imunogenética do Instituto Butantan.

Tamara Rossi
Nutricionista (UFBA). Especialista em Nutrigenômica e Nutrigenética na Prática Clínica (AVM) e em Fitoterapia e Suplementação Clínica e Esportiva (Farese).

Tatiani Uceli Maioli
Nutricionista, mestre em Imunoparasitologia (Ufop) e doutora em Bioquímica e Imunologia (UFMG). Pós-doutora em Bioquímica e Imunologia (UFMG) e

em Microbiologia (French National Research Institute for Agriculture, Food and the Enviroment). Professora associada do Departamento de Nutrição da UFMG.

Ticiane Gonçalez Bovi
Nutricionista (USF). Especialista em Nutrição em Doenças Crônicas não Transmissíveis (HC/Unicamp). Educadora em diabetes certificada pela International Diabetes Federation/Rede de Educadores Latino-Americana em Diabetes (Relad)/Sociedade Brasileira de Diabetes (SBD). Mestre e doutora em Ciências na área de clínica médica pela FCM/Unicamp.

Vinicius Dantas Martins
Biólogo, mestre e doutor em Bioquímica e Imunologia (UFMG).

Yingying Zheng
Nutricionista (FSP/USP). Mestre e doutoranda em Ciências pelo Departamento de Pediatria (FMUSP), com ênfase na área de imunologia e metabolismo.

Sumário

Apresentação XV

1 Imunidade inata 1
Simone Correa-Silva

2 Imunidade adaptativa 16
Yingying Zheng, Patricia Palmeira

3 Inflamação 38
Raylane A. G. Cambui, Alessandra Pontillo

4 Regulação da resposta imune 51
Anna Julia Pietrobon, Maria Notomi Sato

5 Tecido linfoide associado a mucosas e microbioma 67
Solange Barros Carbonare, Carla R. Taddei

6 Imunologia da interação materno-infantil 84
Yingying Zheng, Patricia Palmeira, Magda Carneiro-Sampaio

7 Ação dos nutrientes na resposta imune na saúde e na doença 102
Simone Correa-Silva, Yingying Zheng

8 Nutrição na imunologia e no esporte 120
Carmen Zita Pinto Coelho

9   Nutrição e imunossenescência 138
*Giovanna Caliman Camatta, Fernanda Calvo Fortes, Larissa Oliveira Assis,
Lucas Haniel A. Ventura, Gabriela Silveira Nunes, Ana Maria Caetano Faria*

10   Alergias 163
Ana Paula Beltran Moschione Castro, Juliana de Lima Alves

11   Bases imunológicas da tolerância oral e das alergias alimentares 186
Marcos Andrade-Oliveira, Juliana de Lima Alves

12   Câncer 201
Daniela Caetano Gonçalves, Simone Correa-Silva

13   Diabetes 217
Ticiane Gonçalez Bovi, José Rodrigo Pauli, Dennys Esper Cintra

14   Distúrbios intestinais 251
*Ana Carolina Garcia de las Ballonas Campolina, Jenifer Cardoso Pereira Bom,
Juliana Crucinsky*

15   Resposta imune na obesidade 269
Licia Torres, Vinicius Dantas Martins, Felipe Caixeta, Tatiani Uceli Maioli

16   Doenças cardiovasculares 290
Ludmila F. M. F. Cardozo, Livia Alvarenga, Denise Mafra

17   Receitas anti-inflamatórias 309
Monica Macedo dos Santos Lameza, Tamara Rossi, Simone Correa-Silva

Índice remissivo 321

Apresentação

O livro *Nutrição e imunologia: da saúde à doença* vem preencher uma área do conhecimento ainda não alcançada por todos os profissionais de saúde e que pode contribuir para o entendimento de diversas patologias, sendo importante para a prevenção e melhora do atendimento clínico dos pacientes com afecções que envolvem o sistema imune.

Os avanços durante as últimas décadas na área de nutrição e imunologia e, consequentemente, na prática clínica, têm contribuído muito para a compreensão das enfermidades que envolvem o sistema imune. Atualmente é bem documentado que os nutrientes são essenciais para o acontecimento de diversas etapas da resposta imunológica, portanto consideramos um momento apropriado para apresentar uma coletânea de informações existentes sobre esse assunto.

Nesta obra, o leitor pode encontrar a importância dos nutrientes na gênese e na terapêutica de diversas afecções. Reunimos o conhecimento de vários pesquisadores cuidadosamente escolhidos por serem autoridades no assunto e realizarem contribuições valiosas para a compreensão da importância dos nutrientes no desempenho do sistema imune em diferentes momentos da vida, na saúde e na doença. Os primeiros capítulos fornecem uma visão geral introdutória da imunologia e cada capítulo subsequente discorre sobre um tópico distinto em maior profundidade abordando os mecanismos imunes e aspectos nutricionais pertinentes a cada patologia.

Nossa intenção é que o livro seja direcionado a todos os estudiosos e curiosos na área da nutrição, interessados no cuidado e no bem-estar dos pacientes com diversas patologias, e esperamos incluir entre nossos leitores estudantes de Nutrição, Imunologia, nutricionistas, nutrólogos e outros profissionais de saúde.

Somos gratas a nossas orientadoras, supervisoras e amigas, profa. Estela Bevilacqua, profa. Ana Maria Caetano de Faria, dra. Solange Barros Carbonare e, em especial, profa. Magda Carneiro-Sampaio, que foram essenciais para nosso desenvolvimento como cientistas nos vários estágios de nossas carreiras. Também desejamos expressar nossa gratidão à Editora Manole e toda sua equipe, por conduzirem este projeto com paciência a uma conclusão bem-sucedida.

Simone Correa-Silva
Patricia Palmeira

1
Imunidade inata

Simone Correa-Silva

INTRODUÇÃO

Grande parte das palavras inerentes à medicina se origina do latim. O termo imunidade, derivado da palavra *immunitas*, refere-se à proteção contra processos legais oferecida aos senadores romanos durante seus mandatos. Aplicada à biologia, imunidade significa proteção contra doenças e, mais especificamente, a doenças infecciosas. As células e moléculas responsáveis pela imunidade formam o sistema imune ou sistema imunológico, e sua resposta em conjunto e coordenada à entrada de substâncias estranhas é denominada resposta imune ou resposta imunológica. Nosso sistema imune é, na verdade, um sistema de reconhecimento, em que pequenas partículas são reconhecidas pelas células do sistema imune. Às partículas que são reconhecidas pelo sistema imune dá-se o nome de antígenos. Um antígeno é definido como um organismo, uma molécula ou um fragmento de molécula reconhecida pelo sistema imune. A partícula antigênica pode ser simples ou complexa; pode ser uma proteína, um carboidrato ou até mesmo sintética na sua origem. Nosso sistema imune é capaz de reconhecer antígenos não próprios (provenientes de microrganismos ou endógenos, como o colesterol) ou próprios (moléculas do nosso próprio organismo).[1]

Após esse reconhecimento, pode-se ter o desenvolvimento de uma resposta efetora, que tem como objetivo eliminar o antígeno, ou pode-se desenvolver uma resposta denominada tolerante, que marca a resolução da resposta imune. Para o entendimento do funcionamento do sistema imune, é importante compreender que uma característica única do sistema imunológico que o diferencia de todos os outros sistemas teciduais no corpo é o movimento constante e altamente regulado de seus componentes celulares através do sangue para os tecidos e, frequentemente, de volta para o sangue. Esse movimento tem três funções principais:

- Distribuição de linfócitos a partir de seus locais de maturação (medula óssea ou timo) para órgãos linfoides periféricos (secundários), onde as células reconhecem antígenos, proliferam e se diferenciam em linfócitos efetores e de memória.
- Distribuição de linfócitos efetores dos órgãos linfoides secundários para sítios de infecção em qualquer tecido, onde desempenham suas funções efetoras.
- Distribuição de leucócitos da linhagem mieloide (principalmente neutrófilos e monócitos) da circulação para os tecidos, sítios de infecção ou lesão, onde essas células realizam suas funções, eliminando patógenos infecciosos, removendo tecidos mortos e reparando o dano tecidual.

O desenvolvimento da resposta imune nos mostra que existem diferentes etapas dessa imunidade, algumas divididas apenas para que se entenda a sequência de eventos provocada pelo reconhecimento antigênico. Uma primeira resposta desenvolvida é a imunidade inata, o assunto deste capítulo.

O sistema imune inato representa um conjunto de elementos celulares e de moléculas solúveis que desempenha papel crucial na linha de frente da defesa do hospedeiro contra os patógenos, sendo capaz de efetuar o reconhecimento imediato de uma ampla variedade de microrganismos e seus componentes. A resposta imune inata consiste em uma série de reações iniciais aos microrganismos que serve para prevenir, controlar ou eliminar a infecção do hospedeiro por muitos patógenos. A importância da imunidade inata na defesa do hospedeiro é ilustrada por observações clínicas e estudos experimentais demonstrando que deficiências, inibição ou eliminação de quaisquer dos vários mecanismos de imunidade inata aumentam a susceptibilidade a infecções, mesmo quando o sistema imune adaptativo está intacto e funcional. Muitos microrganismos patogênicos desenvolveram estratégias para resistir à imunidade inata e essas estratégias são decisivas para a virulência dos microrganismos. A resposta imune inata a esses microrganismos pode manter a infecção sob controle até a resposta imune adaptativa ser ativada. A resposta imune adaptativa é mais potente e especializada, tendo como principal característica a especificidade ao antígeno e a capacidade de gerar a memória imunológica, conseguindo assim eliminar os microrganismos que resistem aos mecanismos de defesa da imunidade inata.

O sistema imune inato mantém defesas físicas e químicas nas barreiras epiteliais, como a pele e a mucosa dos tratos gastrintestinal e respiratório, os quais bloqueiam a entrada microbiana (Quadro 1). Os microrganismos conseguem colonizar os tecidos somente quando são capazes de atravessar os epitélios. Se essas barreiras forem danificadas ou os microrganismos conseguirem penetrá-las, as respostas imunes inata e adaptativa são ativadas para fornecer as próximas linhas de defesa. Outra importante função da imunidade inata é a eliminação de células danificadas, iniciando o processo de reparo tecidual. Essas funções envolvem o reconhecimento e a resposta a moléculas do hospedeiro produzidas, liberadas ou acumuladas em células estressadas, danificadas e mortas do hospedeiro. A lesão que deflagra esse tipo de resposta pode ocorrer como resultado de infecção, ou é possível que se trate de um dano tecidual e celular estéril na ausência de infecção.

- QUADRO 1. Tipos de barreiras da imunidade inata

Tipo	Mecanismo
Barreira mecânica	Células epiteliais unidas por junções oclusivas (tight junctions) Movimento ciliar do epitélio respiratório Peristaltismo Fluxo dos fluidos pela superfície epitelial (urina) e de ar (tosse)
Barreira química	Ácidos graxos (pH 3-5) e queratina da pele; histatinas na saliva (1, 3 e 5) Enzimas: lisozima (saliva, suor, lágrimas e leite), pepsina (estômago), mucina (mucosa) Baixo pH do estômago (ácido clorídrico [HCl] – mata a maioria dos microrganismos ingeridos) Peptídeos antimicrobianos (alfa e betadefensinas e catelecidinas)
Barreira biológica	Competição com a microbiota residente por nutrientes e ligação ao epitélio

Fonte: elaboração da autora.

A resposta inata é crucial para uma ativação apropriada do sistema imune adaptativo, pois, de certa forma, dirige o padrão de resposta antígeno-específica, polarizando-a para um padrão determinado de liberação de citocinas, como Th1 ou Th2. Na resposta imune inata, as principais células são os fagócitos (mononucleares e polimorfonucleares). Essa resposta é desencadeada por receptores que reconhecem padrões moleculares presentes nos patógenos (PRR, do inglês *pattern recognition receptors*), encontrados em uma ampla variedade de microrganismos. Entre os mais importantes da família de PRR estão os chamados *toll-like receptors* (TLR) que reconhecem, com seletividade, um grande número de variados e complexos PAMP (do inglês *pathogen-associated molecular patterns*) (Quadro 2).[2,3]

O reconhecimento microbiano por fagócitos estimula a fagocitose (um tipo de captação do antígeno em que a célula move seu citoesqueleto formando pseudópodes), a indução da morte microbiana e a produção de citocinas inflamatórias, e inicia o desenvolvimento da imunidade adaptativa, com a apresentação do antígeno. Até o momento, foram identificados 10 tipos de TLR em humanos e 13 tipos em camundongos.[4] Esses receptores podem reconhecer os PAMP e também os DAMP (do inglês *internal damage-associated molecular patterns*) (Quadro 3), sensores de perigo identificados no caso de lesão celular ou desequilíbrio no metabolismo.[5] Esses sensores são expressos em todas as células que participam

- **QUADRO 2.** Padrões moleculares associados aos patógenos e seus receptores (PRR)

PAMP	Molécula reconhecida	Tipo de microrganismo	PRR/localização
Ácidos nucleicos	ssRNA	Vírus	TLR8/intracelular
	dsRNA	Vírus	TLR3/intracelular
	CpG	Vírus, bactérias	TLR9/intracelular
Proteínas	Pilina	Bactérias	TLR 2 e 6/membrana celular
	Flagelina	Bactérias	TLR 5/membrana celular
Lipídios da parede celular	LPS	Bactérias Gram-negativas	TLR4/membrana celular
	Ácido lipoteicoico	Bactérias Gram-positivas	TLR2/membrana celular
Carboidratos	Manana	Fungos, bactérias	Dectina-2/membrana celular
	Glucana	Fungos	Dectina 1/membrana celular

CpG: oligonucleotídeo rico em citosina e guanina; dsRNA: RNA de fita dupla; LPS: lipopolissacarídeo; PAMP: *pathogen-associated molecular patterns*; ssRNA: RNA de fita simples; TLR: *toll-like receptors*.
Fonte: elaboração da autora.

- **QUADRO 3.** Padrões moleculares associados aos danos celulares e seus receptores

DAMP	Molécula reconhecida	PRR/localização
Proteínas induzidas pelo estresse	HSP	TLR2, TLR4 e CD91 (membrana celular)
Cristais	Urato monossódico	NLRP3 (intracelular) e P2X7 (membrana celular)
Fragmentos de matriz extracelular	Peptídeos de proteoglicanas	TLR2, TLR4 (membrana celular) e CD91 (intracelular)
Mitocôndria e seus componentes	Peptídeos formilados ATP	FPR1 (membrana celular) P2X7 e P2Y2 (membrana celular)
Proteínas nucleares	HMGB1 Histonas	TLR2, TLR4 e RAGE (membrana celular)

ATP: adenosina trifosfato; DAMP: *internal damage-associated molecular patterns*; HMGB1: proteína de alta mobilidade do grupo box 1; HSP: proteína de choque térmico; NLRP3: *NOD-, LRR- and pyrin domain-containing protein 3*; PRR: *pattern recognition receptors*; RAGE: *receptor for advanced glycation end products*; TLR: *toll-like receptors*.
Fonte: elaboração da autora.

de imunidade inata, como os fagócitos (monócitos, macrófagos e neutrófilos), células dendríticas, células *natural killer*, mastócitos, basófilos e eosinófilos.[6]

A ativação de TLR estimula uma cascata de sinalização pelo hospedeiro, desenvolvendo o mecanismo de defesa contra o invasor ou levando ao reparo tecidual, por meio da secreção de citocinas inflamatórias e imunomoduladoras, respectivamente (Figura 1).[4]

Os TLR são capazes de reconhecer microrganismos em diferentes compartimentos celulares e podem ser encontrados na superfície celular e em membranas intracelulares. Os TLR 1, 2, 4, 5 e 6 estão expressos na membrana celular, onde reconhecem vários PAMP no ambiente extracelular. Os TLR 3, 7, 8 e 9 se

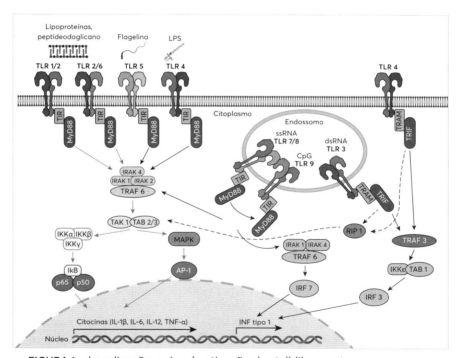

- **FIGURA 1.** Localização e vias de ativação dos *toll-like receptors*.

AP-1: *activating protein-1*; IFN tipo I: interferon do tipo 1; IkB: *inhibitor of NF-κB*; IKK: *IκB kinase*; IL: interleucina; IRAK: *IL-1 receptor-associated kinase*; IRF: *interferon regulatory factor 7*; MAPK: *mitogen-activated protein kinase*; MyD88: *myeloid dierentiation primary response protein 88*; NF-kB: *nuclear factor kappa B*; p50: heterodímero de NF-kB; p65: heterodímero de NF-kB; TAB: *TAK1-binding proteins*; TAK: *transforming growth factor-β (TGF-β)-activated kinase 1*; TIR: *toll/interleukin-1 receptor*; TLR: *toll-like receptor*; TRAF: *TNF receptor associated factors*; TNF-α: fator de necrose tumoral alfa; TRAM: *TRIF-related adaptor molecule*; TRIF: *TIR domain containing adaptor inducing IFN*.

Fonte: adaptação de Di Lorenzo et al.[3]

localizam na porção intracelular, na membrana do endossomo, e são capazes de identificar PAMP no ambiente intracelular. O reconhecimento dos PAMP microbianos pelos TLR resulta na ativação de diversas vias de sinalização, fato que leva à ativação de fatores de transcrição, induzindo a expressão de genes cujos produtos são importantes para as respostas inflamatória e antiviral. Os principais fatores de transcrição ativados pelas vias de sinalização de TLR são o fator nuclear-kappa B (NF-κB), a proteína de ativação 1 (AP-1), o fator regulador de interferon 3 (do inglês *interferon regulatory factor 3* – IRF3) e IRF7. NF-κB e AP-1 estimulam a expressão de genes codificadores de muitas moléculas requeridas para as respostas inflamatórias, inclusive citocinas (p. ex., fator de necrose tumoral alfa [TNF-α] e interleucina-1 beta [IL-1β]), quimiocinas (p. ex., CCL2 e CXCL8) e moléculas de adesão endotelial (p. ex., E-selectina). IRF3 e IRF7 promovem a produção de interferons do tipo I (IFN-α e IFN-β), importantes para a resposta imune inata antiviral.[1]

Além dos TLR ligados à membrana, que percebem a presença dos patógenos externos à célula ou nos endossomos, o sistema imune inato evoluiu de modo a equipar as células com receptores de reconhecimento de padrões que detectam infecção ou dano celular no citosol. As três classes principais desses receptores citosólicos são os receptores do tipo NOD, receptores do tipo RIG (do inglês *retinoic acid-inducible gene*) e os sensores de DNA citosólico. Esses receptores citosólicos, da mesma forma que os TLR, estão conectados a vias de transdução de sinais promotoras de inflamação ou de produção de interferon do tipo I. A capacidade do sistema imune inato de identificar a presença de infecção no citosol é importante, uma vez que partes dos ciclos de vida normais de alguns microrganismos, como a tradução de genes virais e a montagem de partículas virais, ocorrem no citosol. Algumas bactérias e parasitas têm mecanismos que lhes permitem escapar das vesículas fagocíticas para o citosol.[1,4]

Ao encontrar um agente patogênico ou lesão tecidual, o sistema imunológico inato é desafiado a integrar uma riqueza de sinais para iniciar uma resposta adequada. Uma das consequências dessa resposta é a ativação da via do inflamassoma.[7] Os inflamassomas são complexos multiproteicos que se formam no citosol em resposta aos PAMP e DAMP citosólicos, cuja função é gerar formas ativas das citocinas inflamatórias IL-1β e IL-18. Essas duas citocinas homólogas são expressas como precursores inativos, que devem ser proteoliticamente clivados pela enzima caspase-1 para se tornarem citocinas ativas, que são liberadas da célula e promovem respostas inflamatórias. Os inflamassomas são compostos de oligômeros de um sensor, a caspase-1, e de um adaptador que liga ambos, e esses complexos oligoméricos somente se formam quando os sensores respondem aos PAMP, DAMP ou a alterações na célula indicativas da presença de infecção ou dano. Portanto, a inflamação mediada por IL-1β e IL-18 ocorre quando há PAMP ou DAMP no citosol, indicando infecção ou lesão celular.

Várias proteínas sensores diferentes podem levar à polimerização do complexo do inflamassoma. A família de sensores NLR, encontrados em diferentes inflamassomas, inclui NLRB, BLRC4 e, pelo menos, seis proteínas NLRP. Os sensores que não pertencem à família NLR, mas são usados pelos inflamassomas, incluem os membros da família AIM2, incluindo AIM2 e IFI16, os quais são definidos como sensores de DNA. A formação do inflamassoma é induzida quando as proteínas sensoras presentes no citosol reconhecem diretamente produtos microbianos ou, provavelmente de modo mais comum, quando os sensores detectam alterações na quantidade de moléculas endógenas ou de íons no citosol, indicando indiretamente a presença de infecção ou dano celular. Em resposta aos PAMP ou sinais indiretos, os sensores se tornam capazes de se ligar a outras proteínas, formando, assim, o complexo inflamassoma. Por exemplo, após a ligação a um ligante, múltiplas proteínas NLRP3 idênticas interagem para formar um oligômero e cada proteína NLRP3 no oligômero se liga a uma proteína adaptadora chamada ASC (do inglês *apoptosis-associated speck-like protein containing a CARD*). Isso resulta na formação de filamentos de ASC que podem se agrupar e recrutar um precursor inativo de caspase-1, chamado pró-caspase-1.

O recrutamento e consequente agrupamento das proteínas pró-caspase-1 resulta na geração de caspase-1 ativa. Embora várias outras caspases participem de uma forma de morte celular denominada apoptose, a principal função da caspase-1 é clivar as formas precursoras citoplasmáticas inativas de IL-1β e IL-18. A clivagem pela caspase-1 gera formas ativas dessas citocinas, as quais saem da célula e desempenham várias funções pró-inflamatórias. A inflamação induzida pela IL-1β tem função protetora, por meio da eliminação dos microrganismos e células danificadas que induziram a formação do inflamassoma.

Outro mecanismo comum implicado na ativação do inflamassoma é a geração de espécies reativas de oxigênio (ROS, do inglês *reactive oxygen species*), que são radicais livres de oxigênio tóxicos, produzidos com frequência durante a lesão celular. Cristais ativadores do inflamassoma podem atuar danificando as membranas lisossomais, liberando assim ROS no citosol, onde são detectados pelos sensores que estimulam a formação do inflamassoma. A ativação do inflamassoma também causa uma forma inflamatória de morte celular programada de macrófagos e células dendríticas (mas não de neutrófilos, nem da maioria dos outros tipos celulares), chamada piroptose.[8]

A piroptose é caracterizada por inchaço das células, perda da integridade da membrana plasmática e liberação de mediadores inflamatórios, incluindo IL-1β, IL-18, TNF-α, IL-6 e IL-8. A piroptose também resulta na morte de certos microrganismos que ganham acesso ao citosol. A amplificação da inflamação promovida pela piroptose intensifica a depuração bacteriana, mas também pode contribuir para o choque séptico, uma grave reação sistêmica a citocinas inflamatórias. A descoberta de que algumas substâncias cristalinas são potentes ativadores de inflamassoma mudou nosso conhecimento sobre certas doenças inflamatórias. A gota é uma condição inflamatória dolorosa das articulações, que há muito se sabe estar associada à deposição de cristais de urato monossódico nas articulações. Evidências experimentais sugerem que, quando esses cristais são fagocitados, danificam as membranas lisossômicas das células, o que leva à ativação de inflamassomas e subsequente inflamação. Com base nesses achados, antagonistas de IL-1 têm sido usados para tratar efetivamente casos graves de gota que são resistentes aos fármacos anti-inflamatórios convencionais.

A inalação ocupacional de sílica e asbesto (também conhecido como amianto) pode acarretar doença pulmonar fibrótica e inflamatória crônica, e também há interesse no potencial bloqueio do inflamassoma ou IL-1 para tratamento dessas doenças. Recentemente, tem havido interesse significativo no inflamassoma, em consequência dos achados demonstrando que é possível ativá-lo com quantidades excessivas de substâncias endógenas depositadas nos tecidos no contexto de diversas doenças. Essas substâncias incluem: cristais de colesterol em macrófagos na aterosclerose; ácidos graxos livres e lipídios no tecido adiposo na síndrome metabólica associada à obesidade e diabetes tipo 2; e beta-amiloide na doença de Alzheimer. Em todas essas situações, a ativação do inflamassoma leva à produção de IL-1β e inflamação, que podem contribuir para a patogênese das doenças. Esses achados estimularam a realização de triagens clínicas para aliviar algumas dessas doenças utilizando-se antagonistas de IL-1.

O sistema imune atua como uma grande orquestra em nosso organismo, conduzindo células e moléculas solúveis, que participam das várias fases da resposta imune, de forma organizada. Dessa forma, é importante citar algumas das principais células envolvidas na resposta imune inata, tema deste capítulo.

FAGÓCITOS

São chamadas de fagócitos as células que realizam a fagocitose. Essas células são, principalmente, os neutrófilos e monócitos/macrófagos. Elas têm como função primária ingerir e destruir microrganismos e remover tecidos danificados. As respostas funcionais dos fagócitos na defesa do hospedeiro consistem no recrutamento das células para os sítios de infecção, reconhecimento e ativação por microrganismos, captação dos microrganismos no processo de fagocitose e destruição dos microrganismos ingeridos. Adicionalmente, por meio do contato direto e secreção de citocinas, os fagócitos se comunicam com outras células de maneira a promover ou regular as respostas imunes. A medula óssea produz os neutrófilos e monócitos que circulam no sangue e são recrutados para os sítios inflamatórios.

A resposta de neutrófilos é mais rápida e a expectativa de vida dessas células é curta, enquanto os monócitos (que circulam no sangue) se transformam em macrófagos nos tecidos e podem viver por longos períodos, apresentando, dessa forma, uma resposta de duração prolongada. Os neutrófilos usam rearranjos do citoesqueleto para sua locomoção e produzem enzimas para gerar respostas rápidas e transientes. Essas células constituem a população mais abundante de leucócitos circulantes e o principal tipo celular nas reações inflamatórias agudas. Por sua morfologia nuclear, os neutrófilos também são chamados de leucócitos polimorfonucleares (PMN). O citoplasma contém dois tipos de grânulos ligados à membrana. A maioria desses grânulos, chamados grânulos específicos, está repleta de enzimas, como lisozima, colagenase e elastase. Os neutrófilos podem migrar rapidamente para sítios de infecção após a entrada de microrganismos. Após entrarem nos tecidos, essas células atuam apenas durante 1 a 2 dias e, então, morrem. Além da liberação de enzimas, os neutrófilos são capazes de liberar as NET (do inglês *neutrophil extracellular traps*). NET são estruturas extracelulares, semelhantes a teias compostas de proteínas citosólicas e granulares, montadas em uma estrutura de cromatina descondensada. Embora a maioria do DNA presente nas NET se origine do núcleo, essas estruturas também contêm DNA mitocondrial. As NET capturam, neutralizam e matam bactérias, fungos, vírus e parasitas e acredita-se que previnem a disseminação bacteriana e fúngica. No entanto, se desreguladas, as NET podem contribuir para a patogênese de doenças relacionadas ao sistema imunológico.[9]

Os monócitos são células circulantes no sangue e possuem a capacidade de migrar para os tecidos, especialmente durante as reações inflamatórias. Os monócitos mais numerosos observados são chamados monócitos clássicos ou inflamatórios. Essas células têm como característica a produção de mediadores inflamatórios e a capacidade de realizar a fagocitose e são rapidamente recrutadas para os sítios de infecção/inflamação ou lesão tecidual. Identificam-se essas células nos seres humanos por meio da alta expressão de CD14 na superfície celular, ausência de expressão de CD16 e expressão do receptor de quimiocina CCR2. O segundo tipo de monócito circulante, denominado monócito não clássico, é recrutado para os tecidos após a infecção/inflamação ou lesão, podendo contribuir para o reparo tecidual. Essas células são identificadas pelos baixos níveis de expressão de CD14, bem como por altos níveis de expressão de CD16 e do receptor de quimiocina CX3CR1. Os monócitos não clássicos constituem uma minoria dos monócitos circulantes.

Os macrófagos, derivados dos monócitos, são células distribuídas amplamente em todos os órgãos e no tecido conectivo. Podem-se observar macrófagos residentes em vários tecidos, onde têm vida mais longa e assumem fenótipos especializados de acordo com o órgão. São exemplos de macrófagos: as células de Kupffer, que revestem os sinusoides no fígado; os macrófagos alveolares no pulmão; a microglia no cérebro; os osteoclastos no tecido ósseo; as células de Hofbauer na placenta. No tecido, os macrófagos podem apresentar várias funções importantes da imunidade inata e da imunidade adaptativa. Uma das principais funções dos macrófagos na defesa do hospedeiro é captar microrganismos por meio do processo de fagocitose e, então, destruir os microrganismos captados. Os mecanismos de fagocitose e morte incluem: a formação de organelas citoplasmáticas ligadas à membrana que contêm os microrganismos; a fusão dessas organelas com os lisossomos; a geração de espécies reativas de oxigênio e nitrogênio no lisossomo, que são tóxicas para os microrganismos; e a digestão das proteínas microbianas por enzimas proteolíticas. Além desse processo, os macrófagos podem identificar e ingerir células necróticas do hospedeiro, incluindo as células que morrem nos tecidos em consequência dos efeitos de toxinas, traumatismo ou interrupção do suprimento sanguíneo, assim como os neutrófilos que morrem após se acumularem em sítios de infecção. Os macrófagos também reconhecem e englobam as células apoptóticas e trabalhos mostram que a captação dos "corpos apoptóticos" pode induzir um estado tolerogênico dessas células.[10] Os macrófagos atuam como células apresentadoras de antígeno (APC, do inglês *antigen-presenting cells*), que exibem fragmentos de antígenos proteicos e ativam linfócitos T. Essa função é importante na fase efetora das respostas imunes mediadas por células T.

Outra função dos macrófagos é promover o reparo de tecidos lesionados, estimulando o crescimento de novos vasos sanguíneos (angiogênese) e a síntese de matriz extracelular rica em colágeno (fibrose). Essas funções são mediadas pelas citocinas secretadas pelos macrófagos que atuam em várias células teciduais. Os macrófagos tipicamente respondem aos microrganismos que estão por perto tão rapidamente quanto os neutrófilos, porém os macrófagos sobrevivem por um tempo muito maior nos sítios de inflamação. Diferentemente dos neutrófilos, os macrófagos não são terminalmente diferenciados e podem sofrer divisão celular em um sítio inflamatório. Portanto, são as células efetoras dominantes nos estágios mais tardios da resposta imune inata, decorridos vários dias do início de uma infecção.

Além dos fagócitos, outras células são importantes no desenvolvimento da resposta imune inata e fazem parte do processo de ativação dos linfócitos, ou seja, são a ponte entre as imunidades inata e adaptativa.

CÉLULAS DENDRÍTICAS

As células dendríticas (do inglês *dendritic cells* – DC) representam menos de 1% do número total de células do sangue periférico. As células progenitoras na medula óssea dão origem aos precursores de células dendríticas circulantes que vão residir nos tecidos específicos, onde aparecem como células imaturas com alta capacidade fagocítica. Elas constituem um grupo heterogêneo de células que apresentam diferenças de acordo com a localização anatômica, o fenótipo de receptores de superfície celular e a função no sistema imunológico. Os principais subtipos em humanos são as mDC, referidas como DC mieloides, $CD11c^+CD123^-$, e as DC plasmocitoides (pDC), $CD11c^-CD123^+$. Ambas são derivadas de progenitores da medula óssea que dão origem a outras linhagens de células mieloides e linfoides. Essas células podem ser circulantes em nosso organismo ou podem ser residentes nos tecidos. As DC podem perceber a presença de microrganismos e apresentar seus antígenos aos linfócitos T, dando início à resposta imune adaptativa. Elas apresentam papel de vigilantes diante de determinados antígenos, iniciando uma rápida resposta inata e promovendo a resposta adaptativa.[11]

CÉLULAS LINFOIDES INATAS

As células linfoides inatas (ILC, do inglês *innate lymphoid cells*) secretoras de citocinas têm funções efetoras semelhantes às dos linfócitos T auxiliares $CD4^+$, porém não apresentam o receptor de célula T (TCR). Essas ILC podem ser divididas em três subpopulações principais, com base na secreção de citocinas, de modo análogo as três subpopulações de células T auxiliares $CD4^+$ também distinguidas por suas respectivas citocinas. As ILC são raras no sangue e estão presentes principalmente nos tecidos, especialmente no tecido mucoso, como o pulmão e os intestinos. Existem diferentes subpopulações de ILC derivadas do mesmo precursor linfoide que dá origem às células B e T. Atualmente, foram identificadas três subpopulações dessas células, chamadas ILC1, ILC2 e ILC3, que expressam diferentes fatores de transcrição, apresentando secreção de citocinas também diferente, de modo análogo às subpopulações Th1, Th2 e Th17 de linfócitos T $CD4^+$. As citocinas produzidas por cada subpopulação determinam os papéis dessas células na resposta imune. Dessa forma, as ILC1 produzem IFN-γ e expressam o fator de transcrição T-bet, da mesma forma que as células Th1. As ILC2 produzem IL-5, IL-9 e IL-13, e expressam o fator de transcrição GATA-3, como as células Th2. As ILC3 produzem IL-22 e/ou IL-17 e expressam o fator de transcrição RORγt, assim como as células Th17. Como as ILC não expressam receptores de células T, devem ser ativadas por mecanismos diferentes daqueles que levam as células T auxiliares a produzirem essas citocinas. Os estímulos mais bem definidos para a produção de citocinas pelas ILC são outras citocinas, liberadas no contexto de respostas inatas a infecções e dano tecidual; cada subpopulação de ILC é ativada por diferentes citocinas.[12]

CÉLULAS *NATURAL KILLER*

As células *natural killer* (NK) são componentes importantes do sistema imune inato, pois são responsáveis por rapidamente lisar células infectadas por vírus, destruir células tumorais e produzir citocinas que direcionam respostas imunes inatas e adaptativas. As NK são provenientes do progenitor linfoide e têm funções citotóxicas similares às dos linfócitos T citotóxicos (CTL) CD8+. Essas células circulam no sangue e estão presentes em vários tecidos linfoides. Elas possuem capacidade citotóxica e têm importante papel na resposta imune inata, principalmente contra vírus e bactérias intracelulares. Constituem de 5 a 15% das células mononucleares presentes no sangue e no baço.[13] São raras em outros órgãos linfoides, porém são mais abundantes em certos órgãos, como o fígado e a placenta, e muitas vezes denominadas linfócitos grandes, que contêm em seu citoplasma numerosos grânulos. No sangue, essas células podem ser identificadas pela expressão de CD56 e ausência do marcador de célula T CD3. A maioria das células NK sanguíneas também expressa CD16, que está envolvido no reconhecimento de células recobertas por anticorpos. As células NK apresentam funções efetoras, sendo capazes de matar células infectadas e produzir IFN-γ, ativando macrófagos, aumentando sua capacidade de matar patógenos fagocitados. Quando as células NK são ativadas, liberam perforina e granzima no citosol das células-alvo, causando a morte dessas células por apoptose. Ao matar as células infectadas por vírus e bactérias intracelulares, as células NK eliminam os reservatórios de infecção.[14]

MASTÓCITOS

Os mastócitos são células presentes na pele, no epitélio e em tecidos conectivos, que apresentam capacidade rápida de secreção de citocinas pró-inflamatórias e mediadores lipídicos em resposta à infecção e a outros estímulos. Essas células apresentam grânulos citoplasmáticos abundantes, repletos de vários mediadores inflamatórios que podem ser liberados quando as células são ativadas. Essa ativação pode ocorrer pela presença de produtos microbianos ou na presença de anticorpos. Os grânulos intracitoplasmáticos contêm aminas vasoativas (como a histamina) que causam vasodilatação e aumentam a permeabilidade capilar, bem como enzimas proteolíticas capazes de matar bactérias ou inativar toxinas microbianas. Os mastócitos também são capazes de produzir e secretar mediadores lipídicos (como prostaglandinas e leucotrienos) e citocinas (como o TNF-α). Os mastócitos expressam TLR e os ligantes de TLR podem induzir a degranulação dessa célula. Os produtos dos mastócitos também conferem defesa contra helmintos e são responsáveis pelos sintomas das doenças alérgicas.[15]

SISTEMA COMPLEMENTO

Existem vários tipos de moléculas solúveis capazes de reconhecer microrganismos e promover respostas diante de microrganismos. Essas moléculas fazem parte da resposta inata e se encontram na forma solúvel no sangue e nos fluidos extracelulares, além de conferir defesa inicial contra os patógenos que entram na circulação ou que estão presentes fora das células do hospedeiro em algum estágio de seu ciclo de vida. As moléculas efetoras solúveis atuam de duas formas: ligam-se aos microrganismos, atuando como opsoninas que atraem os fagócitos para os sítios de infecção; e intensificam a capacidade de fagocitose dessas células. Um dos principais componentes é o sistema complemento.

O sistema complemento é composto por mais de 20 proteínas plasmáticas produzidas por hepatócitos, macrófagos e células epiteliais do intestino. O complemento é ativado por três vias: clássica, alternativa e das lectinas, que diferem no modo de ativação, mas que têm em comum as etapas finais de ativação. A via clássica é ativada por uma molécula de anticorpo IgM ou IgG ligada ao antígeno, que se ligará ao componente C1q do complemento. A via alternativa é ativada pela hidrólise de C3 solúvel e a via das lectinas é ativada pela lectina ligante de manose (MBL, do inglês *mannose-binding lectin*) ou ficolinas que se ligam a carboidratos presentes na superfície microbiana, e esse complexo se liga e ativa a serina protease MASP (do inglês *MBL-associated serine proteases*). Em todas as vias são formadas C3 convertases, que clivam C3 em C3a e C3b, e C5 convertases, que clivam C5 em C5b e C5a. A C5b se liga aos componentes C6, C7, C8 e vários C9, formando o complexo de ataque à membrana (MAC) na superfície das células-alvo, formando "poros" que permitem um influxo de água e íons, resultando na lise celular (Figura 2).

Existem vários inibidores endógenos que regulam a ativação do sistema complemento, como os fatores H e I e a properdina, entre outros, que impedem uma ativação descontrolada do complemento, o que poderia levar à formação do MAC no próprio tecido e a uma formação excessiva de mediadores da inflamação. O sistema complemento participa de opsonização, fagocitose, quimiotaxia de leucócitos, liberação de histamina dos mastócitos e basófilos e de espécies ativas de oxigênio pelos leucócitos, vasoconstrição, contração da musculatura lisa, aumento da permeabilidade dos vasos, agregação plaquetária e citólise.[16]

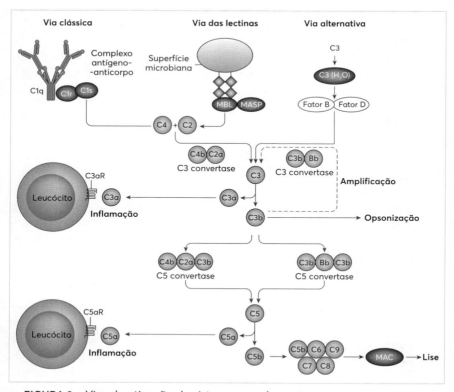

- **FIGURA 2.** Vias de ativação do sistema complemento.

C1q: proteína do complemento; C1r: proteína do complemento; C1s: proteína do complemento; C2: proteína do complemento; C3: proteína do complemento; C3a: proteína do complemento; C3aR: receptor de C3a; C3b: proteína do complemento; C4: proteína do complemento; C3 e C5 convertases: enzimas que clivam as proteínas do complemento; C5aR: receptor de C5a; C6-C9: proteína do complemento; MAC: complexo de ataque a membrana; MASP: *MBL serine proteases*.
Fonte: Trouw et al.[16]

CONSIDERAÇÕES FINAIS

O sistema imune inato consiste na primeira resposta do sistema imunológico diante dos patógenos e diferentes antígenos. Na resposta imune inata, pode-se ver a participação de células e de moléculas solúveis, como o sistema complemento. É importante ressaltar que a resposta imune inata não é específica, mas é essencial para o desenvolvimento da resposta imune adaptativa, participando tanto da fase de indução quanto da fase efetora da resposta imune. Pode-se atestar a importância dessa resposta quando se observa que crianças com imunodeficiências primárias dos constituintes da resposta inata são amplamente afetadas, desenvolvendo uma série de doenças e, principalmente, maior suscetibilidade às infecções.

REFERÊNCIAS

1. Abbas AK, Lichtman AH, Pillai S. Imunologia celular e molecular. 9.ed. Rio de Janeiro: Elsevier; 2019.
2. Basith S, Manavalan B, Lee G, Kim SG, Choi S. Toll-like receptor modulators: a patent review (2006-2010). Expert Opin Ther Pat. 2011;21(6):927-44.
3. Di Lorenzo A, Bolli E, Tarone L, Cavallo F, Conti L. Toll-like receptor 2 at the crossroad between cancer cells, the immune system, and the microbiota. Int J Mol Sci. 2020;21(24):9418.
4. Wang Y, Song E, Bai B, Vanhoutte PM. Toll-like receptors mediating vascular malfunction: lessons from receptor subtypes. Pharmacol Ther. 2016;158:91-100.
5. Roh JS, Sohn DH. Damage-associated molecular patterns in inflammatory diseases. Immune Netw. 2018 Aug 13;18(4):e27.
6. El-Zayat SR, Sibaii H, Mannaa FA. Toll-like receptors activation, signaling, and targeting: an overview. Bull Natl Res Cent. 2019;43:187.
7. Zheng D, Liwinski T, Elinav E. Inflammasome activation and regulation: toward a better understanding of complex mechanisms. Cell Discov. 2020;6:36.
8. Harijith A, Ebenezer DL, Natarajan V. Reactive oxygen species at the crossroads of inflammasome and inflammation. Front Physiol. 2014;5:352.
9. Papayannopoulos V. Neutrophil extracellular traps in immunity and disease. Nat Rev Immunol. 2018;18(2):134-147.
10. Kourtzelis I, Hajishengallis G, Chavakis T. Phagocytosis of apoptotic cells in resolution of inflammation. Front Immunol. 2020;11:553.
11. Collin M, Bigley V. Human dendritic cell subsets: an update. Immunology. 2018;154(1):3-20.
12. Ebbo M, Crinier A, Vély F, Vivier E. Innate lymphoid cells: major players in inflammatory diseases. Nat Rev Immunol. 2017;17(11):665-78.
13. Vivier E, Tomasello E, Baratin M, Walzer T, Ugolini S. Functions of natural killer cells. Nat Immunol. 2008;9(5):503-10.
14. Crouse J, Xu HC, Lang PA, Oxenius A. NK cells regulating T cell responses: mechanisms and outcome. Trends Immunol. 2015;36(1):49-58.
15. Kolkhir P, Elieh-Ali-Komi D, Metz M, Siebenhaar F, Maurer M. Understanding human mast cells: lesson from therapies for allergic and non-allergic diseases. Nat Rev Immunol. 2022;22(5):294-308.
16. Trouw LA, Pickering MC, Blom AM. The complement system as a potential therapeutic target in rheumatic disease. Nat Rev Rheumatol. 2017;13(9):538-47.

2
Imunidade adaptativa

Yingying Zheng
Patricia Palmeira

INTRODUÇÃO

Os sistemas inato e adaptativo são sistemas distintos que interagem durante os estágios de ativação e efetor da resposta imunológica para promover uma defesa completa contra os patógenos. Os linfócitos T e B e seus produtos compreendem o sistema imune chamado adaptativo, adquirido ou antígeno-específico.

O sistema imune adaptativo é estimulado pela exposição a agentes infecciosos e aumenta em magnitude e capacidade defensiva após cada exposição sucessiva a um microrganismo em particular. Os linfócitos T têm um papel central na imunidade antígeno-específica porque mediam e regulam diretamente a resposta imune celular e desempenham um papel fundamental na indução da resposta imune humoral antígeno-específica efetuada pelos linfócitos B.[1]

São características da resposta imune adaptativa:

- **Especificidade:** a resposta imune adaptativa é específica para os diferentes antígenos ou para diferentes porções de uma única macromolécula, que pode ser composta por proteínas, polissacárides ou outras substâncias. A porção específica dos antígenos complexos reconhecida por cada clone de linfócito individual é chamada determinante ou epítopo antigênico. Esse reconhecimento é feito pelos receptores de membrana expressos pelos linfócitos, e cada clone de linfócito pode distinguir diferenças sutis na estrutura de epítopos antigênicos distintos.
- **Diversidade:** cada clone de linfócito possui um único receptor antigênico e, consequentemente, tem especificidade para um único epítopo ou determinante antigênico. O repertório de linfócitos de um indivíduo é extremamente

variado, sendo o número total de clones de linfócitos estimado em 10^7 a 10^9, contribuindo para um repertório total extremamente diverso.
- **Memória:** a exposição do sistema imune adaptativo a um antígeno em uma resposta imune primária, ou seja, em um primeiro encontro com determinado antígeno, aumenta sua capacidade de responder novamente àquele mesmo antígeno em uma resposta secundária. Essas respostas secundárias são normalmente mais rápidas, de maior magnitude e, com frequência, quantitativamente diferentes da resposta imune primária.
- **Não reatividade ao próprio:** a capacidade de distinguir antígenos estranhos dos antígenos do próprio indivíduo é uma característica fundamental do sistema imune adaptativo, chamada de autotolerância, que é mantida por diversos mecanismos. Ocasionalmente, quando não consegue fazer essa distinção, o sistema imune reage contra as próprias moléculas do hospedeiro, gerando doenças autoimunes, que podem ser fatais.

LINFÓCITOS T

As células-tronco multipotentes encontradas na medula óssea, um órgão linfoide primário, conhecidas como células-tronco hematopoiéticas (CTH), dão origem a todas as linhagens de leucócitos sanguíneos, inclusive os progenitores linfoides comuns que originam células B, células T e células linfoides inatas. A maturação das células-tronco hematopoiéticas progenitoras de linfócitos T ocorre no timo, também um órgão linfoide primário, e envolve recombinação somática, expressão do receptor de antígeno (TCR, do inglês *T-cell receptor*), proliferação celular e seleção do repertório.

O TCR é responsável pelo reconhecimento de antígenos restrito ao complexo principal de histocompatibilidade (MHC, do inglês *major histocompatibility complex*) associado ao peptídeo. É um heterodímero composto de duas cadeias (α e β ou, mais raramente, γ e δ) polipeptídicas transmembrânicas ligadas por pontes dissulfeto, associadas de forma não covalente às proteínas CD3 (γ, δ e ε) e ζ, que possuem motivos de ativação de imunorreceptores baseados em tirosina (ITAM, do inglês *immunoreceptor tyrosine-based activation motif*), responsáveis pela transdução de sinais intracelulares e ativação dessas células. O receptor de antígenos dos linfócitos T pertence à superfamília das imunoglobulinas, pois é formado por domínios globulares, e cada uma das cadeias do TCR possui dois domínios globulares, um constante (Cα ou Cβ) e um variável (Vα ou Vβ). O sítio de ligação da molécula é formado por duas regiões variáveis (Vα e Vβ). Os genes que codificam as cadeias α e β do TCR estão em *loci* separados e o rearranjo do DNA ocorre pela aproximação dos segmentos gênicos de V, D, J e C da cadeia β e, se uma molécula estável for produzida, ela vai para a superfície celular com uma proteína invariável chamada pré-Tα (pTα), liberando, assim, sinais para o rearranjo da cadeia α que possui somente os fragmentos V e J. É importante ressaltar que cada célula tem dois genes que codificam a cadeia β e dois que codificam a cadeia α, um par de origem materna e outro par de origem paterna, de forma que, se uma cadeia formada for anômala, outro rearranjo gênico pode ocorrer no outro cromossomo. O processo de recombinação V(D)J é restrito a células imaturas de linhagens T e B, os únicos tipos de células que expressam os dois genes ativadores de recombinação, RAG1 e RAG2. As proteínas RAG estão criticamente envolvidas no início do processo de recombinação, pois elas reconhecem e clivam sequências conservadas que flanqueiam cada segmento V, D e J.[2]

Todo esse processo é acompanhado de vigorosa proliferação e morte celular. Durante o processo de aproximação dos segmentos VDJ, os fragmentos de DNA excedentes são excisados formando um DNA circular de dupla fita, conhecido como TREC (do inglês *T-cell receptor excision circles*), considerado uma ferramenta muito valiosa para estimar a função tímica.[3] Fatores do microambiente tímico são essenciais para o desenvolvimento de cada estágio de maturação dos timócitos. Um dos principais é a IL-7, uma citocina produzida pelas células do estroma, responsável pela intensa proliferação observada em cada processo.

Os timócitos recém-chegados ao córtex tímico não expressam TCR, CD3 nem os correceptores CD4 ou CD8 e são chamados duplo-negativos. No próximo estágio de maturação dos timócitos, ocorre o rearranjo do TCR, na sua maioria TCR αβ e expressão das moléculas CD4 e CD8, e passam a ser duplo-positivos. Esses timócitos duplo-positivos passam por um processo chamado seleção positiva, no qual os TCR que reconhecem com baixa avidez o peptídeo antigênico próprio ligado à molécula de MHC própria, presente nas células epiteliais do córtex tímico, recebem sinais de sobrevivência e passam a ter uma única positividade (CD4 ou CD8). Os timócitos cujos TCR não reconhecem as moléculas de MHC morrem por apoptose (morte celular programada). Se o TCR da célula T reconhecer o peptídeo associado à molécula de MHC de classe II própria, essa célula se tornará um linfócito T CD4⁺, perdendo a expressão da molécula CD8, e um processo semelhante leva ao desenvolvimento de células T CD8⁺ restritas à molécula de MHC classe I.[4]

Os timócitos CD4⁺CD8⁻ e os CD8⁺CD4⁻ selecionados positivamente migram para a medula tímica e passam por uma segunda seleção, chamada seleção negativa, na qual os TCR dos clones que reconhecem com alta afinidade o complexo MHC próprio ligado ao peptídeo próprio, presente nos macrófagos e nas células dendríticas derivadas da medula óssea, são eliminados por apoptose (Figura 1). Esse processo ajuda a eliminar as células T potencialmente autorreativas, diminuindo o risco de reações autoimunes. As células epiteliais tímicas expressam

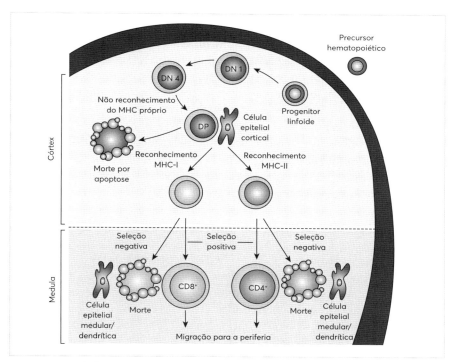

- **FIGURA 1** Seleção tímica. Os progenitores linfoides comprometidos surgem na medula óssea e migram para o timo. As células T comprometidas precocemente não possuem expressão do TCR, CD4 e CD8 e são denominadas timócitos duplo-negativos (DN). Os timócitos DN são divididos em 4 estágios de diferenciação, de DN1 a DN4, de acordo com a expressão de vários marcadores de superfície. À medida que as células progridem dos estágios DN2 a DN4, elas passam a expressar o pré-TCR. A expressão bem-sucedida do pré-TCR leva à proliferação celular substancial durante a transição de DN4 para duplamente positivo (DP) e substituição da cadeia alfa do pré-TCR por uma cadeia alfa do TCR recém-rearranjada, produzindo um TCR αβ completo. Os timócitos com TCRαβ duplo-positivos (DP), ou seja, que expressam CD4 e CD8, interagem com células epiteliais corticais que expressam uma alta densidade de moléculas de MHC classes I e II associadas a autopeptídeos. O destino dos timócitos DP depende da sinalização mediada pela interação do TCR com o complexo MHC-autopeptídeo: 1) falta de sinalização eficiente resulta em apoptose (morte por negligência); 2) a ligação de alta afinidade com o complexo MHC próprio ligado ao peptídeo próprio promove a apoptose (seleção negativa); 3) o nível intermediário apropriado de sinalização do TCR inicia a maturação efetiva (seleção positiva). Timócitos que expressam TCR que se ligam a complexos auto-peptídeo-MHC classe I tornam-se células T CD8+, enquanto aqueles que expressam TCR que se ligam a ligantes autopeptídeo-MHC classe II tornam-se células T CD4+ e essas células estão prontas para serem exportadas da medula tímica para os linfonodos periféricos.

MHC: complexo principal de histocompatibilidade.
Fonte: adaptação de Germain.[4]

de forma aleatória, por ação do gene regulador autoimune (AIRE), uma gama de antígenos tecido-específicos (insulina, proteína básica da mielina etc.) que colaboram com a seleção negativa. Após a primeira infância, o tecido tímico é gradualmente substituído por gordura; no entanto, a produção de timócitos (principalmente simples positivos) permanece ativa até, pelo menos, a sexta década de vida, e pode até aumentar depois de intensa quimioterapia ou tratamento com antirretrovirais.[5]

Quanto aos valores percentuais das subpopulações de linfócitos do sangue, existe um predomínio das células T *helper* (Th) CD4$^+$ (40-50%), seguidas das T citotóxicas CD8$^+$ (15-25%), sabendo-se que as células T constituem entre 70 e 80% dos linfócitos circulantes.

Reconhecimento antigênico e ativação de linfócitos T

Na periferia, as células T CD4$^+$ e T CD8$^+$ recém-migradas do timo apresentam fenótipo de células *naïve*, em repouso, com alta expressão de CD45RA e L-selectina, que as direciona para os órgãos linfoides secundários, como os linfonodos locais. A resposta imune adaptativa começa com o reconhecimento de um antígeno. Todas as células nucleadas no corpo possuem moléculas do MHC de classe I (MHC-I) na superfície celular, que apresentam autoantígenos ou antígenos produzidos endogenamente, enquanto os antígenos exógenos são apresentados pelo MHC de classe II (MHC-II), expresso somente na superfície das células apresentadoras de antígenos ([APC, do inglês *antigen-presenting cell*], incluindo células dendríticas [DC, do inglês *dendritic cells*], macrófagos e células B). Cada clone de linfócito T possui um TCR único, que é capaz de reconhecer um complexo antígeno-MHC específico. O reconhecimento do antígeno por um TCR é o primeiro sinal para a ativação de uma célula Th CD4$^+$ e, para sua completa ativação, essa célula produz IL-2, que é um fator de crescimento, sobrevivência e diferenciação para os linfócitos T, necessária para praticamente todas as respostas imunes e na manutenção de células T reguladoras funcionais (Figura 2).

O reconhecimento antigênico, juntamente com outros estímulos de ativação, induz as células T a secretar citocinas e proliferar, aumentando o número de células dos clones antígeno-específicos (conhecido como expansão clonal); e a se diferenciar de *naïve* para linfócitos efetores e de memória, onde elas perdem o receptor CD45RA e passam a expressar CD45RO. As APC não apenas expõem os antígenos no MHC, mas também são responsáveis pelos estímulos que guiam a magnitude e a natureza da resposta de células T. As APC fornecem o segundo sinal de ativação para os linfócitos T CD4 *naïve*, que envolve a expressão das moléculas coestimuladoras B7 (CD80 e CD86) pelas APC, que interagem com

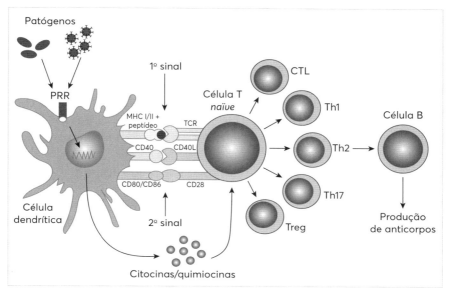

- **FIGURA 2.** Apresentação antigênica e ativação das células T. Após o contato com os microrganismos, as DC amadurecem e migram para os linfonodos de drenagem, onde apresentam antígenos aos linfócitos T *naïve*. Diferentes patógenos desencadeiam perfis distintos de maturação das DC, levando à polarização de diferentes subconjuntos de células T efetoras (CTL, Th1, Th2, Th17 ou Treg). Três sinais são necessários para ativar totalmente as células T. O primeiro sinal é mediado pela interação entre o TCR e o complexo peptídeo/MHC-I ou II na superfície da APC. O segundo sinal é mediado por moléculas coestimuladoras, como CD80/CD86 nas APC, que interagem com CD28 nas células T. O terceiro sinal é fornecido por fatores solúveis, incluindo citocinas, que são secretadas pelas APC. A reação é ainda amplificada pela ligação entre CD40 com ligante de CD40 (CD40L) entre as APC e células T, respectivamente. A resposta imune adaptativa é, portanto, modulada pelas APC para corresponder à natureza do patógeno.

CTL: célula T citotóxica; MHC: complexo principal de histocompatibilidade; PRR: receptor de reconhecimento de padrões.

Fonte: adaptação de Neves et al.[6]

CD28 nas células T. Além disso, a interação do CD40L nas células T com o CD40 nas APC amplifica as respostas das células T pela ativação das APC. Essa ativação promove a secreção de citocinas pelas APC, como a interleucina-12 (IL-12), que estimula a diferenciação de células T *naïve* em Th1 efetoras, que será discutida mais adiante.[7]

Várias proteínas da superfície e moléculas sinalizadoras intracelulares das células T são rapidamente mobilizadas para o local de contato com as APC após o reconhecimento do antígeno, processo chamado sinapse imunológica. Entre elas estão o próprio TCR, o CD3 e cadeias ζ, os correceptores CD4 ou CD8, os receptores coestimuladores, como o CD28 expresso nos linfócitos T que se liga ao CD80 e CD86 nas APC, e integrinas como LFA-1 (antígeno associado à função de leucócito 1), que se liga à ICAM-1 (do inglês *intercellular adhesion molecule 1*, molécula de adesão intercelular 1) presente nas APC. Todas essas moléculas promovem uma estabilidade de contato entre as células para possibilitar a transdução de sinais intracelulares e ativação dos linfócitos T.

Diferenciação das células T ativadas em células efetoras

As células Th efetoras são classificadas em subpopulações com base nas citocinas que produzem e suas funções. A diferenciação das células T CD4⁺ *naïve* em subpopulações Th efetoras é induzida por citocinas produzidas pelas APC, pelas próprias células T e por outras células que induzem a ativação de diferentes fatores de transcrição que, por sua vez, promovem expressão de genes de citocinas nas células T associados ao comprometimento estável com uma subpopulação particular. Cada subpopulação produz citocinas que aumentam seu próprio desenvolvimento e inibem o desenvolvimento de outras subpopulações de Th efetoras, levando assim à polarização aumentada da resposta.[8]

Os linfócitos Th CD4⁺ podem se diferenciar em células Th1 efetoras que secretam interferon-gama (IFN-γ), citocina mediadora da defesa contra microrganismos intracelulares; em células Th2 secretoras de IL-4 e IL-5, que favorecem as reações imunes mediadas por IgE e por eosinófilos/mastócitos contra helmintos; ou ainda em células Th17, promotoras de inflamação e mediadoras da defesa contra fungos e bactérias extracelulares, entre outras (Quadro 1).

As células Th1 CD4⁺ são responsáveis pelo reconhecimento de antígenos provenientes de microrganismos que foram ingeridos pelos fagócitos e são apresentados no MHC-II, promovendo ativação desses fagócitos e destruição do microrganismo dentro do fagolisossomo, pela produção de espécies reativas de oxigênio e nitrogênio, além das enzimas lisossomais. A exposição de células T CD4 a IFN-γ, IL-12 e interferon do tipo I (IFN-α/β) produzidos pelos fagócitos favorece sua diferenciação em células Th1 de memória e efetoras que secretam IFN-γ, a citocina de assinatura produzida pelas células efetoras Th1, que também produzem quantidades substanciais de IL-2, linfotoxina-α e fator de necrose tumoral alfa (TNF-α, do inglês *tumor necrosis factor alpha*), mas pouca ou nenhuma IL-4, IL-5, IL-13, IL-17 ou IL-21.

As células Th2 CD4⁺ são ativadas por antígenos provenientes de parasitas helmínticos, assim como por alérgenos ambientais. O desenvolvimento de Th2 é favorecido quando as células T CD4 são ativadas na presença de linfopoietina do

• **QUADRO 1** Propriedades das principais subpopulações de células Th CD4+ efetoras

Células Th efetoras	Citocinas indutoras	Fator de transcrição	Citocinas produzidas	Células-alvo principais	Principal função	Troca de isotipo de Ig em linfócitos B	Patógenos-alvo
Th1	IL-12, IL-18 e IFN-I	T-bet	IFN-γ	Macrófagos	Aumento da fagocitose e morte microbiana (maior produção de NO, enzimas lisossômicas e ROS)	IgG1 e IgG3	Patógenos intracelulares
Th2	IL-4, IL-25, IL-33 e linfopoietina estromal tímica	GATA-3	IL-4, IL-5, IL-13	Mastócitos e eosinófilos	Ativação de eosinófilos e mastócitos; ativação alternativa de macrófagos (reparo tecidual)	IgE E IgG4	Helmintos
Th17	IL-6, IL-1, IL-23 e TGF-β	RORγt	IL-17, IL-21, IL-22	Neutrófilos	Recrutamento e ativação de neutrófilos; produção de defensinas	IgA	Bactérias e fungos extracelulares
Tfh	T CD4 ativadas expostas a IL-12 e IL-6	Bcl-6	IL-21, IL-4	Células B	Produção de anticorpos		Patógenos extracelulares

IFN-γ: interferon gama; IL: interleucina; Th: linfócito T *helper*; Ig: imunoglobulina; NO: óxido nítrico; ROS: espécies reativas do oxigênio.
Fonte: adaptação de Abbas et al.[1]

estroma tímico (TSLP), produzida por células epiteliais danificadas e por IL-4, IL-25 e IL-33, produzidas pelas próprias células T ativadas ou por mastócitos e eosinófilos e na ausência relativa de citocinas promotoras de Th1.[9]

IL-4 é a citocina de assinatura dessas células, que também podem produzir IL-5 e IL-13. A IL-4 e a IL-13 promovem a produção de anticorpos IgE por células B que se ligam aos receptores Fc específicos para IgE presentes em mastócitos e eosinófilos, sendo assim capazes de se ligar a microrganismos, como os helmintos, que estejam recobertos por esses anticorpos. A ajuda para a produção de anticorpos também pode ser fornecida pelas células Tfh, que residem em órgãos linfoides. Já a IL-5 estimula o crescimento e a diferenciação de eosinófilos, que, quando ativados, liberam os conteúdos de seus grânulos, incluindo a proteína básica principal e a proteína catiônica principal, que são eficientes na destruição dos helmintos.[10]

Já a resposta dos macrófagos às citocinas do padrão Th2 é diferente da ativação clássica induzida pelo IFN-γ, produzido na resposta Th1, e que resulta em aumento da atividade microbicida e inflamação. Os macrófagos ativados pela via alternativa, no padrão de resposta Th2, também chamados de M2, produzem citocinas que terminam a inflamação e induzem cicatrização e fibrose por meio da secreção de fatores de crescimento de fibroblasto (fator de crescimento derivado de plaquetas) e síntese de colágeno, entre outros, que promovem o reparo tecidual.

A resposta de células Th17 CD4+ envolve o recrutamento de neutrófilos e de monócitos para os sítios de infecção, para erradicar bactérias e fungos extracelulares. Seu desenvolvimento é favorecido pela exposição a IL-1β, IL-6 e TGF-β, assim como IL-21, IL-23 e TNF-α.[11] É importante mencionar que o TGF-β, uma citocina anti-inflamatória, promove o desenvolvimento de células Th17 pró-inflamatórias quando estão presentes outros mediadores de inflamação, como IL-6 ou IL-1β.

As células Th17 humanas secretam principalmente IL-17A e IL-17F, dois membros da família IL-17. As citocinas IL-17B, C e D ainda não foram bem caracterizadas e a IL-17E, também conhecida como IL-25, direciona as respostas Th2. Um subconjunto menor de células Th17 expressa IL-22 e IFN-γ (que também são chamadas de células Th22).[12] Além de seu envolvimento no recrutamento e na produção de neutrófilos, a IL-17 estimula a produção de defensinas por vários tipos celulares, assim como a IL-22, produzida nos tecidos epiteliais, especialmente da pele e do trato gastrintestinal, que também auxilia no reparo da integridade epitelial. A IL-21, também produzida por células Th17, produz uma ampla variedade de efeitos sobre as células B e T, bem como sobre as células NK.

A diferenciação de células T foliculares CD4+ (Tfh) é favorecida pela exposição de células T CD4 ativadas a IL-12, IL-6, IL-21 e IL-23. As células Tfh, que expressam altos níveis de CXCR5, se direcionam para áreas foliculares de células B nos linfonodos, onde expressam o ligante CD40 (CD40L) e IL-21 e fornecem ajuda para as respostas de células B. As células Tfh são produtoras particularmente eficientes de IL-21, uma citocina que também pode estar envolvida em sua geração a partir de células T CD4 *naïve*, e também podem produzir citocinas características de células Th1, Th2 ou Th17.[13] O receptor ICOS tem papel importante na diferenciação, migração e produção de citocinas por células Tfh.[14-16]

Uma vez erradicada a infecção, o estímulo para a ativação dos linfócitos se dissipa e mais de 90% das células efetoras antígeno-específicas geradas durante a resposta primária morre por apoptose, resultando no declínio da resposta. Uma pequena fração das células T efetoras persiste como células de memória, prontas para responder vigorosamente se a mesma infecção se repetir. As células T CD4+ e T CD8+ de memória específicas para um determinado antígeno podem persistir por anos, ou mesmo por toda a vida, e conferem uma defesa efetiva contra patógenos prevalentes no ambiente e que podem ser encontrados repetidamente.

As propriedades que definem as células de memória são sua capacidade de sobreviver em estado quiescente após a eliminação do antígeno e iniciar respostas efetoras secundárias mais robustas e mais rápidas aos antígenos do que as geradas pelas células *naïve* na resposta primária. A manutenção das células T CD4+ de memória é dependente de IL-7 e as T CD8+ são dependentes de IL-7 e IL-15, mas, para a sobrevivência das duas populações, não é necessário o reconhecimento do antígeno. As células T de memória são heterogêneas e consistem em populações que diferem nas propriedades de migração e respostas funcionais, mas os marcadores fenotípicos mais confiáveis para essas células são o receptor de IL-7 (CD127) e o CD27, e a isoforma de CD45, chamada CD45RO.

Linfócitos T citotóxicos

As células T CD8+ citotóxicas (CLT) reconhecem complexos antígeno-MHC-I endógenos na superfície das células do corpo infectadas ou células tumorais e são ativadas por IL-2, IFN-γ ou outras citocinas produzidas por células Th CD4+ ativadas. IFN do tipo I (IFN-α/β), produzidos durante infecções virais, regulam a função de células T citotóxicas, assim como das células NK, direta ou indiretamente, induzindo a produção de IL-15.[17] Uma vez ativadas, as células T citotóxicas sofrem seleção clonal e expansão em células T citotóxicas ativadas e de memória, que rapidamente proliferam e se diferenciam em células T citotóxicas efetoras e de memória adicionais, após um segundo encontro com o mesmo antígeno.

Os linfócitos T citotóxicos (CTL, do inglês *cytotoxic T lymphocytes*) ativados destroem as células infectadas ou células tumorais que exibem aquele antígeno específico. O principal mecanismo de morte da célula-alvo mediada por CTL é a liberação de proteínas citotóxicas armazenadas dentro de grânulos citoplasmáticos (também chamados lisossomos secretores) sobre a célula-alvo, desencadeando sua apoptose. Os CTL matam as células-alvo por dois mecanismos principais. Complexos de perforina e granzimas são liberados da CTL por exocitose dos grânulos citoplasmáticos e entram nas células-alvo. A principal função da perforina é se polimerizar, formando poros aquosos na membrana da célula-alvo para facilitar a entrega das granzimas para dentro do citosol da célula-alvo, as quais induzem a apoptose. Outro mecanismo é via receptor FasL, que é expresso na superfície das CTL ativadas e, após se ligar ao Fas, receptor constitutivo expresso na superfície das células-alvo, induz a apoptose. As células T CD8+, assim como as T CD4+, também produzem IFN-γ, contribuindo para a ativação e depuração fagocítica de microrganismos ingeridos por macrófagos.

Outras subpopulações de linfócitos T

Ainda existem outras subpopulações menores de células T que têm características distintas e que exercem funções especializadas na defesa do hospedeiro. Dentre essas, as subpopulações mais bem definidas são as das células T γδ, células T *natural killer* (NKT) e células T invariantes associadas à mucosa (MAIT, do inglês *mucosal-associated invariant T*).[18-20] Essas subpopulações apresentam receptores antigênicos com diversidade limitada, que reconhecem um número limitado de tipos de antígenos e que não são exibidos por moléculas do MHC de classes I e II nas APC. São abundantes nos tecidos epiteliais, como o trato gastrintestinal, e suas funções incluem: 1) defesa inicial contra microrganismos encontrados nos epitélios; 2). vigilância e eliminação de células estressadas, como células que sofreram dano no DNA ou estão infectadas; 3) produção de citocinas que influenciam as respostas imunes adaptativas.[21]

Por fim, alguns timócitos autorreativos que deveriam ser eliminados durante a seleção negativa no timo podem se diferenciar em células T reguladoras (Treg), indispensáveis para a manutenção da tolerância imune e homeostase e que serão discutidas no próximo capítulo.

LINFÓCITOS B

Os linfócitos B possuem os mesmos progenitores dos linfócitos T, originários das células-tronco hematopoiéticas (CTH) do fígado fetal e da medula óssea. As

CTH do fígado fetal originam uma pequena parcela de células B, denominadas células B1, enquanto as da medula óssea dão origem às células B2 do nosso organismo: as células B foliculares, maioria das células B circulantes, e as células B da zona marginal.

Assim como os linfócitos T imaturos, nos linfócitos B imaturos também ocorrem as seleções positiva e negativa, porém ambas as etapas ocorrem dentro da medula óssea. A seleção positiva, nesse caso, é a seleção de células que expressam receptores de antígeno estáveis. Na medula óssea, os precursores de linfócitos B (pró-B) que ainda não possuem moléculas de imunoglobulinas (receptor de antígenos) na sua superfície iniciam o rearranjo dos fragmentos VDJ e de um gene da cadeia pesada, e, se esse produto for estável, vai para a superfície celular com uma cadeia leve substituta invariável; caso contrário, existe a possibilidade de rearranjo do outro gene (materno ou paterno). Nesse estágio, os linfócitos passam a ser chamados de pré-B e iniciam o rearranjo dos fragmentos do gene da cadeia leve que só possui fragmentos V e J. Se o rearranjo produzir uma cadeia leve estável, os mecanismos de recombinação serão desligados e a molécula de IgM será expressa na superfície da célula. Caso contrário, outras três possibilidades podem ser testadas, uma vez que são herdados dois genes de origem materna e dois genes de origem paterna. Além das inúmeras possibilidades de combinação entre os diversos fragmentos VDJ da cadeia pesada e VJ da cadeia leve, a grande diversidade das moléculas de anticorpo, em torno de 10^{16} possibilidades, deve-se à imprecisão das junções entre esses fragmentos e à inserção de nucleotídeos entre as junções.[22]

Além da elevada possibilidade de diversidade das moléculas de anticorpos, acredita-se que nos centros germinativos de células B, com a constante estimulação dos antígenos proteicos timo-dependentes, ocorra um aumento no número de mutações nos genes, principalmente da região V, pelo processo chamado hipermutação somática, no qual os genes de imunoglobulinas acumulam mutações de ponto aparentemente aleatórias nos segmentos VDJ rearranjados. Esse processo requer a atividade da enzima citidina-deaminase induzida por ativação (AID, do inglês *activation-induced cytidine deaminase*), que, aparentemente, é expressa somente por centros germinativos de células B e da enzima uracil N-glicosilase (UNG).

Após a seleção positiva, os linfócitos B passam pela seleção negativa, ou seja, a interação de alta afinidade de seus receptores de superfície (IgM) com antígenos próprios promoverá a eliminação dessas células por apoptose. As células B imaturas que reconhecem autoantígenos com alta avidez frequentemente são induzidas a alterar suas especificidades por meio de um processo chamado edição do receptor, pela reativação dos genes *RAG*, bem como o rearranjo e a produção de uma nova cadeia leve de imunoglobulinas (Ig), o que permite que a célula expresse um receptor de célula B diferente (editado), que não é autorreativo. As células B imaturas, não autorreativas, que ainda expressam somente IgM de superfície, deixam a medula óssea e completam sua maturação no baço antes de migrar para outros órgãos linfoides periféricos.

No baço, os linfócitos B passam a expressar na sua superfície as moléculas de IgM e IgD com a mesma especificidade e associadas às proteínas de membrana não polimórficas sinalizadoras Igα e Igβ, o que constitui o receptor de células B (BCR), e essas células B IgM⁺IgD⁺ são chamadas de células B maduras. Os domínios citoplasmáticos de Igα e Igβ, assim como os do CD3 e da cadeia ζ do TCR das células T, contêm ITAM, que, após ligação do antígeno ao complexo BCR, são fosforilados e recrutam diversas moléculas sinalizadoras. A sinalização induzida pelos receptores nas células B ativa fatores que promovem a transcrição de genes cujos produtos estão envolvidos na proliferação e diferenciação dessas células.

A maioria das células B maduras *naïve* se aloja na região folicular dos linfonodos, e por isso também são chamadas de células B foliculares, enquanto outras podem ser encontradas na zona marginal dos linfonodos, chamadas de células B da zona marginal. As células B foliculares expressam anticorpos altamente diversos e clonalmente distribuídos que servem como receptores de superfície para antígenos, mas também como moléculas efetoras secretadas e importantes na imunidade humoral adaptativa. Ainda existem as células B1, que migram preferencialmente para as mucosas e para o peritônio. A produção de anticorpos por células B1 e pelas células B da zona marginal tem diversidade mais limitada.

As células B1 são responsáveis pela produção espontânea de anticorpos IgM reativos com polissacarídeos e lipídios microbianos. Esses anticorpos também podem ser chamados de anticorpos naturais, porque são produzidos sem imunização prévia evidente. É possível que sejam produzidos em resposta ao microbioma presente no intestino e um exemplo são os anticorpos IgM contra os antígenos do grupo sanguíneo ABO.[23]

Reconhecimento antigênico e ativação de linfócitos B

As células B maduras *naïve* reconhecem o antígeno em sua conformação nativa e não processado pelas APC e produzem anticorpos específicos na ausência ou na presença de linfócitos Th. Na região folicular, a resposta imune é principalmente T-dependente (ou timo-dependente), isto é, a ativação envolve o estímulo por linfócitos Th. Já na região marginal, a proliferação de células B pode ocorrer de maneira T-independente, ou seja, sem o estímulo dos linfócitos T.

Assim como nas células T, as células B recebem sinais adicionais pela ligação de outras moléculas de superfície, além do BCR, que atuam como moléculas coestimuladoras, que são CD19, CD21 e CD81 (TAPA-1), também chamado de complexo correceptor de células B. O CD21, também conhecido como receptor do complemento do tipo 2 (CR2), liga-se ao fragmento CD3d do componente C3 do complemento e o CD19 transmite sinais de ativação intracelular após a ligação do complemento ao CD2. Uma sinalização eficaz requer a proximidade dessas moléculas, que é facilitada pelo CD81. Desse modo, as células B antígeno-específicas proliferam dentro do folículo, levando à formação do centro germinativo e à sua diferenciação em plasmócitos produtores de anticorpos.

A resposta timo-dependente se inicia quando os antígenos proteicos são reconhecidos de modo independente por linfócitos B e T específicos nos órgãos linfoides periféricos. Um mesmo antígeno é reconhecido em sua conformação nativa por células B e na forma de peptídeos processados associados ao MHC apresentados por células dendríticas para as células Th CD4+. Os linfócitos T e B ativados migram em direção uns dos outros e interagem na interface das zonas de células T e B dos órgãos linfoides. O linfócito B processa esse antígeno, e o fragmento antigênico é expresso na sua superfície celular pelo MHC-II, pois, como já mencionado, o linfócito B é uma célula apresentadora de antígenos, que, por sua vez, é reconhecido pelos linfócitos Th. O estímulo fornecido pelas citocinas liberadas pelos linfócitos Th ativados e a ligação do CD40 presente nas células B ao ligante de CD40 (CD40L) nas células T induz proliferação (expansão clonal) e diferenciação das células B.[24]

Essa proliferação e diferenciação inicial timo-dependente das células B resulta na formação de um foco extrafolicular, composto por células B em proliferação, que podem sofrer troca de isotipos e se diferenciar em plasmócitos (principalmente de vida curta) e por células T ativadas, que se diferenciarão em células Th foliculares (Tfh) e migrar para dentro dos folículos, com algumas células B ativadas, para formar um centro germinativo.

O centro germinativo está junto ao folículo e, nele, há uma zona escura densamente concentrada contendo células B em processo de rápida proliferação e hipermutação somática e uma zona clara adjacente contendo células Tfh e células dendríticas foliculares, que expressam receptores do complemento, CR1, CR2 e CR3, e receptores Fc envolvidos na exibição de antígenos para a seleção das células B diferenciadas que vieram da zona escura. As células B com os receptores de imunoglobulina de superfície com maior afinidade são selecionadas para sobreviver e se diferenciam em plasmócitos e células B de memória.

A troca de isotipos nas células B parece ocorrer logo após sua entrada nos folículos linfoides. Essas células B já recebem os sinais derivados de células T na borda formada entre o folículo e a zona de células T dos linfonodos. A troca de isotipos é evidente no tecido linfoide periférico quatro dias após a imunização com antígenos proteicos e atinge um pico entre 10 e 18 dias. A troca de isotipos também é feita em uma resposta de células B de memória, sendo detectada dentro de 24 horas após a imunização secundária, com pico de 3 a 4 dias.

Com exceção da expressão de IgD, a troca de classes geralmente envolve recombinação de isotipo, ou seja, a substituição genética da região constante (Cµ) da cadeia pesada de IgM (porção Fc) por um novo segmento de gene isotipo-específico, ou seja, sem alterar a especificidade do anticorpo, que fica na região Fab. Trocas de isotipos sucessivas por uma única célula B também podem ocorrer, como troca de IgM para IgA (Cα), em seguida para IgG (Cγ) e para IgE (Cε). Citocinas secretadas pelas células T ou outros tipos celulares desempenham um papel importante na indução ou inibição da troca para um isotipo específico; por exemplo, IL-4 ou IL-13 são importantes para a troca de isotipos para IgE, um processo que pode ser inibido por IFN-γ, que por sua vez induzirá a mudança de isotipos para IgG1 ou IgG3.[25] O Quadro 1 também mostra a mudança de isotipos de anticorpos induzida pelos subtipos de células T CD4 efetoras e as citocinas relacionadas.

Após a ativação, parte dos linfócitos B se torna células de memória, e a outra parte, plasmócitos. As células B de memória apresentam alta expressão do marcador CD27 e sofreram troca de isotipos, portanto perdem a expressão de IgM e IgD, sendo, em sua maioria, IgG1+ ou IgG3+. A ligação CD40-CD40L entre células B e T é absolutamente necessária para a geração de células B de memória, que também envolve a participação da ligação do CD21 na célula B aos componentes do complemento, como C3d.

As células B de memória persistem indefinidamente mesmo na ausência de qualquer exposição subsequente ao mesmo antígeno e vão preferencialmente colonizar a pele e as mucosas, sítios onde o encontro com o antígeno é mais provável, e as zonas marginais do baço, onde podem responder a antígenos provenientes do sangue.

Já os plasmócitos não apresentam receptores de antígenos em sua superfície e migram de volta para a medula óssea, onde produzem constantemente anticorpos específicos em nível basal, que são liberados na corrente sanguínea. Uma vez ativados e como células de memória, os linfócitos B podem ser ativados pelo mesmo antígeno sem a necessidade de linfócitos Th e, portanto, no segundo contato com o mesmo antígeno, a expansão clonal e a secreção de anticorpos são muito mais rápidas.

Já os antígenos não proteicos, multivalentes com determinantes repetitivos, como polissacarídeos, lipídios e ácidos nucleicos, que não podem ser reconhecidos pelos linfócitos T CD4, pois não podem ser processados e expressos pelo MHC, estimulam a resposta do tipo antígeno timo-independente, e, nesse caso, a afinidade entre esses antígenos e o BCR é alta. Muitos antígenos polissacarídicos ativam o sistema complemento pela via alternativa ou das lectinas, gerando

C3d, que se liga ao antígeno e é reconhecido pelo seu receptor, CR2, presente na superfície das células B, aumentando, assim, sua ativação. A ativação simultânea de receptores do tipo Toll (TLR, do inglês *Toll-like receptors*) nas células B, por padrões moleculares associados a patógenos (PAMP, do inglês *pathogen-associated molecular patterns*), derivados do microrganismo, também ajuda a promover a ativação dessas células. As células B ativadas dessa maneira possuem vida curta e produzem principalmente IgM, pois a troca de isotipos é limitada.[26]

Anticorpos

As moléculas de Ig ou anticorpos têm uma estrutura central simétrica e são compostas por: 1) duas cadeias pesadas (H), contendo região variável, que contém o sítio de ligação com o antígeno e região constante, que determina seu isotipo (porção Fc) e são determinantes das diferentes funções, como fixação do complemento, transporte transplacentário e ligação a receptores para Fc em leucócitos; 2) duas cadeias leves (L), κ ou λ, ligadas por pontes dissulfídicas. A cadeia pesada apresenta 3 ou 4 domínios globulares constantes e um variável e a leve, um domínio globular constante e um variável. Cada molécula de anticorpo possui, portanto, dois sítios de ligação com o antígeno, compostos pela associação das regiões variáveis das cadeias leves e pesadas (fragmento F(ab')$_2$) e que determina seu idiotipo (Figura 3). Quando estão ancorados na superfície do linfócito B, possuem uma região hidrofóbica.[27]

As moléculas de anticorpo são divididas em classes e subclasses com base em diferenças na estrutura de suas regiões Fc, que lhes vão conferir diferentes propriedades funcionais. Os leucócitos expressam receptores Fc que se ligam às regiões constantes dos diferentes isotipos e, assim, promovem a fagocitose de microrganismos ou partículas recobertos por Ig e liberam sinais que regulam as atividades dos leucócitos; outros receptores Fc medeiam o transporte dos anticorpos para diversos locais (Quadro 2).

As classes das moléculas de anticorpo também são chamadas de isotipos e nomeadas IgA (imunoglobulina A), IgD, IgE, IgG e IgM (Figura 3). Todas as classes de anticorpos têm a propriedade de se ligar e neutralizar microrganismos infecciosos e as toxinas microbianas. O IgD é expresso na superfície celular dos linfócitos B *naïve* maduros. Após ativação celular e troca de isotipos, ele deixa de ser expresso e apenas traços desse anticorpo são detectados na corrente sanguínea.

Os anticorpos IgM são coexpressos com o IgD nas células B *naïve* maduras e, após a ativação celular pelo reconhecimento do antígeno, ele pode ser mantido ou pode haver troca para outro isotipo. O IgM é o primeiro anticorpo a ser secretado em uma resposta primária, e sua forma secretada é pentamérica, diferente de sua forma de membrana, que é monomérica. O IgM constitui a

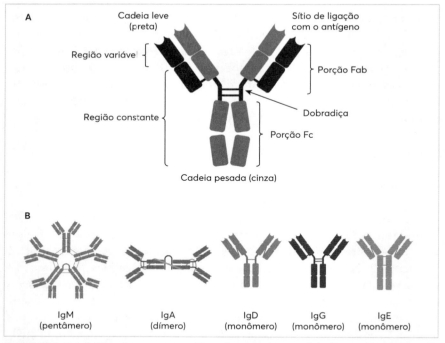

- **FIGURA 3.** A. Estrutura esquemática de uma imunoglobulina monomérica. B. Classes ou isotipos dos anticorpos.
Fonte: elaboração das autoras.

principal resposta contra bactérias com cápsulas ricas em polissacarídeos, e, ao se ligar às bactérias, o IgM na sua forma secretada ativa a via clássica do sistema complemento que gera mediadores inflamatórios, promovendo a fagocitose por macrófagos e neutrófilos e a perfuração da parede celular das bactérias (Figura 3).

Tanto a IgM pentamérica quanto a IgA, que é frequentemente secretada como um dímero, contêm um polipeptídeo adicional chamado cadeia juncional (J), o qual é ligado por pontes dissulfeto às peças caudais das regiões constantes da Ig e serve para estabilizar os complexos multiméricos e para transportá-los através das células epiteliais, a partir da porção basolateral para a porção luminal.

A IgA é a classe de anticorpos mais abundante no organismo humano adulto (maior concentração nas secreções mucosas e a segunda imunoglobulina mais abundante no sangue) e cerca de 40 mg/kg de peso corporal de IgA é translocada pelo pIgR para as secreções intestinais por dia, mais do que a produção diária total de IgG. Possui duas subclasses, ou subtipos, chamadas IgA1 e IgA2. É também o anticorpo mais abundante do leite materno (discutido mais detalhadamente no capítulo "Imunologia da interação materno-infantil"). Os

• **QUADRO 2** Principais propriedades e funções dos anticorpos

	IgM	IgD	IgG1	IgG2	IgG3	IgG4	IgA	IgE
Cadeia pesada	μ	δ	γ1	γ2	γ3	γ4	α	ε
Forma secretada	Pentâmero	Monômero	Monômero	Monômero	Monômero	Monômero	Dímero ou trímero	Monômero
Número de sítios de ligação antigênica	10	2	2	2	2	2	4 ou 6	2
Porcentagem no soro	6%	1%	80%	25%	10%	5%	13%	0,02%
Porcentagem do IgG total	–	–	60%	25%	10%	5%	–	–
Neutralização	+	–	++	++	++	++	+++	–
Fixação de complemento	++++	–	++	–	++	+	+	–
Opsonização	–	–	+++	–	++	+	+	–
ADCC	–	–	+++	+/–	++	+/–	–	+++
Passagem transplacentária	–	–	+	+	+	+	–	–
Atravessa as mucosas	++	–	–	–	–	–	++++	–
Degranulação de mastócitos	–	–	–	–	–	–	–	++++
Meia-vida no soro (dias)	5	3	21	21	7	21	7	3

ADCC: citotoxicidade celular dependente de anticorpo; Ig: imunoglobulina.
Fonte: adaptação de Mix et al.[27]

anticorpos IgA são de grande importância na proteção das mucosas, regiões de primeiro contato com os microrganismos.

A segunda classe de anticorpo mais produzida é o IgG, que possui quatro subclasses (IgG1, IgG2, IgG3 e IgG4). É o isotipo mais encontrado no sangue, constituindo a principal resposta para a maioria das infecções virais e bacterianas. Além disso, é o anticorpo transferido da mãe para o feto via transplacentária na gestação.

Dependendo da subclasse, os anticorpos IgG desempenham diferentes funções. IgG1 e IgG3 se ligam aos receptores Fcγ presentes nos fagócitos e promovem a fagocitose de partículas ou microrganismos recobertos por anticorpo, processo chamado de opsonização. Essas duas subclasses ainda têm a propriedade de ativar o sistema complemento pela via clássica e promover a citotoxicidade celular dependente de anticorpos (ADCC, do inglês *antibody-dependent cellular cytotoxicity*), processo pelo qual células NK e macrófagos ligam-se a células recobertas por essas subclasses, por meio dos receptores Fcγ, e as destroem. IgG2 é a principal subclasse induzida por polissacarídeos capsulares. Essa subclasse apresenta capacidade limitada de promover a fagocitose por macrófagos que apresentem receptores Fcγ e tem alguma capacidade de ativar o complemento. A IgG4 tem afinidade muito baixa para os receptores Fc de ativação, e a função biológica desse isotipo de anticorpo não é muito bem compreendida.

Por último, o IgE se liga ao receptor Fcε de alta afinidade (FcεRI) presente nos mastócitos e eosinófilos e dispara sua desgranulação. É o anticorpo produzido na resposta da subpopulação Th2 de células T efetoras que secretam IL-4 e IL-5, direcionada para helmintos, recrutando eosinófilos e mastócitos para o foco infeccioso. É também o anticorpo mais conhecido por mediar reações de hipersensibilidade, que levam à desgranulação rápida de histaminas dos mastócitos.[27]

CONSIDERAÇÕES FINAIS

As respostas imunes inata e adaptativa cooperam para proteger o hospedeiro contra infecções microbianas. O sistema inato detecta patógenos por meio de receptores de reconhecimento de padrões (PRR, do inglês *pattern recognition receptors*), que desencadeiam a ativação de defesas antimicrobianas inatas, mas também estimulam a resposta imune adaptativa, que, por sua vez, ativa mecanismos efetores inatos de uma maneira antígeno-específica.

A resposta adaptativa celular efetora é, portanto, coordenada pelo sistema imune inato. Em termos de células Th efetoras, a resposta imune inata produz IL-12, que direciona as células Th para se diferenciarem em células Th1, importantes para a defesa contra bactérias intracelulares e protozoários. Já a produção de IL-6 induzida pelo reconhecimento de dectina-1 pelos fagócitos, juntamente com o TGF-β, induz a diferenciação em células Th17, especializada na eliminação de bactérias extracelulares e fungos. A geração de células Th2 é promovida por IL-4 e linfopoietina estromal tímica (TSLP), produzidas em resposta a alérgenos e na infecção por helmintos. Em contraste, IFN do tipo I produzidos em infecções virais regulam a função de células T citotóxicas e células NK, direta ou indiretamente, induzindo a produção de IL-15. É importante ressaltar que a ativação antígeno-específica da resposta imune adaptativa resulta na ativação dos mecanismos efetores do sistema imune inato. Assim, as células Th efetoras produzem as citocinas efetoras apropriadas que ativam um componente específico do sistema imune inato, incluindo ativação de macrófagos por células Th1, ativação de neutrófilos por células Th17 e ativação de eosinófilos, mastócitos e basófilos por células Th2.

Além disso, na resposta imune humoral, anticorpos IgG específicos ativam o sistema complemento e opsonizam os patógenos para auxiliar sua fagocitose por macrófagos e neutrófilos, enquanto anticorpos IgE ativam mastócitos e basófilos. Cada uma das respostas efetoras inatas pode, portanto, ser ativada diretamente, pelos PRR apropriados nos estágios iniciais da infecção, ou indiretamente, por células T e anticorpos, de uma maneira antígeno-específica, nos estágios efetores posteriores da resposta imune.

O conhecimento básico acerca desses mecanismos nos permite esclarecer a fisiopatologia de algumas doenças humanas e o desenvolvimento de novas imunoterapias. A importância primordial dos diversos mecanismos e componentes do sistema imunológico na defesa contra infecções fica ainda mais evidente nas doenças denominadas erros inatos da imunidade, que compreendem um conjunto de mais de 340 defeitos genéticos associados à imunodeficiência e à desregulação do sistema imunológico, em que a principal manifestação é o aumento da suscetibilidade a infecções.

O conhecimento sobre o sistema imunológico vem aumentando constantemente. Entretanto, ainda há muitos desafios a serem enfrentados, como o desenvolvimento efetivo de vacinas para patógenos emergentes e tratamentos para cânceres e doenças autoimunes. Para atingir esses e outros objetivos, mais estudos são claramente necessários em pesquisa básica na área de imunologia, que nos permite entender os mecanismos moleculares subjacentes, fornecendo subsídios à imunologia aplicada para o desenvolvimento de tratamentos mais adequados e eficazes.

REFERÊNCIAS

1. Abbas AK, Lichtman AH, Pillai S. Imunologia celular e molecular. 9.ed. Rio de Janeiro: Elsevier; 2019.

2. Schatz DG, Oettinger MA, Schlissel MS. V(D)J recombination: molecular biology and regulation. Annu Rev Immunol. 1992;10:359-83.
3. Hazenberg MD, Verschuren MC, Hamann D, Miedema F, van Dongen JJ. T cell receptor excision circles as markers for recent thymic emigrants: basic aspects, technical approach, and guidelines for interpretation. J Mol Med (Berl). 2001;79(11):631-40.
4. Germain RN. T-cell development and the CD4-CD8 lineage decision. Nat Rev Immunol. 2002;2(5):309-22.
5. Kurd N, Robey EA. T-cell selection in the thymus: a spatial and temporal perspective. Immunol Rev. 2016;271(1):114-26.
6. Neves BM, Lopes MC, Cruz MT. Pathogen strategies to evade innate immune response: a signaling point of view. In: Xavier GS, editor. Protein Kinases [Internet]. London: IntechOpen; 2012 [acesso 26 dez. 2022]. Disponível em: https://www.intechopen.com/chapters/37360.
7. Grossman Z, Paul WE. Dynamic tuning of lymphocytes: physiological basis, mechanisms, and function. Annu Rev Immunol. 2015;33:677-713.
8. Reinhardt RL, Kang SJ, Liang HE, Locksley RM. T helper cell effector fates: who, how and where? Curr Opin Immunol. 2006;18(3):271-7.
9. Stetson DB, Voehringer D, Grogan JL, Xu M, Reinhardt RL, Scheu S, et al. Th2 cells: orchestrating barrier immunity. Adv Immunol. 2004;83:163-89.
10. Saenz SA, Taylor BC, Artis D. Welcome to the neighborhood: epithelial cell-derived cytokines license innate and adaptive immune responses at mucosal sites. Immunol Rev. 2008;226:172-90.
11. Korn T, Bettelli E, Oukka M, Kuchroo VK. IL-17 and Th17 cells. Annu Rev Immunol. 2009;27:485-517.
12. Liu H, Rohowsky-Kochan C. Regulation of IL-17 in human CCR6+ effector memory T cells. J Immunol. 2008;180(12):7948-57.
13. Silver JS, Hunter CA. With a little help from their friends: interleukin-21, T cells, and B cells. Immunity. 2008;29(1):7-9.
14. Choi YS, Kageyama R, Eto D, Escobar TC, Johnston RJ, Monticelli L, et al. ICOS receptor instructs T follicular helper cell versus effector cell differentiation via induction of the transcriptional repressor Bcl6. Immunity. 2011;34:932-46.
15. Xu H, Li X, Liu D, Li J, Zhang X, Chen X, et al. Follicular T-helper cell recruitment governed by bystander B cells and ICOS-driven motility. Nature. 2013;496:523-7.
16. Morita R, Schmitt N, Bentebibel SE, Ranganathan R, Bourdery L, Zurawski G, et al. Human blood CXCR5+CD4+ T cells are counterparts of T follicular cells and contain specific subsets that differentially support antibody secretion. Immunity. 2011;34:108-21.
17. Nguyen KB, Salazar-Mather TP, Dalod MY, Van Deusen JB, Wei XQ, Liew FY, et al. Coordinated and distinct roles for IFN-alpha beta, IL-12, and IL-15 regulation of NK cell responses to viral infection. J Immunol. 2002;169(8):4279-87.
18. Carding SR, Egan PJ. Gammadelta T cells: functional plasticity and heterogeneity. Nat Rev Immunol. 2002;2:336-45.
19. Cruz MS, Loureiro JP, Oliveira MJ, Macedo MF. The iNKT cell-macrophage axis in homeostasis and disease. Int J Mol Sci. 2022;23(3):1640.
20. Treiner E, Duban L, Bahram S, Radosavljevic M, Wanner V, Tilloy F, et al. Selection of evolutionarily conserved mucosal-associated invariant T cells by MR1. Nature. 2003;422(6928):164-9.
21. Godfrey DI, Uldrich AP, McCluskey J, Rossjohn J, Moody DB. The burgeoning family of unconventional T cells. Nat Immunol. 2015;16(11):1114-23.
22. Wang Y, Liu J, Burrows PD, Wang JY. B cell development and maturation. Adv Exp Med Biol. 2020;1254:1-22.
23. Berland R, Wortis HH. Origins and functions of B-1 cells with notes on the role of CD5. Annu Rev Immunol. 2002;20:253-300.

24. Crotty S. A brief history of T cell help to B cells. Nat Rev Immunol. 2015;15(3):185-9.
25. Goodnow CC, Vinuesa CG, Randall KL, Mackay F, Brink R. Control systems and decision making for antibody production. Nat Immunol. 2010;11:681-8.
26. Yuseff MI, Pierobon P, Reversat A, Lennon-Dumenil AM. How B cells capture, process and present antigens: a crucial role for cell polarity. Nat Rev Immunol. 2013;13:475-86.
27. Mix E, Goertsches R, Zett UK. Immunoglobulins-basic considerations. J Neurol. 2006;253 Suppl 5:V9-17.

3
Inflamação

Raylane A. G. Cambui
Alessandra Pontillo

INTRODUÇÃO

A inflamação é uma resposta protetora ativada para defesa do organismo e restauração de funções fisiológicas quando os mecanismos homeostáticos são insuficientes.[1]

Em geral, três tipos de perturbações podem desencadear inflamação: a perda de estrutura (dano tecidual) mediada por patógenos; a perda de função, que pode ser consequência do dano tecidual ou diretamente causada por substâncias nocivas, como toxinas ambientais, pólen, poeira e alguns venenos; e a perda de regulação diante de fatores ambientais, como controle da temperatura e do metabolismo.[2,3]

Independentemente das características qualitativas, as respostas inflamatórias são organizadas de acordo com quatro componentes: o estímulo inflamatório, os sensores do estímulo, os sinais produzidos pelos sensores e os alvos desses sinais, que podem ser as células efetoras – no caso, os leucócitos e as células epiteliais das barreiras anatômicas –, e outros tecidos e órgãos que não participam diretamente da eliminação do dano/patógeno, mas cuja função é regulada durante a inflamação, como alterações na microcirculação.[2,4]

A resposta a essas perturbações pode ser caracterizada por moléculas, células e magnitudes diferentes, mas tem como objetivos gerais remover a causa da injúria (p. ex., microrganismos, toxinas) e suas consequências (células necróticas) (resistência) e/ou a adaptação (tolerância) a tais perturbações. Tanto a resistência quanto a tolerância constituem a resposta inflamatória, porém, quando os mecanismos de resistência são predominantes, a inflamação se define como aguda, enquanto nos casos em que esses mecanismos não sejam eficazes ou a perturbação seja persistente os mecanismos de tolerância prevalecem e a inflamação vira crônica.[2]

Neste capítulo, descreveremos os eventos principais da inflamação aguda, sua resolução e alguns conceitos de inflamação crônica.

INFLAMAÇÃO AGUDA

A inflamação aguda é, por definição, uma resposta rápida: se inicia em poucos minutos e dura algumas horas ou poucos dias. É caracterizada pelos assim chamados sinais cardinais da inflamação (descritos por Aulus Cornelius Celsus, no século I): vermelhidão, edema, calor e dor (em latim, *rubor*, *tumor*, *calor* e *dolor*). Três dos quatro sinais são explicados pelos mecanismos que levam ao aumento da microcirculação local e da permeabilização endotelial, o que permite a migração dos leucócitos (prevalentemente neutrófilos polimorfonucleares) e o extravasamento de plasma dos capilares para o tecido lesionado. Por outro lado, a dor é mediada tanto pelos fatores inflamatórios liberados durante a resposta quanto pelas fibras neuronais.[5]

Quando a resposta imune é capaz de eliminar a causa da injúria (de origem microbiana ou não), o estímulo inflamatório cessa e, consequentemente, os mediadores inflamatórios não são mais produzidos e os leucócitos, que têm meia-vida curta nos tecidos, são removidos. Além disso, mecanismos anti-inflamatórios são ativados, permitindo o reparo tecidual e o retorno à homeostasia. Na fase final da resposta inflamatória, os fatores de crescimento para as células nativas do tecido e vasos e/ou para fibroblastos são produzidos e dirigem o processo de reparo tecidual e/ou cicatrização, respectivamente.[6]

Eventos macroscópicos da inflamação aguda

Os estímulos que levam a uma resposta inflamatória podem ser tanto infecciosos quanto não infecciosos, os quais causam uma lesão tecidual. As células do tecido (imunes ou não) são as primeiras a detectar esses estímulos por meio de seus "sensores" e a estimular a resposta inflamatória, induzindo a liberação de sinais, chamados mediadores pró-inflamatórios.[5]

Existem diversas classes de moléculas que atuam na ativação pró-inflamatória: mediadores lipídicos, como leucotrienos e prostaglandinas; proteínas, como citocinas (p. ex., TNF, IL-1β, IL-6), quimiocinas (p. ex., CXCL-8/IL-8, CCL2/MCP-1) e componentes do sistema complemento (C3a, C5a); e moléculas voláteis produzidas na resposta antibacteriana de fagócitos, como o óxido nítrico (NO, do inglês *nitric oxide*)[7] (Quadro 1).

- **QUADRO 1** Classificação, origem e efeito dos principais mediadores pró-inflamatórios

Mediador	Origem	Ação
Derivados de células		
Mediadores lipídicos (PG, LT, PAF)	Mastócitos e outros leucócitos	Vasodilatação, dor, febre (PG, PAF), aumento da permeabilidade vascular, quimiotaxia, adesão e ativação dos leucócitos (LT, PAF)
Citocinas (p. ex., TNF, IL-1β, IL-6)	Mastócitos, macrófagos, células endoteliais	Ativação do endotélio e leucócitos locais, efeitos sistêmicos (febre, dor, anorexia, leucocitose)
Quimiocinas (p. ex., CXCL-8, CCL-2)	Leucócitos ativados	Quimiotaxia e ativação dos leucócitos
Aminas vasoativas (histamina, serotoninas)	Mastócitos, plaquetas	Vasodilatação, aumento da permeabilidade vascular
ROS	Fagócitos	Microbicida, dano tecidual
NO	Endotélio, macrófagos	Microbicida, relaxamento do músculo liso vascular
Derivados de proteínas plasmáticas		
Produtos da ativação do sistema complemento (C5a, C3a)	Plasma	Estimulação de mastócitos e vasodilatação, quimiotaxia e ativação de leucócitos
Produtos da ativação do sistema da coagulação (fibrinopeptídeos)	Plasma	Ativação do endotélio e quimiotaxia
Cininas (p. ex., bradicinina)	Plasma	Aumento da permeabilidade vascular, vasodilatação, contração do músculo liso vascular, dor

IL: interleucina; LT: leucotrienos; NO: óxido nítrico; PAF: fator ativador de plaquetas; PG: prostaglandinas; ROS: espécies reativas de oxigênio; TNF: fator de necrose tumoral.
Fonte: elaboração das autoras.

Cada tipo celular responderá aos estímulos de acordo com a própria natureza, e as células imunes residentes nos tecidos (mastócitos, macrófagos, células dendríticas, linfócitos *natural killer* [NK]) representam a maior, mas não única fonte de mediadores inflamatórios. Nota-se, no entanto, que esses mediadores também podem ser liberados pelas células do parênquima local (p. ex., células epiteliais, queratinócitos, hepatócitos, neurônios). Diferentemente das outras células residentes, os mastócitos respondem aos estímulos lesivos não apenas liberando mediadores inflamatórios, mas desgranulando o conteúdo dos muitos grânulos citoplasmáticos ricos em aminas vasoativas, como a histamina.[8]

Os mediadores inflamatórios e as aminas vasoativas atuam nas células efetoras (leucócitos) e em outros tecidos ou órgãos que contribuem nas várias etapas do processo inflamatório, como os vasos sanguíneos e linfáticos, a musculatura, o sistema nervoso e o fígado.[7]

Um primeiro evento crucial da inflamação aguda é a mudança na microcirculação no local lesionado/infectado. As aminas vasoativas liberadas pelos mastócitos atuam nas fibras musculares dos vasos sanguíneos mediando a vasodilatação dos capilares na área, que resulta em aumento de fluxo sanguíneo local (observáveis macroscopicamente como vermelhidão e calor).[9,10]

A vasodilatação segue um aumento da permeabilidade dos capilares que permite a saída (extravasamento) de fluido rico em proteínas plasmáticas que causam o edema, e em seguida de leucócitos circulantes (transmigração) para o tecido injuriado (exsudato). O aumento da permeabilidade vascular ocorre em decorrência da ação da histamina em conjunto com moléculas pró-inflamatórias, como NO, mediadores lipídicos (p. ex., leucotrienos) e citocinas (p. ex., IL-1β, TNF-α) liberados pelas células imunes ativadas residentes dos tecidos e que atuam nas células endoteliais, que formam a parede dos vasos. Essas alterações da microcirculação local são rápidas e geralmente de curta duração (15-30 minutos), podendo, em casos de injúria branda, levar algumas horas para aparecer e perdurar horas/dias. Vale lembrar que a injúria direta ao endotélio também contribui para aumentar a saída de plasma e leucócitos dos vasos para o tecido, de forma abrupta.[9,10]

Durante o fenômeno de vasodilatação e aumento da permeabilidade vascular, a velocidade do sangue diminui e sua viscosidade aumenta. Como consequência, as hemácias se encontram mais concentradas nos capilares locais e os leucócitos sanguíneos (na maioria polimorfonucleares neutrófilos, que representam cerca de 70% dos leucócitos circulantes) se acumulam na superfície interna dos vasos.[11,12]

Tanto as células endoteliais como os leucócitos sanguíneos, ativados pelos mediadores inflamatórios, expressam níveis elevados de moléculas de adesão (selectinas e integrinas) e seus respectivos ligantes (Quadro 2), favorecendo uma interação estreita entre os leucócitos e a parede do vaso.[13,14]

A interação inicial entre o endotélio e os leucócitos sanguíneos (mediada pelas selectinas) é de baixa afinidade e rápida e medeia o fenômeno conhecido como rolamento (em inglês *rolling*) dos leucócitos na superfície endotelial, que permite uma interação maior entre os dois tipos celulares e é seguida por uma adesão mais firme (mediada pelas integrinas). Uma vez que os leucócitos estão firmemente aderidos às células endoteliais, realizam a migração para os tecidos extravasculares por meio de um processo chamado transmigração ou diapedese, que ocorre principalmente nas vênulas pós-capilares. Para que isso ocorra, as

- **QUADRO 2** Moléculas de adesão e seus ligantes

Moléculas de adesão		Ligantes	Localização	Função
Selectinas	P-selectina	PSGL-1, Sialyl Lewis, L-selectinas	Endotélio ativado, plaquetas	Inicia a interação leucócito-endotélio (rolamento)
	E-selectina	PSGL-1, Sialyl Lewis, ESL-1, L-selectinas	Endotélio ativado	
	L-selectina	P-selectinas, E-selectinas	Leucócitos	
Integrinas	LFA-1	ICAM e componentes da matriz extracelular	Leucócitos	Intensifica a adesão
	VLA-4	VCAM-1 e componentes da matriz extracelular		
	Mac-1	ICAM-1, ICAM2 e componentes da matriz extracelular		

ESL-1: ligante 1 de E-selectina; ICAM: molécula de adesão intercelular; LFA-1: antígeno 1 associado à função leucocitária; Mac-1: antígeno de macrófago-1; PSGL-1: ligante 1 da glicoproteína P-selectina; VLA-4: antígeno-4 muito tardio.
Fonte: elaboração das autoras.

junções aderentes que unem as células endoteliais se abrem temporariamente, permitindo a migração dos leucócitos para os tecidos.[13,14]

Após sair do vaso, os leucócitos entram no tecido extravascular e migram em direção ao local do dano por um processo chamado quimiotaxia. Os mediadores da quimiotaxia, ou seja, da migração de células de acordo com um gradiente químico, podem ser exógenos, como produtos bacterianos (p. ex., N-formil-Metionil-Leucyl-Phenylalanine [*fMLP*], muramil dipeptídeo [*MDP*]), ou endógenos, incluindo quimiocinas (p. ex., CXCL-8/IL-8, quimiotática para neutrófilos), proteínas do sistema complemento (C5a), mediadores lipídicos (p. ex., leucotrieno B4/LTB4). Os receptores de quimiocinas ativam a polimerização de actina e a migração dos leucócitos.[15,16]

A natureza do infiltrado de leucócitos varia durante o tempo e com o tipo de estímulo, mas em geral, durante a inflamação aguda, os neutrófilos são predominantes nas primeiras 6 a 24 horas e, em seguida, são substituídos pelos monócitos em 24 a 48 horas. Após a entrada no tecido, os neutrófilos têm vida curta, entram em apoptose e desaparecem em 24 a 48 horas.[17] Ao contrário, os monócitos sobrevivem no tecido, onde podem se diferenciar de macrófagos e constituir a maioria do infiltrado em casos de inflamação crônica.[18]

Ao serem recrutados para o sítio da inflamação, os leucócitos são ativados para desenvolver as próprias funções e eliminar o agente causador do dano. As respostas funcionais dependem do tipo de leucócito recrutado, e as mais comuns são a fagocitose e a digestão intracelular, mediadas por neutrófilos e macrófagos,[19] e a desgranulação do conteúdo dos grânulos citosólicos, no caso dos leucócitos polimorfonucleares[20] e dos linfócitos citotóxicos.[21] Muitas substâncias liberadas durante a ativação dos leucócitos, como radicais livres de oxigênio, NO e proteases, além de contribuir para a remoção da causa da injúria, geram dano tecidual. Por isso, a resposta inflamatória aguda é uma resposta limitada no tempo e altamente regulada.[22]

Dependendo da natureza e da magnitude do estímulo inflamatório, a reação pode atingir níveis sistêmicos (resposta de fase aguda) e gerar febre, níveis plasmáticos elevados de proteínas de fase aguda (p. ex., proteína C reativa) e leucocitose. Os mediadores inflamatórios TNF-α e IL-1β atuam no centro de regulação da temperatura corpórea no hipotálamo, induzindo febre, enquanto IL-1β e IL-6 ativam os hepatócitos a produzir elevados níveis de proteínas de fase aguda. As três citocinas afetam diretamente a hematopoiese na medula óssea, com aumento no número total de leucócitos na circulação sanguínea.[23]

A produção de mediadores inflamatórios decai na medida em que os leucócitos removem a causa do dano, dessa forma a microcirculação volta à normalidade e não se observa formação de novo exsudato. Quanto aos leucócitos presentes no local, os neutrófilos têm vida curta e morrem por apoptose dentro de poucas horas, enquanto os macrófagos, na ausência de sinais ativadores, começam a produzir citocinas e outros mediadores anti-inflamatórios, como IL-10 e resolvinas e fatores de crescimento para fibroblastos (FGF) e para vasos sanguíneos e linfáticos, como o fator de crescimento endotelial vascular (VEGF, do inglês *vascular endothelial growth factor*), que contribuem para o retorno do local à homeostasia. Os macrófagos são responsáveis pela eliminação dos neutrófilos apoptóticos e dos debris celulares.[6,24]

Ativação das células locais e dos leucócitos

As células residentes no tecido são as primeiras a detectarem os estímulos, através de receptores ubiquitários chamados receptores de reconhecimento de padrões (PRR, do inglês *pattern recognition receptors*). Os padrões moleculares podem ser de origem microbiana, como lipopolissacarídeos (LPS) ou peptidoglicanos da parede bacteriana, ácidos nucleicos não eucariotos, moléculas do próprio organismo presentes em concentração ou forma não fisiológica (como LDL, colesterol, β-amiloide, hemoglobina glicada) ou liberadas pelas células mortas (como ácido úrico e ATP).[25] Essas moléculas são reconhecidas pelos

PRR expressos na membrana plasmática (p. ex., receptor do tipo Toll/TLR-4 que se liga ao LPS; receptores de carboidratos, como receptor de manose [MR] ou Dectin-1 que se liga ao betaglucano), nas membranas intracelulares (p. ex., receptores de ácidos nucleicos, como TLR-3 e TLR-7) ou no citosol (p. ex., receptores do tipo Nod/NLR, ou do tipo RIG/RLR) das células[26] (Figura 1).

Após o reconhecimento, inicia-se uma cascata de sinalização intracelular responsável por estimular a resposta inflamatória cuja natureza será característica de cada tipo celular, tanto do parênquima tecidual quanto dos leucócitos residentes e do infiltrado. A célula epitelial ativada, por exemplo, secreta alguns mediadores inflamatórios na fase inicial da resposta;[27] já a célula endotelial responderá com mudança de expressão de moléculas de adesão,[28] enquanto o mastócito ativado desgranula[20] e o macrófago libera mediadores e realiza a fagocitose e a digestão intracelular dos microrganismos/partículas fagocitadas.[29]

Alguns receptores, como os do tipo TLR, ativam a transcrição de genes que codificam para mediadores inflamatórios e microbicidas proteicos, enquanto outros induzem aumento no Ca^{2+} citosólico e ativação de enzimas citosólicas, como as quinases e fosfolipases, que, por sua vez, ativam mudanças no citoesqueleto e, consequentemente, favorecem migração, desgranulação e fagocitose pelos leucócitos. Alguns PRR, ainda, induzem a liberação de mediadores lipídicos, ou ativam enzimas como a óxido nítrico sintase induzível (iNOS, do inglês *induced NO sintase*) e a NAPDH oxidase, que produzem NO e ROS, respectivamente.[26,30]

Como mostrado anteriormente no Quadro 1, existem diversas classes de moléculas que atuam na ativação pró-inflamatória: mediadores lipídicos originados a partir de lipídios das membranas celulares; proteínas sintetizadas e secretadas na hora ou armazenadas em grânulos citoplasmáticos, como TNF, IL-6, CXCL8/IL-8 e CCL2/MCP-1; proteínas sintetizadas como pró-peptídeos (zimogênios) que necessitam de clivagem enzimática para serem ativadas, como IL-1β, C3a, C5a; moléculas voláteis produzidas na resposta antibacteriana dos fagócitos, como o NO.[7]

Inicialmente o endotélio responde aos mediadores aumentando a expressão das selectinas P e E, e dos ligantes da selectina L, expressa na superfície dos leucócitos (Quadro 2). A P-selectina é induzida pela ativação de mastócitos e seus produtos, enquanto a E-selectina tem sua expressão induzida principalmente pelas citocinas IL-1β e TNF. Como mencionado anteriormente, esse aumento na expressão de selectinas possibilita a interação de baixa afinidade entre o endotélio e os leucócitos, fenômeno chamado de rolamento (ou *rolling*) dos leucócitos na superfície endotelial.[13]

IL-1β e TNF-α induzem a expressão no endotélio de ligantes de integrinas, como VCAM-1 (ligante de VLA-4) e ICAM-1 (ligante de LFA-1, Mac-1). Os leucócitos normalmente expressam integrinas em estado de baixa afinidade,

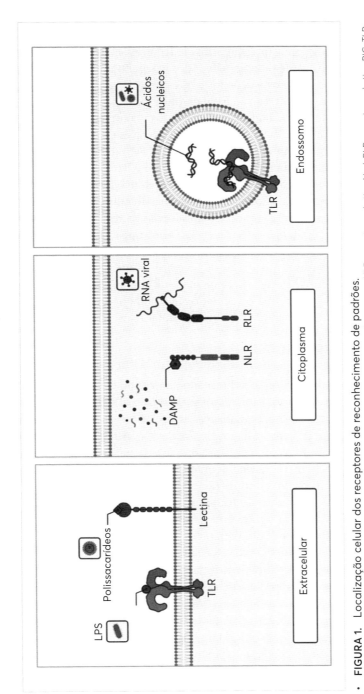

- **FIGURA 1.** Localização celular dos receptores de reconhecimento de padrões.
DAMP: padrões moleculares associados ao dano; LPS: lipopolissacarídeo da membrana bacteriana; NLR: receptores do tipo Nod; RLR: receptores do tipo RIG; TLR: receptores do tipo Toll.

Fonte: adaptação de Innate Immune System: Cellular Locations of Pattern Recognition Receptors, por BioRender.com, 2021. Disponível em: https://app.biorender.com/biorender-templates.

mas na presença de quimiocinas, como IL-8/CXCL8 e CCL2 produzidas no local injuriado, as integrinas presentes nos leucócitos se ativam, permitindo a interação de alta afinidade (adesão firme) dos leucócitos com o endotélio.[14]

As quimiocinas atuam nos leucócitos e os estimulam a migrar entre os espaços interendoteliais em direção ao local danificado, origem da produção das quimiocinas e dos outros mediadores inflamatórios.[31] Também nesse processo, os leucócitos interagem com as células endoteliais através de moléculas de adesão presentes nas junções intercelulares, como PECAM-1.[28] Esse processo de migração dos leucócitos está representado na Figura 2.

As citocinas pró-inflamatórias atuam nas células-alvo através dos próprios receptores que iniciam sinalizações intracelulares parecidas com as induzidas pelos PRR, dessa forma promovendo a amplificação da resposta inflamatória. Entre os fatores que regulam a resposta estão vários tipos de moléculas, como inibidores das citocinas (agonistas pelo mesmo receptor, ligantes da própria citocina ou ainda proteases que cortam o receptor da membrana), e citocinas anti-inflamatórias, como IL-10, que, por meio da sinalização mediada pelas moléculas JAK e STAT3, induz o regulador SOCS3, que inibe a sinalização mediada pelos receptores inatos e de citocinas inflamatórias.[23,31]

INFLAMAÇÃO CRÔNICA

Quando o estímulo lesivo não é eliminado ou não induz uma reação aguda eficaz, o processo inflamatório se torna crônico. É o caso das infecções persistentes por microrganismos de difícil erradicação, como *Mycobacterium tuberculosis* e o vírus da hepatite C, causadores da tuberculose e da hepatite, respectivamente; de "intoxicações" crônicas, como pela sílica ou asbesto (particulados não degradáveis produzidos pela manipulação de materiais de construção); de doenças autoimunes, em que as reações imunes são voltadas para os tecidos do próprio indivíduo (que são continuamente atacados, mas não eliminados); e do acúmulo de moléculas endógenas, como colesterol, ácido úrico e β-amiloide, observados na aterosclerose, gota e doença de Alzheimer, respectivamente.[32,33]

A inflamação crônica é de longa duração e caracterizada por infiltração contínua de leucócitos no tecido (monócitos/macrófagos, linfócitos), destruição do tecido, proliferação de fibroblastos e de vasos, que podem resultar em fibrose.[32]

O macrófago é a principal célula envolvida na inflamação crônica. Quando não consegue eliminar o material fagocitado, o macrófago continua a produção de mediadores inflamatórios que recrutam linfócitos ativados, que por sua vez liberam citocinas, como o IFN-γ, que potencializa a capacidade microbicida e pró-inflamatória do macrófago. Como resultado, na inflamação crônica, observa-se dano tecidual mediado por essa contínua ativação macrofágica. Por outro

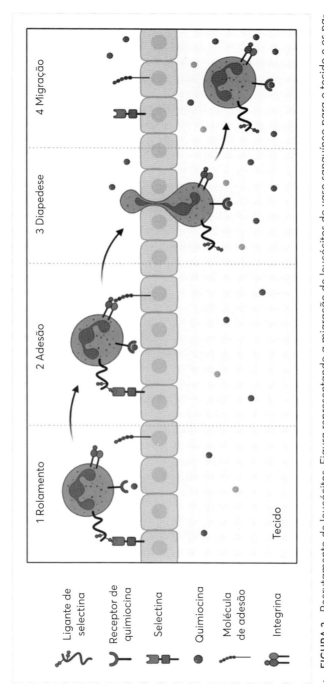

• **FIGURA 2** Recrutamento de leucócitos. Figura representando a migração de leucócitos do vaso sanguíneo para o tecido e os papéis das selectinas, integrinas e quimiocinas no rolamento, adesão, diapedese e migração dessas células.
Fonte: adaptação de Leukocyte Migration at Sites of Infection, por BioRender.com, 2021. Disponível em: https://app.biorender.com/biorender-templates.

lado, existe uma parte da população macrofágica que contribui para o dano tecidual por produzir citocinas fibrogênicas, como o TGF-β; fatores de reparo, como PDGF e FGF; e fatores angiogênicos, como o VEGF, levando a fibrose tecidual e/ou perda de função do tecido/órgão.[29,34]

Além dos macrófagos e linfócitos, outras células podem estar presentes em casos de inflamação crônica, como eosinófilos e mastócitos, observados nas reações de hipersensibilidade de tipo I (mediadas por IgE), ou neutrófilos, como nos casos de osteomielite bacteriana ou dano crônico aos pulmões induzido pelo tabagismo.[33]

Em algumas situações, como infecções persistentes por *Mycobacterium* spp, *Treponema pallidum* ou doenças não infecciosas, como a doença de Crohn, o padrão da inflamação crônica é distinto e chamado de inflamação granulomatosa. O granuloma é uma resposta do tecido a um estímulo que não pode ser erradicado e/ou precisa ser contido, como no caso de proliferação bacteriana.[35] O granuloma é composto por um agregado de macrófagos com morfologia epitelioide, rodeado por camadas de linfócitos e, eventualmente, por fibroblastos e tecido conjuntivo, cujo centro pode conter particulados não degradáveis ou bactérias, além de áreas necróticas. As células epitelioides eventualmente podem se fundir e formar as chamadas células gigantes.

CONSIDERAÇÕES FINAIS

Considerando tudo o que foi discutido neste capítulo, é importante ressaltar que a inflamação é uma resposta tecidual que envolve células locais, leucócitos e vasos, orquestrada por um conjunto de mediadores de diferentes classes bioquímicas com tempos de ação e alvos específicos, e que deve ser altamente regulada. Embora a inflamação seja um processo fisiológico, importante para a manutenção da homeostasia tecidual e absolutamente necessária para a sobrevida do organismo, ela também pode representar um evento patológico quando iniciada inapropriadamente e/ou não controlada, causando por si só o dano tecidual, como no caso das doenças inflamatórias crônicas ou autoimunes.

REFERÊNCIAS

1. Kotas ME, Medzhitov R. Homeostasis, inflammation, and disease susceptibility. Cell. 2015;160(5):816-27.
2. Medzhitov R. The spectrum of inflammatory responses. Science. 2021;374(6571):1070-5.
3. Colaço HG, Moita LF. Initiation of innate immune responses by surveillance of homeostasis perturbations. FEBS J. 2016;283(13):2448-57.
4. Meizlish ML, Franklin RA, Zhou X, Medzhitov R. Tissue homeostasis and inflammation. Annu Rev Immunol. 2021;39:557-81.

5. Medzhitov R. Inflammation 2010: new adventures of an old flame. Cell. 2010;140(6):771-6.
6. Neurath MF. Resolution of inflammation: from basic concepts to clinical application. Semin Immunopathol. 2019;41:627-31.
7. Abdulkhaleq LA, Assi MA, Abdullah R, Zamri-Saad M, Taufiq-Yap YH, Hezmee MNM. The crucial roles of inflammatory mediators in inflammation: a review. Vet World. 2018;11(5):627-35.
8. Stramer BM, Mori R, Martin P. The inflammation-fibrosis link? A Jekyll and Hyde role for blood cells during wound repair. J Invest Dermatol. 2007;127:1009-17.
9. Pober JS, Sessa WC. Inflammation and the blood microvascular system. Cold Spring Harb Perspect Biol. 2014;7(1):a016345.
10. Behringer EJ, Segal SS. Spreading the signal for vasodilatation: implications for skeletal muscle blood flow control and the effects of ageing. J Physiol. 2012;590(24):6277-84.
11. Ayres-Sander CE, Lauridsen H, Maier CL, Sava P, Pober JS, Gonzalez AL. Transendothelial migration enables subsequent transmigration of neutrophils through underlying pericytes. PLoS One. 2013;8(3):e60025.
12. Nourshargh S, Alon R. Leukocyte migration into inflamed tissues. Immunity. 2014;41:694-707.
13. Tvaroška I, Selvaraj C, Koča J. Selectins-the two Dr. Jekyll and Mr. Hyde faces of adhesion molecules-a review. Molecules. 2020;25(12):2835.
14. Mezu-Ndubuisi OJ, Maheshwari A. The role of integrins in inflammation and angiogenesis. Pediatr Res. 2021;89(7):1619-26.
15. Miyabe Y, Miyabe C, Mani V, Mempel TR, Luster AD. Atypical complement receptor C5aR2 transports C5a to initiate neutrophil adhesion and inflammation. Sci Immunol. 2019;4(35):eaav5951.
16. Hosoya T, Cordelia D, Michael BD, Miyabe C, Nagai J, Murooka TT, et al. Editorial: targeting the chemoattractant system in inflammation. Front Pharmacol. 2021;12:744290.
17. Wang J. Neutrophils in tissue injury and repair. Cell Tissue Res. 2018;371(3):531-9.
18. Shi C, Pamer EG. Monocyte recruitment during infection and inflammation. Nat Rev Immunol. 2011;11(11):762-74.
19. Soehnlein O, Lindbom L. Phagocyte partnership during the onset and resolution of inflammation. Nat Rev Immunol. 2010;10(6):427-39.
20. Theoharides TC, Alysandratos KD, Angelidou A, Delivanis DA, Sismanopoulos N, Zhang B, et al. Mast cells and inflammation. Biochim Biophys Acta. 2012;1822(1):21-33.
21. Velotti F, Barchetta I, Cimini FA, Cavallo MG. Granzyme B in inflammatory diseases: apoptosis, inflammation, extracellular matrix remodeling, epithelial-to-mesenchymal transition and fibrosis. Front Immunol. 2020;11:587581.
22. Nathan C. Nonresolving inflammation redux. Immunity. 2022;55(4):592-605.
23. Zhang JM, An J. Cytokines, inflammation, and pain. Int Anesthesiol Clin. 2007;45(2):27-37.
24. Sansbury BE, Spite M. Resolution of acute inflammation and the role of resolvins in immunity, thrombosis, and vascular biology. Circ Res. 2016;119(1):113-30.
25. Zindel J, Kubes P. DAMPs, PAMPs, and LAMPs in immunity and sterile inflammation. Annu Rev Pathol. 2020;15:493-518.
26. Li D, Wu M. Pattern recognition receptors in health and diseases. Sig Transduct Target Ther. 2021;6(1):291.
27. Liu C, Zhang X, Xiang Y, Qu X, Liu H, Liu C, et al. Role of epithelial chemokines in the pathogenesis of airway inflammation in asthma (Review). Mol Med Rep. 2018;17(5):6935-41.
28. Pober JS, Sessa WC. Evolving functions of endothelial cells in inflammation. Nat Rev Immunol. 2007;7(10):803-15.
29. Watanabe S, Alexander M, Misharin AV, Budinger GRS. The role of macrophages in the resolution of inflammation. J Clin Invest. 2019;129(7):2619-28.
30. Takeuchi O, Akira S. Pattern recognition receptors and inflammation. Cell. 2010;140(6):805-20.

31. Turner MD, Nedjai B, Hurst T, Pennington DJ. Cytokines and chemokines: at the crossroads of cell signalling and inflammatory disease. Biochim Biophys Acta. 2014;1843(11):2563-82.
32. Kiss AL. Inflammation in focus: the beginning and the end. Pathol Oncol Res. 2022;27:1610136.
33. Sugimoto MA, Sousa LP, Pinho V, Perretti M, Teixeira MM. Resolution of inflammation: what controls its onset? Front Immunol. 2016;7:160.
34. Parisi L, Gini E, Baci D, Tremolati M, Fanuli M, Bassani B, et al. Macrophage polarization in chronic inflammatory diseases: killers or builders? J Immunol Res. 2018;2018:8917804.
35. Shah KK, Pritt BS, Alexander MP. Histopathologic review of granulomatous inflammation. J Clin Tuberc Other Mycobact Dis. 2017;7:1-12.

4
Regulação da resposta imune

Anna Julia Pietrobon
Maria Notomi Sato

INTRODUÇÃO

O sistema imunológico é composto por uma rede complexa de células que pertencem à imunidade inata e adaptativa para proteger contra infecções por patógenos ou contra a invasão de células tumorais. As células imunológicas exercem sua função efetora, que necessita de uma sutil e cautelosa regulação para evitar danos ao hospedeiro. A regulação da resposta imunológica é exercida por células com potencial regulador, aliadas a fatores de regulação, que atuam no local da invasão do patógeno, ou de caráter sistêmico, conduzindo à tolerância. Até os mecanismos de regulação precisam ser regulados, para não gerar excessiva regulação, e a intenção é atingir a homeostase imunológica, ou seja, o equilíbrio entre os mecanismos efetores e reguladores.

A capacidade de aprendizagem (ou *learnability*) dos linfócitos de reconhecer a si mesmos é denominada tolerância central e periférica, um fenômeno pertinente aos linfócitos T e B. A tolerância central é um processo em que o sistema imunológico aprende a distinguir o próprio e o não próprio. Esse processo ocorre nos órgãos linfáticos primários, como o timo e a medula óssea, onde as células T e B se diferenciam, respectivamente, antes de serem exportadas para a periferia. A tolerância periférica ocorre nos órgãos linfoides secundários, onde as células T maduras, após o reconhecimento de antígenos próprios, tornam-se incapazes de responder a esses antígenos por mecanismos como deleção clonal, anergia clonal, regulação e ignorância clonal.

Há uma miríade de células que atuam como reguladoras, algumas de caráter temporário, outras de natureza intrínseca, seja por interação com moléculas de superfície das células, seja por fatores reguladores, como as citocinas e os anticorpos idiotípicos. Em conjunto, a regulação da resposta imune se faz necessária para evitar a hiper-reatividade imunológica/autoimunidade e almejar a homeostase imunológica. Esses elementos reguladores serão os protagonistas deste capítulo.

CÉLULAS T REGULADORAS FOXP3+

As células T reguladoras (Treg) são classicamente reconhecidas por sua ampla atuação na regulação da resposta imunológica, irrestritamente, em células da resposta imune inata ou adaptativa. São sentinelas em diversos órgãos e ganham, além da regulação, a função de atuar ativamente em reparo tecidual, cicatrização e regeneração, processos essenciais para alcançar a homeostase imunológica.

O conceito de células T supressoras já era proposto desde as décadas de 1970 e 1980.[1] Na década de 1990, os marcadores já distinguiam a população de células T $CD4^+CD25^+$, supressoras de outras células T, caracterizando sua ampla ação na tolerância e na supressão de doenças autoimunes.[2,3] A identificação do gene *FOXP3* favoreceu o estudo da função das Treg.[4] A mutação no gene *FOXP3* em humanos foi descrita como causa da síndrome IPEX, um distúrbio linfoproliferativo autoimune ligado ao X com desregulação imunológica, poliendocrinopatia e enteropatia.[5]

As Treg são compostas por duas subpopulações principais, as naturais, derivadas do timo (nTreg) e as induzidas (iTreg), que representam uma população de Treg diferenciadas de células T $CD4^+$. Na periferia, na condição *in vivo*, a afinidade específica de receptores de células T (TCR) e sinais derivados de TCR, moléculas coestimuladoras e citocinas promovem o desenvolvimento adequado de células iTreg.

Os principais mecanismos que as Treg exercem na supressão da resposta imunológica são: 1) modulação da função e maturação das células dendríticas, via CTLA-4[6] e LAG-3,[7] modulando negativamente a expressão de moléculas CD80 e CD86; 2) indução da enzima indoleamina 2,3-dioxigenase (IDO), que cataboliza o triptofano, derivando produtos que são tóxicos às células T;[8] 3) secreção de citocinas inibidoras como TGF-β, IL-10 e IL-35;[9-11] 4) indução da apoptose celular por granzimas;[12] 5) privação de IL-2, em decorrência da expressão de IL-2 e pela degradação de ATP extracelular por ectoenzimas CD39 e CD73, que degradam adenosina trifosfato em ADP e AMP, levando à produção de adenosina, que possui ação supressora.[13]

Terapias clínicas com as Treg têm sido amplamente estudadas e aplicadas, tendo como fator crítico na terapia a adequada purificação das Treg e a estabilidade para evitar a perda da função. Com base na baixa expressão de CD127, a cadeia alfa do receptor de IL-7, podem-se isolar Treg altamente supressoras, já que o FOXP3 não pode ser utilizado no processo de purificação, por ser um fator intracelular. A expressão de CD45RA pode classificar as Treg em subpopulações: as rTreg em estado de repouso (CD45RA$^+$FOXP3^{lo}); as aTreg ativadas (CD45RA$^-$FOXP3^{hi}); e as secretoras de citocinas, não supressoras (CD45RA$^-$FOXP3^{lo}).[14] Um marcador de estabilidade de supressão das Treg é o fator de transcrição Helios, que está fortemente expresso nas Treg induzidas na periferia (iTreg),[15] mas populações Helios$^+$ e Helios$^-$ podem coexistir nas nTreg.[16] A estabilidade da expressão do FOXP3 em Treg depende da desmetilação do DNA na TSDR (região desmetilada específica da Treg), uma região conservada, rica em CpG dentro do locus FOXP3. Essa região é um marcador que está desmetilado em nTreg e mais metilado nas iTreg.[17]

A presença das Treg também é essencial em órgãos não linfoides, como pulmões, músculo esquelético, placenta, tecido adiposo visceral e pele, entre outros tecidos. As Treg não somente exercem a supressão da resposta inflamatória, mas também oferecem outras benesses para a homeostase dos órgãos.[18] No tecido adiposo branco visceral, as Treg estão envolvidas na homeostase metabólica;[19] no pulmão, as Treg são reparadoras e respondem a IL-18 e IL-33 para produzir a anfiregulina, proteína responsável pela cicatrização de feridas, de maneira independente de TCR;[20] no músculo, as Treg respondem à IL-33 e produzem anfiregulina para iniciar o reparo tecidual em modelos experimentais. As Treg nos folículos pilosos presentes na camada dérmica da pele protegem o crescimento do pelo na fase anágena e oferecem proteção às células-tronco presentes no folículo piloso.[21] As Treg na pele estabelecem a tolerância não só para os antígenos próprios, mas também para as bactérias comensais.[22] O intestino é um importante sítio das Treg, tendo como uma das principais funções a manutenção da homeostase imunológica entre microbiota, antígenos próprios e antígenos alimentares. Além disso, outras células TCD4$^+$ não Treg, como as Tr1 secretoras de IL-10,[23] são importantes para manter a tolerância às bactérias comensais no intestino.

Um subtipo de Treg, a célula imunorreguladora 1 (célula IR1), é identificada pela expressão da proteína inibidora de *checkpoint* imunológico, TIRC7 (resposta imune de células T cDNA7). A sinalização via TIRC7 induz anergia antígeno-específica e inibe a ativação de células T, exercendo um papel protetor na reação enxerto *versus* hospedeiro, rejeição de transplantes e doenças autoimunes.[24] As IR1 expressam FOXP3 e outras moléculas, como CD39, LAP, HLA-DR, CTLA4, CD127^{low}, e constituem 10% das Treg.[25] São capazes de inibir a proliferação de reação mista de linfócitos e expressam altos níveis de IL-10.

Além das células Treg, há uma população de células reguladoras T CD8$^+$FOXP3$^+$ que expressam o receptor de células *killer* do tipo imunoglobulina (KIR), KIRDL1 e KIRDL3. Essas células constituem o equivalente fenotípico e funcional das células T Ly49⁺CD8⁺ nos camundongos. Representam de 0 a 3% das células T CD8⁺ do sangue em indivíduos saudáveis, contudo aumentam nas condições de inflamação em pacientes autoimunes e em casos graves de Covid-19 com evidência de vasculite.[26] As células reguladoras TCD8⁺KIR⁺ regulam a inflamação crônica por eliminar as células T CD4⁺ ativadas autorreativas ou patogênicas e as células T foliculares (TFH), complementando a função reguladora das Treg.[27]

REGULAÇÃO DAS CÉLULAS B NO CENTRO GERMINATIVO

As células B são caracterizadas como subtipos B1 e B2, sendo B2 as majoritárias. Há também as células B foliculares e as células B da zona marginal (ZM). Ambas derivam de células imaturas precursoras da medula óssea, denominadas células B de transição (T), na dependência da fase de maturação. Nos órgãos linfoides secundários, o folículo das células B no centro germinativo (CG) é um local onde ocorre a geração de plasmócitos secretores de anticorpos de alta afinidade e células B de memória de longa duração, vitais na proteção às reinfecções. No CG, as células B sofrem mutação somática dos genes que codificam os receptores de células B (BCR) e, assim, geram clones de células B que interagem com alta afinidade ao antígeno. Esse processo de hipermutação somática precisa de vigilância, para garantir que ocorra a produção de anticorpos de alta afinidade, mas que também evite a geração de clones autorreativos que possam causar autoimunidade. Essa imunovigilância é mediada pelas células T FOXP3⁺ foliculares reguladoras (Tfr), essenciais nas respostas geradas no CG.

Para a diferenciação das Tfr, é necessária a apresentação antigênica pelas células dendríticas (DC)[28] e dos sinais coestimuladores CD28 e do coestimulador induzível de células T (ICOS).[29] O principal regulador para o desenvolvimento e a diferenciação das Tfr é o fator de transcrição Bcl6. Diferentemente das Treg clássicas, que possuem alta expressão de CD25, receptor de IL-2, as Tfr modulam negativamente a molécula de CD25, pois a sinalização de IL-2 conduz à fosforilação de Stat5 e a um aumento a jusante da Blimp1, que antagoniza o fator Bcl6.[30]

Os mecanismos de regulação das células B pelas Treg e Tfr são mediados por interações com CTLA-4,[31] IL-10[32] e outros fatores como o neuropeptídeo neuritina.[33] Há um consenso de que as células Tfr controlam a autorreatividade das células B, contudo ainda não está determinado se podem regular as respostas de CG antígeno-específicas,[34] ou seja, como seriam capazes de poupar as células antígeno-específicas? Tais conhecimentos contribuirão para aprimorar as respostas vacinais.

CÉLULAS REGULADORAS QUE NÃO EXPRESSAM FOXP3

Células T CD4⁺ podem exibir outras populações reguladoras, como as células Tr1 e Th3, que exercem funções supressoras, mas não expressam FOXP3. As células T reguladoras tipo 1 (Tr1) constituem uma população T CD4⁺FOXP3⁻ que expressa altos níveis de IL-10. Essas células controlam as respostas das células T em infecções e nas autoimunidades. Outro subtipo regulador são as células Th3, que são induzidas pela tolerância oral a antígenos, capazes de produzir elevadas concentrações de TGF-β e moderadas de IL-10.[35]

Outras células não linfoides podem exercer função reguladora, como as DC, denominadas DCreg secretoras de IL-10, capazes de suprimir respostas Th2, sendo promissoras para o tratamento de inflamação alérgica.[36] Macrófagos também podem exercer atividade reguladora. A ativação de macrófagos em combinação com ligante de receptor *Toll-like* e complexo imune resulta em macrófagos que produzem elevados níveis de IL-10,[37] ou na condição *in vivo* por macrófagos isolados da decídua humana.[38]

As células T γδ representam uma pequena (3-5%) população de células T no sangue periférico humano e são definidas por duas populações, Vδ1 e Vδ2, de acordo com o TCR. As células T Vδ2 ativadas possuem alta plasticidade funcional, exercem atividade pró e anti-inflamatória e podem adotar um fenótipo regulador semelhante às Treg.[39] Em células T Vδ1 e Vδ2, o fator FOXP3 pode ser induzido na presença de TGF-β e IL-2/IL-15. As células T γδ reguladoras são descritas por desempenhar papel imunossupressor em condições como câncer, gestação, alergia e inflamação.[40]

As células *natural killer* (NK) possuem função reguladora já descrita em diversos modelos de autoimunidade, câncer, transplante e infecções virais. A ativação *in vitro* de células T CD4⁺ e CD8⁺ humanas, por diversos estímulos, promove aumento da expressão de ligantes NKG2D, tornando-as suscetíveis à eliminação por células NK ativadas por IL-2, de maneira dependente de NKG2D e perforina.[41] O efeito regulador das células NK na atividade das células T se faz pela eliminação das células T, pela supressão via IL-10 ou por via indireta, por modular as DC. Possui também a capacidade de controlar a resposta humoral, por eliminar as células TFH, controlando assim a magnitude da atividade das células B.[42] A ação supressora pode ocorrer em cascata por outra população e atingir as células NK. A infecção pelo vírus da hepatite B é capaz de induzir monócitos supressores, que por sua vez ativam as células NK reguladoras secretoras de IL-10, via PD-L1 e HLA-E, capazes de inibir as células T.[43]

CÉLULAS B REGULADORAS

As células B reguladoras (Breg) são capazes de exercer atividade imunorreguladora em células T autorreativas e em células pró-inflamatórias. Constituem 0,5% das células B no sangue periférico de adultos saudáveis. Determinados estímulos podem ativá-las e conduzi-las a vários fenótipos. O precursor das Breg origina-se de subpopulações de células B convencionais, assim como de células BT2, células B ZM, células B1b e possivelmente das células B foliculares.

As Breg suprimem as respostas inflamatórias, facilitam a recuperação da inflamação e exercem um papel importante em doenças autoimunes e infecciosas. Estão envolvidas na tolerância ao transplante e na gestação, favorecendo um ambiente uterino imunoprivilegiado, favorável ao início da vida neonatal. As Breg são atuantes na imunidade neonatal, e no cordão umbilical há aumento do número de células Breg $CD24^{hi}CD38^{hi}$, com alta produção de IL-10, capazes de diminuir IFN-γ e IL-4 de células T,[44] o que sugere bom prognóstico para sepse neonatal tardia. A hipótese é de que o microambiente com citocinas pró-inflamatórias induz as Breg, sugerindo que essas células surgem em resposta à inflamação, quando a imunossupressão é necessária. Além da imunovigilância supressora, as Breg mantêm a capacidade de se diferenciar em células plasmáticas.[45]

Os marcadores das Breg em humanos ainda permanecem em discussão, contudo o mecanismo de supressão, amplamente conhecido nas condições saudáveis e patológicas, é pela produção de IL-10. As Breg podem exercer mecanismos imunossupressores adicionais via FasL atuando como células B assassinas,[46] produção de granzima B induzida por ação da IL-21 levando à apoptose de células T e indução da produção da enzima IDO.[47] As células B estão envolvidas na geração *in vitro* de Treg pela via TGF-β/IDO.[48] Outras citocinas anti-inflamatórias, como IL-35, e marcadores de superfície, como CD1d-*like* e PD-L1, também estão envolvidos na supressão mediada pelas Breg.[49] A interação PD-L1 das Breg com PD1 de células T CD4⁺ diminui a produção de citocinas pró-inflamatórias e a função citotóxica de células TCD8⁺ e NK. A interação dessa via PD-1 de TFH promove a inibição da resposta humoral.

A compreensão das Breg nas doenças, apesar da heterogeneidade das moléculas de superfície e vias de ativação, é uma das estratégias para o controle da resposta inflamatória/autoimune.

RECEPTORES INIBITÓRIOS

Receptores inibitórios presentes na superfície celular podem atuar diretamente na inibição de respostas imunes e na manutenção da homeostase. Tais moléculas, chamadas de *checkpoints* imunológicos, agem principalmente bloqueando as vias de sinalização de receptores de ativação.

Um dos principais mecanismos de ação desses *checkpoints* se dá pela ativação de um motivo de inibição do receptor baseado em imunorreceptores de tirosina (ITIM), presente nas suas caudas citoplasmáticas. A ativação de receptores inibitórios promove o recrutamento e a ativação de fosfatases contendo domínio SH2, como SHP-1 e SHP-2, que interferem na ativação de receptores de células B (BCR), células T (TCR) e em células NK. O papel dos receptores inibitórios tem sido amplamente explorado no contexto de doenças autoimunes, câncer e infecções virais crônicas.[50,51]

As moléculas CTLA-4 e PD-1 são exemplos clássicos de receptores inibitórios por regularem principalmente a resposta de células T. A ausência desses receptores ou defeitos nas suas vias de sinalização está associada ao desenvolvimento de autoimunidade. Embora ambos os receptores pertençam à família de receptores CD28, seus mecanismos de supressão são distintos. Enquanto CTLA-4 compete com CD28 pela ligação com CD80 e CD86 bloqueando o "segundo sinal" fornecido pelas células apresentadoras de antígeno (APC) durante a ativação de células T,[52] a PD-1 é ativada pela ligação às moléculas PD-L1 e PD-L2, levando à inibição da sinalização de TCR e BCR via recrutamento da fosfatases SHP-2.[53] A CTLA-4 pode ainda promover endocitose de CD80 e CD86, limitando sua disponibilidade,[54] além de estar presente e funcionar como mecanismo regulador das Treg.

Diferentemente de CTLA-4 e PD-1, o receptor inibitório imunoglobulina-3 de células T (Tim-3) presente em células T, Treg, NK e células da linhagem monocítica, não possui motivos ITIM, mas sim resíduos de tirosina em uma cauda intracelular.[55] A interação com seus ligantes presentes na membrana das células-alvo (Ceacam-1 e PtdSer) ou solúveis (galectina-9 e HMGB1) leva à fosforilação dos resíduos de tirosina e liberação da proteína adaptadora Bat3, a qual recruta quinases e regula negativamente a sinalização do TCR.[56] Em células NK, Tim-3 está associado a exaustão celular e baixa secreção de IFN-γ.[57] Entretanto, o bloqueio de Tim-3 restaura a função das células NK.

Ainda em células NK, receptores inibitórios previnem a sinalização de receptores de ativação, como NKG2D, após sua interação com as moléculas MICA/B e ULBP.[58] O reconhecimento de moléculas de MHC de classe I pelos receptores inibitórios KIR e NKG2A previne a geração de células NK autorreativas. Entretanto, em células tumorais e/ou infectadas por patógenos virais, nas quais a expressão de MHC-I é reduzida, a manutenção da sinalização de receptores de ativação induz a eliminação das células-alvo.[59]

Receptores inibitórios, como o Lag-3, podem ainda regular a proliferação de células imunes. A deficiência ou bloqueio desse receptor potencializa a proliferação e a produção de citocinas em células T CD4⁺ e CD8⁺.[60] Adicionalmente, a perda da expressão de Lag-3 em Treg afeta sua capacidade supressora.[61]

Além do bloqueio de sinais de ativação, alguns receptores podem induzir a apoptose de células autorreativas. O receptor Fas (CD95) e seu respectivo ligante, FasL, classificados como receptores de morte celular, são expressos em linfócitos constantemente ativados. A interação Fas-FasL, tanto na mesma célula quanto em células diferentes, leva à ativação de caspase-8 e caspase-3 e à consequente morte celular.[62] A perda funcional de Fas leva ao desenvolvimento de doença autoimune sistêmica, provocada pelo acúmulo de células T e B autorreativas.[63]

Diante do papel crucial desses *checkpoints* imunológicos na regulação e supressão de respostas imunes efetoras e manutenção da tolerância, o uso direcionado de inibidores ou ativadores dessas moléculas tem sido explorado para o tratamento de câncer e doenças autoimunes.

ANERGIA

Um importante mecanismo de tolerância inclui o bloqueio de vias de ativação celular durante o reconhecimento antigênico. O reconhecimento de antígenos por linfócitos na ausência de um sinal de ativação, entretanto, resulta na indução de anergia: um estado de hiporresponsividade no qual as células capazes de reconhecer um antígeno próprio não são eliminadas, mas deixam de ser responsivas ao antígeno. Os mecanismos envolvidos na indução de anergia ainda não são completamente esclarecidos.

Em linfócitos T, sabe-se que a ausência da ativação de CD28 via CD80/CD86 torna essas células anérgicas. Sem a sinalização de CD28 há menor ativação dos fatores de transcrição NFAT, NFκB e AP-1, que contribuem para a síntese de IL-2 e, consequentemente, para a proliferação celular.[64] Além disso, o reconhecimento de autoantígenos pode levar à degradação proteolítica de moléculas associadas ao TCR pela ativação de ubiquitinas ligases, dentre elas Cbl-b, e ao consequente bloqueio da cascata do TCR.[65] Especificamente no caso das células T CD8⁺, a anergia também pode ser induzida pela ausência de coestímulo durante o reconhecimento de moléculas de MHC-I.

Em linfócitos B, a indução de anergia é dependente da avidez de ligação do antígeno ao BCR e da interação com células T auxiliares. Células B anérgicas são caracterizadas pela menor expressão de IgM na membrana plasmática e por bloqueio parcial de sua via de sinalização. Como consequência, a meia-vida das células B autorreativas na periferia é significativamente reduzida, sofrendo apoptose após 2 a 3 dias.[66] Defeitos na indução de anergia de células B autorreativas estão associados ao desenvolvimento de doenças autoimunes. No lúpus eritematoso sistêmico, por exemplo, a diferenciação de células B anérgicas em plasmócitos pela falta de supressão contribui para a geração de autoanticorpos.

SINALIZAÇÃO PURINÉRGICA E INDUÇÃO DE ADENOSINA

Adenosina trifosfato (ATP) é um nucleotídeo constantemente produzido através da respiração celular e da glicólise e que pode ser liberado no espaço extracelular em condições de ativação ou morte celular.[67] O ATP extracelular (eATP) atua como um sinal de "perigo", promovendo respostas inflamatórias como a ativação do inflamassoma NLRP3 (receptor do tipo NOD3).[68] Entretanto, o eATP também pode ser hidrolisado em ADP, AMP e adenosina (ADO) pela ação de enzimas chamadas ectonucleotidases.[69] Dentre essas enzimas, as mais estudadas são a CD39, que degrada ATP e ADP em AMP, e a CD73, que converte AMP em ADO.[70]

A CD39 é expressa em células imunes, especialmente linfócitos B e monócitos, seguidos de células T CD4$^+$, células NK e células T CD8$^+$, bem como em células Treg, como mencionado anteriormente.[71-73] Sua expressão pode ser induzida por citocinas inflamatórias, estresse oxidativo e hipóxia.[74,75] Por sua vez, a CD73 é expressa principalmente em linfócitos B e T.[76] Em camundongos, além de CD39, células Treg ainda expressam CD73.[13]

Interessantemente, linfócitos B que expressam CD39 e CD73 regulam a resposta e a proliferação de linfócitos T pela produção de adenosina,[77] evidenciando que a presença de ectonucleotidases é, portanto, associada à função supressora mediada por linfócitos. De fato, a ausência de CD39 e CD73 contribui para a resposta inflamatória em modelo experimental de colite[78,79] e polimorfismos no gene de CD39 estão associados à maior suscetibilidade ao desenvolvimento de doença inflamatória intestinal em humanos. Portanto, a expressão de CD39 e CD73 pode ser considerada um importante fator de modulação da resposta imune.

Diferentemente do ATP, a ADO promove respostas anti-inflamatórias via indução de cAMP intracelular, potencial modulador da sinalização via NF-κB.[80] De fato, a ativação da sinalização de ADO atenua a resposta inflamatória em modelo experimental de colite e na doença inflamatória intestinal,[81,82] além de diminuir a resposta inflamatória na artrite reumatoide.[83] Adicionalmente, a ADO regula a produção de IL-12 por macrófagos,[84] assim como a produção de TNF-α e quimiocinas em neutrófilos humanos.[85]

ANTICORPOS ANTI-IDIOTÍPICOS

A hipótese de rede idiotípica, descrita em 1974 por Niels Jerne, propõe a interatividade entre anticorpos e células através de interações idiotipo (ID) e anti-idiotipo, ou seja, o sistema imunológico é uma rede interativa de linfócitos e moléculas que possuem regiões variáveis.[86]

Uma molécula de anticorpo (Ab1) possui domínios únicos na região variável no sítio de ligação aos antígenos denominados idiotipo, portanto são imunogênicos e capazes de serem reconhecidos por anticorpos anti-idiotípicos (Ab2). Os idiotipos presentes no TCR são reconhecidos e atuam nas interações entre os clones e nos processos reguladores. Assim, tanto os anticorpos anti-ID como as células T com receptores anti-ID podem ativar ou suprimir a expansão de clones com os idiotipos correspondentes.

O conceito de rede de idiotipos considera que eles são antígenos próprios que são reconhecidos e podem ser imunogênicos. O idiotipo de uma determinada molécula de anticorpo pode mimetizar o antígeno, assim o conceito de idiotipo como "imagem interna do antígeno" indica que os ID representam ligações entre os antígenos não próprios e o sistema imunológico. Assim os anti-ID atuam como antígenos, induzindo a resposta imune ao antígeno original. A rede idiotípica possui um papel importante no desenvolvimento de doenças autoimunes, em que a deficiente regulação idiotípica dos autoanticorpos é considerada um fator que favorece a autoimunidade. Os anticorpos anti-ID atuam como vacinas na modulação da resposta do hospedeiro a autoanticorpos patogênicos nas doenças autoimunes.

As vacinas com Ab2 têm mostrado vantagens, considerando que são a imagem interna do antígeno. Esse princípio é utilizado nas terapias com anticorpos anti-ID para mimetizar o antígeno e, dessa forma, impulsionar o organismo a gerar imunidade ao antígeno, estratégia utilizada na área oncológica em forma de vacinas.[87,88] Os anticorpos anti-ID podem ser utilizados como imunoterapia preventiva, considerando que induzem a produção de citocinas, induzem células Treg, diminuem a intolerância aos enxertos e podem atenuar doenças alérgicas e inflamatórias intestinais.[89]

IMUNOTOLERÂNCIA COMO UMA ESTRATÉGIA DE IMUNOTERAPIA

A compreensão dos fatores moleculares e celulares envolvidos nos processos de imunorregulação abriu portas para o estudo e o desenvolvimento de intervenções terapêuticas para diversas doenças. Tais terapias podem ser utilizadas tanto para promover a tolerância imunológica, como no combate a doenças autoimunes, quanto para a reversão da tolerância, como no tratamento de alguns tumores.

Protagonistas na imunossupressão, células Treg de pacientes com esclerose múltipla possuem menor capacidade supressora.[90,91] Portanto, têm sido exploradas como uma estratégia terapêutica para a doença. Evidências indicam que a administração do inibidor de mTOR, rapamicina, favorece o desenvolvimento de células Treg FOXP3+ e células Breg em modelo experimental de esclerose múltipla.[92] Adicionalmente, o uso de células Tr1 a partir de células CD4 cultivadas com DC estimuladas com IL-10 também tem sido explorado como tratamento de esclerose múltipla. Além das Treg, o bloqueio da sinalização via CD28 em células T tem mostrado alta eficiência no tratamento de doenças autoimunes como psoríase e artrite reumatoide, sem comprometer a imunidade dos pacientes.[93]

Por outro lado, mecanismos de imunomodulação podem ser utilizados como alvos a fim de promover respostas imunes. Nesse sentido, a utilização de anticorpos monoclonais que bloqueiam CTLA-4 (cuja expressão está aumentada em alguns tumores sólidos) favorece o desenvolvimento de respostas antitumorais em pacientes com melanoma.[94] De modo semelhante, o bloqueio de PD-1 ou PD-L1 induz a morte de células tumorais, controlando a progressão tumoral.[95] Ainda no contexto tumoral, o metabolismo de nucleotídeos também é alvo de terapias antitumorais que visam à reversão da imunossupressão. O bloqueio farmacológico de CD39, expressa nas próprias células tumorais e/ou linfócitos infiltrantes de tumor, limita a angiogênese e o crescimento tumoral.[96]

Apesar dos avanços promissores na descoberta de novos alvos para promover ou mesmo bloquear mecanismos de imunossupressão, muitas dessas terapias ainda precisam ser mais bem refinadas, a fim de reduzir efeitos adversos.

CONSIDERAÇÕES FINAIS

Mecanismos de tolerância imunológica são finamente regulados para a manutenção da homeostase, e componentes das imunidades inata e adaptativa desempenham um papel crucial a fim de prevenir o surgimento de doenças. Tais mecanismos orquestram a não responsividade ao próprio ao mesmo tempo que permitem o desenvolvimento de respostas efetoras a patógenos.

Como abordado neste capítulo, componentes celulares e solúveis (citocinas) atuam complementarmente promovendo a tolerância ao próprio e na prevenção de respostas exacerbadas. Nos últimos anos, terapias direcionadas a tais componentes cruciais da tolerância imunológica ampliaram o tratamento de doenças autoimunes e tumores. Apesar dos avanços promissores, é evidente a necessidade de estudos para a melhor compreensão de diversos aspectos do fenômeno de tolerância e que possibilitem a geração de terapias mais precisas.

REFERÊNCIAS

1. Gershon RK, Kondo K. Infectious immunological tolerance. Immunology. 1971;21(6):903-14.
2. Sakaguchi S, Katamine S, Shigematsu K, Nakatani A, Moriuchi R, Nishida N, et al. Accumulation of proteinase K-resistant prion protein (PrP) is restricted by the expression level of normal PrP in mice inoculated with a mouse-adapted strain of the Creutzfeldt-Jakob disease agent. J Virol. 1995;69(12):7586-92.
3. Sakaguchi S, Wing K, Miyara M. Regulatory T cells: a brief history and perspective. Eur J Immunol. 2007;37(Suppl 1):S116-23.
4. Hori S, Nomura T, Sakaguchi S. Control of regulatory T cell development by the transcription factor Foxp3. Science. 2003;299(5609):1057-61.
5. Bacchetta R, Passerini L, Gambineri E, Dai M, Allan SE, Perroni L, et al. Defective regulatory and effector T cell functions in patients with FOXP3 mutations. J Clin Invest. 2006;116(6):1713-22.
6. Wing K, Onishi Y, Prieto-Martin P, Yamaguchi T, Miyara M, Fehervari Z, et al. CTLA-4 control over Foxp3+ regulatory T cell function. Science. 2008;322(5899):271-5.
7. Liang B, Workman C, Lee J, Chew C, Dale BM, Colonna L, et al. Regulatory T cells inhibit dendritic cells by lymphocyte activation gene-3 engagement of MHC class II. J Immunol. 2008;180(9):5916-26.
8. Baban B, Chandler PR, Sharma MD, Pihkala J, Koni PA, Munn DH, et al. IDO activates regulatory T cells and blocks their conversion into Th17-like T cells. J Immunol. 2009;183(4):2475-83.
9. Asseman C, Mauze S, Leach MW, Coffman RL, Powrie F. An essential role for interleukin 10 in the function of regulatory T cells that inhibit intestinal inflammation. J Exp Med. 1999;190(7):995-1004.
10. Powrie F, Carlino J, Leach MW, Mauze S, Coffman RL. A critical role for transforming growth factor--beta but not interleukin 4 in the suppression of T helper type 1-mediated colitis by CD45RB(low) CD4+ T cells. J Exp Med. 1996;183(6):2669-74.
11. Collison LW, Workman CJ, Kuo TT, Boyd K, Wang Y, Vignali KM, et al. The inhibitory cytokine IL-35 contributes to regulatory T-cell function. Nature. 2007;450(7169):566-9.
12. Grossman WJ, Verbsky JW, Barchet W, Colonna M, Atkinson JP, Ley TJ. Human T regulatory cells can use the perforin pathway to cause autologous target cell death. Immunity. 2004;21(4):589-601.
13. Deaglio S, Dwyer KM, Gao W, Friedman D, Usheva A, Erat A, et al. Adenosine generation catalyzed by CD39 and CD73 expressed on regulatory T cells mediates immune suppression. J Exp Med. 2007;204(6):1257-65.
14. Arroyo Hornero R, Betts GJ, Sawitzki B, Vogt K, Harden PN, Wood KJ. CD45RA distinguishes CD4+CD25+CD127-/low TSDR demethylated regulatory T cell subpopulations with differential stability and susceptibility to tacrolimus-mediated inhibition of suppression. Transplantation. 2017;101(2):302-9.
15. Gottschalk RA, Corse E, Allison JP. Expression of Helios in peripherally induced Foxp3+ regulatory T cells. J Immunol. 2012;188(3):976-80.
16. Himmel ME, MacDonald KG, Garcia RV, Steiner TS, Levings MK. Helios+ and Helios- cells coexist within the natural FOXP3+ T regulatory cell subset in humans. J Immunol. 2013;190(5):2001-8.
17. Toker A, Engelbert D, Garg G, Polansky JK, Floess S, Miyao T, et al. Active demethylation of the Foxp3 locus leads to the generation of stable regulatory T cells within the thymus. J Immunol. 2013;190(7):3180-8.
18. Sharma A, Rudra D. Emerging functions of regulatory T cells in tissue homeostasis. Front Immunol. 2018;9:883.
19. Feuerer M, Hill JA, Mathis D, Benoist C. Foxp3+ regulatory T cells: differentiation, specification, subphenotypes. Nat Immunol. 2009;10(7):689-95.
20. Arpaia N, Green JA, Moltedo B, Arvey A, Hemmers S, Yuan S, et al. A distinct function of regulatory T cells in tissue protection. Cell. 2015;162(5):1078-89.

21. Fujisaki J, Wu J, Carlson AL, Silberstein L, Putheti P, Larocca R, et al. In vivo imaging of Treg cells providing immune privilege to the haematopoietic stem-cell niche. Nature. 2011;474(7350):216-9.
22. Scharschmidt TC, Vasquez KS, Truong HA, Gearty SV, Pauli ML, Nosbaum A, et al. A wave of regulatory T cells into neonatal skin mediates tolerance to commensal microbes. Immunity. 2015;43(5):1011-21.
23. Groux H, O'Garra A, Bigler M, Rouleau M, Antonenko S, de Vries JE, et al. A CD4+ T-cell subset inhibits antigen-specific T-cell responses and prevents colitis. Nature. 1997;389(6652):737-42.
24. Utku N, Heinemann T, Winter M, Bulwin CG, Schlawinsky M, Fraser P, et al. Antibody targeting of TIRC7 results in significant therapeutic effects on collagen-induced arthritis in mice. Clin Exp Immunol. 2006;144(1):142-51.
25. Krause N, Mengwasser J, Phithak E, Beato F, Appis M, Milford EL, et al. Immune regulatory 1 cells: a novel and potent subset of human T regulatory cells. Front Immunol. 2021;12:790775.
26. Li J, Zaslavsky M, Su Y, Guo J, Sikora MJ, van Unen V, et al. KIR. Science. 2022;376(6590):eabi9591.
27. Levescot A, Cerf-Bensussan N. Regulatory CD8. Science. 2022;376(6590):243-4.
28. Aloulou M, Carr EJ, Gador M, Bignon A, Liblau RS, Fazilleau N, et al. Follicular regulatory T cells can be specific for the immunizing antigen and derive from naive T cells. Nat Commun. 2016;7:10579.
29. Stone EL, Pepper M, Katayama CD, Kerdiles YM, Lai CY, Emslie E, et al. ICOS coreceptor signaling inactivates the transcription factor FOXO1 to promote Tfh cell differentiation. Immunity. 2015;42(2):239-51.
30. Nurieva RI, Chung Y, Martinez GJ, Yang XO, Tanaka S, Matskevitch TD, et al. Bcl6 mediates the development of T follicular helper cells. Science. 2009;325(5943):1001-5.
31. Walker LS, Sansom DM. The emerging role of CTLA4 as a cell-extrinsic regulator of T cell responses. Nat Rev Immunol. 2011;11(12):852-63.
32. Wing JB, Tekgüç M, Sakaguchi S. Control of germinal center responses by T-follicular regulatory cells. Front Immunol. 2018;9:1910.
33. Gonzalez-Figueroa P, Roco JA, Papa I, Núñez Villacís L, Stanley M, Linterman MA, et al. Follicular regulatory T cells produce neuritin to regulate B cells. Cell. 2021;184(7):1775-89.e19.
34. Lu Y, Craft J. T follicular regulatory cells: choreographers of productive germinal center responses. Front Immunol. 2021;12:679909.
35. Chen Y, Baum G, Fromm H. The 58-kilodalton calmodulin-binding glutamate decarboxylase is a ubiquitous protein in petunia organs and its expression is developmentally regulated. Plant Physiol. 1994;106(4):1381-7.
36. Schülke S. Induction of interleukin-10 producing dendritic cells as a tool to suppress allergen-specific T helper 2 responses. Front Immunol. 2018;9:455.
37. Anderson CF, Gerber JS, Mosser DM. Modulating macrophage function with IgG immune complexes. J Endotoxin Res. 2002;8(6):477-81.
38. Gustafsson C, Mjösberg J, Matussek A, Geffers R, Matthiesen L, Berg G, et al. Gene expression profiling of human decidual macrophages: evidence for immunosuppressive phenotype. PLoS One. 2008;3(4):e2078.
39. Casetti R, Agrati C, Wallace M, Sacchi A, Martini F, Martino A, et al. Cutting edge: TGF-beta1 and IL-15 Induce FOXP3+ gammadelta regulatory T cells in the presence of antigen stimulation. J Immunol. 2009;183(6):3574-7.
40. Mincheva-Nilsson L. Pregnancy and gamma/delta T cells: taking on the hard questions. Reprod Biol Endocrinol. 2003;1:120.
41. Girart MV, Fuertes MB, Domaica CI, Rossi LE, Zwirner NW. Engagement of TLR3, TLR7, and NKG2D regulate IFN-gamma secretion but not NKG2D-mediated cytotoxicity by human NK cells stimulated with suboptimal doses of IL-12. J Immunol. 2007;179(6):3472-9.
42. Zwirner NW, Domaica CI, Fuertes MB. Regulatory functions of NK cells during infections and cancer. J Leukoc Biol. 2021;109(1):185-94.

43. Li H, Li T, Crispe IN, Tu Z. HCV immune evasion and regulatory T cell activation: cause or consequence? Cell Mol Immunol. 2018;15(5):536-8.
44. Sarvaria A, Basar R, Mehta RS, Shaim H, Muftuoglu M, Khoder A, et al. IL-10+ regulatory B cells are enriched in cord blood and may protect against cGVHD after cord blood transplantation. Blood. 2016;128(10):1346-61.
45. Rosser EC, Mauri C. Regulatory B cells: origin, phenotype, and function. Immunity. 2015;42(4):607-12.
46. Lundy SK. Killer B lymphocytes: the evidence and the potential. Inflamm Res. 2009;58(7):345-57.
47. Lindner S, Dahlke K, Sontheimer K, Hagn M, Kaltenmeier C, Barth TF, et al. Interleukin 21-induced granzyme B-expressing B cells infiltrate tumors and regulate T cells. Cancer Res. 2013;73(8):2468-79.
48. Nouël A, Pochard P, Simon Q, Ségalen I, Le Meur Y, Pers JO, et al. B-cells induce regulatory T cells through TGF-β/IDO production in A CTLA-4 dependent manner. J Autoimmun. 2015;59:53-60.
49. Catalán D, Mansilla MA, Ferrier A, Soto L, Oleinika K, Aguillón JC, et al. Immunosuppressive mechanisms of regulatory B cells. Front Immunol. 2021;12:611795.
50. Attanasio J, Wherry EJ. Costimulatory and coinhibitory receptor pathways in infectious disease. Immunity. 2016;44(5):1052-68.
51. Zhang Q, Vignali DA. Co-stimulatory and co-inhibitory pathways in autoimmunity. Immunity. 2016;44(5):1034-51.
52. Parry RV, Chemnitz JM, Frauwirth KA, Lanfranco AR, Braunstein I, Kobayashi SV, et al. CTLA-4 and PD-1 receptors inhibit T-cell activation by distinct mechanisms. Mol Cell Biol. 2005;25(21):9543-53.
53. Yokosuka T, Takamatsu M, Kobayashi-Imanishi W, Hashimoto-Tane A, Azuma M, Saito T. Programmed cell death 1 forms negative costimulatory microclusters that directly inhibit T cell receptor signaling by recruiting phosphatase SHP2. J Exp Med. 2012;209(6):1201-17.
54. Ovcinnikovs V, Ross EM, Petersone L, Edner NM, Heuts F, Ntavli E, et al. CTLA-4-mediated transendocytosis of costimulatory molecules primarily targets migratory dendritic cells. Sci Immunol. 2019;4(35).
55. Anderson AC, Joller N, Kuchroo VK. Lag-3, Tim-3, and TIGIT: co-inhibitory receptors with specialized functions in immune regulation. Immunity. 2016;44(5):989-1004.
56. Chiba S, Baghdadi M, Akiba H, Yoshiyama H, Kinoshita I, Dosaka-Akita H, et al. Tumor-infiltrating DCs suppress nucleic acid-mediated innate immune responses through interactions between the receptor TIM-3 and the alarmin HMGB1. Nat Immunol. 2012;13(9):832-42.
57. da Silva IP, Gallois A, Jimenez-Baranda S, Khan S, Anderson AC, Kuchroo VK, et al. Reversal of NK--cell exhaustion in advanced melanoma by Tim-3 blockade. Cancer Immunol Res. 2014;2(5):410-22.
58. Kim KS, Kim DH. Recent advances to augment NK cell cancer immunotherapy using nanoparticles. Pharmaceutics. 2021;13(4).
59. Wensveen FM, Jelenčić V, Polić B. NKG2D: a master regulator of immune cell responsiveness. Front Immunol. 2018;9:441.
60. Grosso JF, Kelleher CC, Harris TJ, Maris CH, Hipkiss EL, De Marzo A, et al. LAG-3 regulates CD8+ T cell accumulation and effector function in murine self- and tumor-tolerance systems. J Clin Invest. 2007;117(11):3383-92.
61. Huang CT, Workman CJ, Flies D, Pan X, Marson AL, Zhou G, et al. Role of LAG-3 in regulatory T cells. Immunity. 2004;21(4):503-13.
62. Kaufmann T, Strasser A, Jost PJ. Fas death receptor signalling: roles of Bid and XIAP. Cell Death Differ. 2012;19(1):42-50.
63. Müllauer L, Emhofer J, Wohlfart S, Pichlhöfer B, Stary S, Ebetsberger G, et al. Autoimmune lymphoproliferative syndrome (ALPS) caused by Fas (CD95) mutation mimicking sarcoidosis. Am J Surg Pathol. 2008;32(2):329-34.
64. Kuklina EM. Molecular mechanisms of T-cell anergy. Biochemistry (Mosc). 2013;78(2):144-56.
65. Zheng Y, Zha Y, Gajewski TF. Molecular regulation of T-cell anergy. EMBO Rep. 2008;9(1):50-5.

66. Cambier JC, Gauld SB, Merrell KT, Vilen BJ. B-cell anergy: from transgenic models to naturally occurring anergic B cells? Nat Rev Immunol. 2007;7(8):633-43.
67. Lazarowski ER, Boucher RC, Harden TK. Constitutive release of ATP and evidence for major contribution of ecto-nucleotide pyrophosphatase and nucleoside diphosphokinase to extracellular nucleotide concentrations. J Biol Chem. 2000;275(40):31061-8.
68. Muñoz-Planillo R, Kuffa P, Martínez-Colón G, Smith BL, Rajendiran TM, Núñez G. K^+ efflux is the common trigger of NLRP3 inflammasome activation by bacterial toxins and particulate matter. Immunity. 2013;38(6):1142-53.
69. Haskó G, Cronstein BN. Adenosine: an endogenous regulator of innate immunity. Trends Immunol. 2004;25(1):33-9.
70. Spychala J, Zimmermann AG, Mitchell BS. Tissue-specific regulation of the ecto-5'-nucleotidase promoter. Role of the camp response element site in mediating repression by the upstream regulatory region. J Biol Chem. 1999;274(32):22705-12.
71. Clayton A, Al-Taei S, Webber J, Mason MD, Tabi Z. Cancer exosomes express CD39 and CD73, which suppress T cells through adenosine production. J Immunol. 2011;187(2):676-83.
72. Zacca ER, Amezcua Vesely MC, Ferrero PV, Acosta CDV, Ponce NE, Bossio SN, et al. B cells from patients with rheumatoid arthritis show conserved CD39-mediated regulatory function and increased CD39 expression after positive response to therapy. J Mol Biol. 2021;433(1):166687.
73. Dwyer KM, Hanidziar D, Putheti P, Hill PA, Pommey S, McRae JL, et al. Expression of CD39 by human peripheral blood CD4+ CD25+ T cells denotes a regulatory memory phenotype. Am J Transplant. 2010;10(11):2410-20.
74. Antonioli L, Pacher P, Vizi ES, Haskó G. CD39 and CD73 in immunity and inflammation. Trends Mol Med. 2013;19(6):355-67.
75. Zheng Y, Li Y, Tang B, Zhao Q, Wang D, Liu Y, et al. IL-6-induced CD39 expression on tumor-infiltrating NK cells predicts poor prognosis in esophageal squamous cell carcinoma. Cancer Immunol Immunother. 2020;69(11):2371-80.
76. de Leve S, Wirsdörfer F, Jendrossek V. Targeting the immunomodulatory CD73/adenosine system to improve the therapeutic gain of radiotherapy. Front Immunol. 2019;10:698.
77. Saze Z, Schuler PJ, Hong CS, Cheng D, Jackson EK, Whiteside TL. Adenosine production by human B cells and B cell-mediated suppression of activated T cells. Blood. 2013;122(1):9-18.
78. Friedman DJ, Künzli BM, A-Rahim YI, Sevigny J, Berberat PO, Enjyoji K, et al. From the cover: CD39 deletion exacerbates experimental murine colitis and human polymorphisms increase susceptibility to inflammatory bowel disease. Proc Natl Acad Sci U S A. 2009;106(39):16788-93.
79. Bynoe MS, Waickman AT, Mahamed DA, Mueller C, Mills JH, Czopik A. CD73 is critical for the resolution of murine colonic inflammation. J Biomed Biotechnol. 2012;2012:260983.
80. Haskó G, Linden J, Cronstein B, Pacher P. Adenosine receptors: therapeutic aspects for inflammatory and immune diseases. Nat Rev Drug Discov. 2008;7(9):759-70.
81. Odashima M, Bamias G, Rivera-Nieves J, Linden J, Nast CC, Moskaluk CA, et al. Activation of A2A adenosine receptor attenuates intestinal inflammation in animal models of inflammatory bowel disease. Gastroenterology. 2005;129(1):26-33.
82. Antonioli L, El-Tayeb A, Pellegrini C, Fornai M, Awwad O, Giustarini G, et al. Anti-inflammatory effect of a novel locally acting A. Purinergic Signal. 2018;14(1):27-36.
83. Flögel U, Burghoff S, van Lent PL, Temme S, Galbarz L, Ding Z, et al. Selective activation of adenosine A2A receptors on immune cells by a CD73-dependent prodrug suppresses joint inflammation in experimental rheumatoid arthritis. Sci Transl Med. 2012;4(146):146ra08.
84. Haskó G, Kuhel DG, Chen JF, Schwarzschild MA, Deitch EA, Mabley JG, et al. Adenosine inhibits IL-12 and TNF-[alpha] production via adenosine A2a receptor-dependent and independent mechanisms. Faseb J. 2000;14(13):2065-74.

85. McColl SR, St-Onge M, Dussault AA, Laflamme C, Bouchard L, Boulanger J, et al. Immunomodulatory impact of the A2A adenosine receptor on the profile of chemokines produced by neutrophils. Faseb J. 2006;20(1):187-9.
86. Jerne NK. Towards a network theory of the immune system. Ann Immunol (Paris). 1974;125C(1-2):373-89.
87. Gómez RE, Ardigo ML. Anti-idiotype antibodies in cancer treatment: the pharmaceutical industry perspective. Front Oncol. 2012;2:147.
88. Kohler H, Pashov A, Kieber-Emmons T. The promise of anti-idiotype revisited. Front Immunol. 2019;10:808.
89. Gorczynski R, Hoffmann G. Toward a new kind of vaccine: a logical extension of the symmetrical immune network theory. Interact J Med Res. 2017;6(2):e8.
90. Viglietta V, Baecher-Allan C, Weiner HL, Hafler DA. Loss of functional suppression by CD4+CD25+ regulatory T cells in patients with multiple sclerosis. J Exp Med. 2004;199(7):971-9.
91. Costantino CM, Baecher-Allan C, Hafler DA. Multiple sclerosis and regulatory T cells. J Clin Immunol. 2008;28(6):697-706.
92. Maldonado RA, LaMothe RA, Ferrari JD, Zhang AH, Rossi RJ, Kolte PN, et al. Polymeric synthetic nanoparticles for the induction of antigen-specific immunological tolerance. Proc Natl Acad Sci U S A. 2015;112(2):E156-65.
93. Nepom GT. MHC class II tetramers. J Immunol. 2012;188(6):2477-82.
94. Quezada SA, Peggs KS, Simpson TR, Allison JP. Shifting the equilibrium in cancer immunoediting: from tumor tolerance to eradication. Immunol Rev. 2011;241(1):104-18.
95. Liu J, Chen Z, Li Y, Zhao W, Wu J, Zhang Z. PD-1/PD-L1 Checkpoint inhibitors in tumor immunotherapy. Front Pharmacol. 2021;12:731798.
96. Künzli BM, Bernlochner MI, Rath S, Käser S, Csizmadia E, Enjyoji K, et al. Impact of CD39 and purinergic signalling on the growth and metastasis of colorectal cancer. Purinergic Signal. 2011;7(2):231-41.

5

Tecido linfoide associado a mucosas e microbioma

Solange Barros Carbonare
Carla R. Taddei

INTRODUÇÃO

O trato gastrintestinal (TGI) humano é um complexo ecossistema envolvendo a interação entre bactérias, bactérias-hospedeiro e bactérias-nutrientes, além de nutrientes-hospedeiro.[1] Estima-se que o número de bactérias que habitam o intestino seja 1,3 vez superior ao número de células do organismo humano. O nome microbiota é dado à comunidade de microrganismos que interagem com o hospedeiro, sendo essa comunidade composta por bactérias, fungos e vírus. Microbioma é a definição dada à coleção de genes pertencente a essa comunidade. O termo microbioma é utilizado hoje como sinônimo de microbiota.

Os microrganismos são distribuídos por toda a camada de muco exterior da luz intestinal, tendo na camada de muco uma fonte direta de carboidratos, peptídeos e nutrientes exógenos, incluindo vitaminas e minerais. Alguns microrganismos, os patogênicos em particular, estão equipados com fatores de virulência que facilitam sua penetração nas camadas de muco, permitindo sua ligação específica à superfície das células epiteliais. A esse conjunto de células epiteliais, muco, microbiota e lâmina própria dá-se o nome de barreira intestinal, com importante papel em manter a homeostase do tecido intestinal.[2]

A arquitetura do epitélio intestinal envolve uma camada de muco, células epiteliais e lâmina própria, discutidos a seguir. As células epiteliais são revestidas por um gel de muco composto predominantemente de glicoproteínas, como as mucinas secretadas por células caliciformes. Essas mucinas montam uma camada de muco protetora que se estende até 150 mM a partir da superfície do epitélio, e a camada interna é resistente à penetração de bactérias, definindo uma zona estéril, protegendo a superfície do epitélio intestinal contra a invasão de microrganismos.[2]

TECIDO LINFOIDE ASSOCIADO ÀS MUCOSAS

A pele e as superfícies mucosas são barreiras físicas na interface entre os ambientes externo e interno. Essas barreiras são responsáveis por manter a integridade do organismo, barrando a entrada de componentes potencialmente danosos, mas ao mesmo tempo permitindo a entrada de fatores essenciais à manutenção da vida.

Para tanto, as superfícies mucosas contam com uma grande diversidade de células compondo uma arquitetura perfeitamente adequada a promover essa proteção altamente especializada: uma organização única com células e fatores naturais de ação inespecífica inata e mecanismos de defesa adaptativa do tecido linfoide associado às mucosas, ou MALT (do inglês *mucosa-associated lymphoid tissue*).[3,4]

SUPERFÍCIES MUCOSAS, ESTRUTURA E FUNÇÃO

As superfícies mucosas impedem a entrada de microrganismos patogênicos, partículas e toxinas, mantendo uma permeabilidade seletiva, para a entrada de água, nutrientes, troca de gases e íons, além da eliminação de metabólitos. Essa função é crucial para manter o equilíbrio do sistema, considerando ainda que as mucosas contam com uma microbiota de cerca de 40 trilhões de microrganismos, responsáveis por manter a saúde do hospedeiro prevenindo a colonização por patógenos e colaborando no metabolismo de fatores essenciais.

As mucosas naturalmente são a porta de entrada para a maioria dos antígenos e microrganismos, que também exercem um importante papel no desenvolvimento e na maturação do tecido linfoide local. No entanto, os eventos desencadeados nas superfícies mucosas não se restringem a esse local, uma vez que vasos da circulação linfática irrigam todas as mucosas, conectando-as aos linfonodos, à circulação e ao sistema imune como um todo.[5,6]

TECIDO LINFOIDE ASSOCIADO ÀS MUCOSAS – ESTRUTURA

As mucosas dos sistemas digestório, respiratório, ocular e urogenital têm características peculiares, estritamente relacionadas à função de cada uma delas. O MALT está presente no epitélio que reveste as mucosas desde a boca até o intestino, orofaringe e brônquios, ductos lacrimais e salivares, e trato urogenital. Células dendríticas, células M, linfócitos T e B, plasmócitos, uma grande variedade de células do MALT permeia o epitélio e se organiza em sítios indutores e sítios efetores da resposta imune dentro de um contexto não inflamatório de modo a preservar a integridade das mucosas.

Componentes antigênicos penetram nas mucosas através de células especializadas na captação de antígenos, como as células M ou células dendríticas, que se distribuem por todo o epitélio, assim se iniciando a indução da resposta imune adaptativa nesses sítios indutores. Os antígenos são processados pelas células apresentadoras de antígenos e apresentados para linfócitos, resultando na diferenciação e migração das células, que recirculam e retornam como efetoras nos sítios efetores que se distribuem por toda a superfície mucosa.[3,4,6]

A organização do MALT é mais exuberante na mucosa intestinal, ou GALT, o tecido linfoide associado ao tubo digestório.[7] A mucosa do sistema digestório tem uma grande área, que no indivíduo adulto chega a cerca de 32 m^2.[8] No intestino delgado há muitas vilosidades intestinais e criptas, de modo a maximizar a superfície para a absorção de íons e nutrientes, enquanto o cólon tem dobras e criptas, mas não tem vilos. No epitélio monoestratificado de revestimento, predominam as células absortivas com microvilosidades na membrana apical, os bordos em escova. No intestino delgado, são os enterócitos e no intestino grosso ou cólon, os colonócitos.[9] Essas células epiteliais são fortemente ligadas entre si na membrana lateral por fortes junções intercelulares oclusivas, complexos de adesão intercelular que dificultam a entrada de componentes entre as células[10] (Figuras 1A e B).

As células do epitélio intestinal são constantemente renovadas por descamação no ápice dos vilos, sendo originadas no fundo das criptas. Uma extensa rede de sinalização regula a proliferação e diferenciação das células intestinais, de modo a manter a homeostase do sistema. As células-tronco no fundo das criptas se proliferam e se diferenciam, dando origem a células tronco de transição que, pela renovação do epitélio, se dirigem à porção apical dos vilos.[11,12] No percurso, essas células dão origem a células diferenciadas, como os enterócitos, que predominam no revestimento do vilos, células enteroendrócrinas, que secretam vários hormônios, células *goblet* ou caliciformes, células de Paneth, células *tuft* e células M (Figura 1A).

As células *goblet* ou caliciformes secretam mucinas, proteínas altamente glicosiladas que formam uma camada densa de muco, responsável por proteger o epitélio e impedir a penetração de bactérias e partículas, mas também interagem com células imunes. Elas são capazes de obter antígenos luminais solúveis por endocitose e os liberam na lâmina própria para células apresentadoras de antígenos, iniciando a resposta imune adaptativa. A captação de antígenos pelas células caliciformes dispara eventos de sinalização intracelulares que regulam a secreção de mucinas.[13]

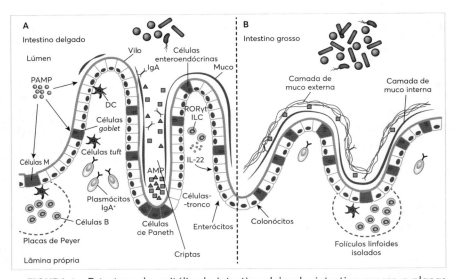

- **FIGURA 1.** Estrutura do epitélio do intestino delgado, intestino grosso e placas de Peyer. A: estrutura do epitélio do intestino delgado, vilos e criptas. O papel do sistema imunológico é proteger a integridade da barreira intestinal. O epitélio do intestino delgado apresenta diferentes células com funções específicas, dependendo de sua localização. Os enterócitos são abundantes nos vilos, e sua porção apical em bordos em escova garante a absorção de nutrientes. Nos vilos também se encontram células enteroendócrinas, células goblet ou caliciformes secretoras de muco e células tuft. Na porção lateral dos vilos, perto do fundo das criptas, estão as células-tronco, que, no decorrer de sua diferenciação em células-tronco de transição, se dirigem para a porção apical dos vilos. Também estão presentes células M, células dendríticas (DC), células B e plasmócitos IgA⁺. As células de Paneth são abundantes no fundo das criptas, secretando peptídeos antimicrobianos (AMP) que agem em conjunto com a camada de muco para confinar grande parte da comunidade microbiana no lúmen do trato intestinal. Os microrganismos contendo padrões moleculares associados aos patógenos (PAMP) podem ser captados por células M ou células caliciformes e são apresentados para as DC, ou podem ser captados diretamente por via transepitelial pelas DC. Células linfoides inatas (ILC), expressando o fator de transcrição RORγt, podem detectar sinais microbianos e produzir IL-22 para auxiliar na função de barreira das células epiteliais intestinais. A IgA específica para microrganismos comensais é produzida por plasmócitos na lâmina própria, mediada por DC em um mecanismo T-independente. B: intestino grosso. O epitélio do intestino grosso não apresenta os vilos e criptas encontrados no intestino delgado. Apresenta colonócitos, células goblet ou caliciformes, células M, duas camadas de muco, folículos linfoides isolados, DC, células B e plasmócitos IgA⁺. As células caliciformes secretam uma variedade de mucinas que se reúnem em uma espessa camada de muco, formando uma densa camada interna desprovida de bactérias e uma camada externa frouxa na qual residem as bactérias comensais.

(continua)

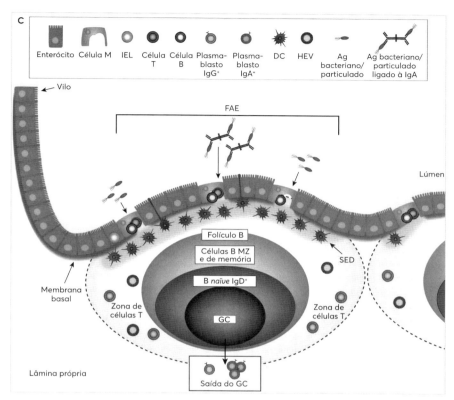

- **FIGURA 1.** (*Continuação*) C: placas de Peyer. As placas de Peyer são grupamentos de folículos linfoides que agem como os principais sítios indutores da resposta imune do GALT. As placas de Peyer são revestidas pelo epitélio associado ao folículo (FAE), caracterizado por apresentar muitas células M e pouco muco, o que propicia a entrada de antígenos para a região folicular. No domo subepitelial (SED), encontram-se os folículos de células B, a zona marginal (MZ), contendo células B de memória, zona do manto com células B *naïve*, centro germinativo (GC), zona de células T, saída de plasmablastos IgA+ e IgG+ do centro germinativo, linfócitos intraepiteliais (IEL), DC e vênulas endoteliais (HEV). Antígenos, microrganismos e partículas penetram pelas células M e são captados por macrófagos e DC na região subepitelial do domo. Essas células migram para as áreas foliculares, onde ocorre a interação com linfócitos T e B. Linfócitos B IgA+ migram pela circulação linfática e ganham circulação sistêmica. Pelo processo de *homing*, essas células retornam às mucosas como células efetoras da resposta imune.

Fonte: adaptação de Mörbe et al.;[7] Brown et al.[9]

Na cripta, as células-tronco são intercaladas com células de Paneth, que secretam peptídeos antimicrobianos, lisozima, TNF e defensinas, além de fatores de crescimento essenciais para as células-tronco, e, assim, controlam a renovação do tecido. Ainda existem as células *tuft*, que têm sensores do conteúdo luminal, e as células M, características do epitélio associado ao folículo linfoide presente nas placas de Peyer, mas que também estão presentes em folículos isolados.[12]

Todos esses fatores, em conjunto com os movimentos peristáltico e ciliar, o fluxo constante de muco e a presença de enzimas, são responsáveis pela proteção natural e inespecífica das superfícies mucosas.

CAPTAÇÃO DE ANTÍGENOS E IMUNIDADE ADAPTATIVA

Os típicos sítios indutores da resposta imune do GALT são as placas de Peyer do intestino delgado e os folículos linfoides isolados presentes ao longo de toda a mucosa (Figura 1C). As placas de Peyer são agrupamentos de grande número de folículos linfoides. Essas estruturas apresentam nichos microanatômicos especializados na iniciação e propagação da resposta imune adaptativa. O epitélio associado ao folículo linfoide (FAE, do inglês *follicle-associated epithelium*) difere do epitélio das vilosidades por apresentar pouco muco e grande número de células M, características que facilitam a entrada de antígenos. Nos folículos, os centros germinativos e a zona marginal ao redor são povoados por linfócitos B e a zona perifolicular, por linfócitos T, enquanto o domo subepitelial abriga células dendríticas apresentadoras de antígenos.[7]

As células M têm membrana frouxa, formando bolsos na porção basal onde se alojam linfócitos. Microrganismos, antígenos particulados, livres ou ligados a SIgA penetram na membrana apical das células M e são levados por transcitose para as células presentes no domo subepitelial, células dendríticas e linfócitos, desencadeando a resposta imune adaptativa no folículo linfoide. Alguns microrganismos patogênicos, bactérias ou vírus, aproveitam-se da permissividade das células M para penetrar nas mucosas.[14,15]

Células apresentadoras de antígenos, como macrófagos e células dendríticas, captam esses antígenos na região subepitelial do domo e, em seguida, migram para as áreas foliculares, onde apresentam o antígeno processado para os linfócitos T e B. Linfócitos ativados pela apresentação do antígeno e pelas moléculas coestimuladoras iniciam um processo de diferenciação, recombinação para troca de isotipo e hipermutação somática, com geração preferencial de linfócitos B IgA⁺, pela presença de TGF-β no ambiente. As células migram através dos vasos linfáticos, chegando aos linfonodos mesentéricos. Nessa etapa, os linfócitos B que ainda não o fizeram nas placas de Peyer podem sofrer troca de isotipo, passando a expressar IgA. Ao deixar os linfonodos pelos vasos eferentes, as células linfoides alcançam o duto torácico, ganhando a circulação sanguínea e a distribuição sistêmica. Durante todo esse percurso, as células se diferenciam e as moléculas de adesão que são expressas na sua membrana sofrem alterações qualitativas e quantitativas. As células que retornam às mucosas serão, então, células efetoras ou células de memória, linfócitos T CD4+ ou CD8+, ou plasmócitos em sua maioria produtores de IgA, em razão do microambiente dominado por células e mediadores não inflamatórios como IL-10 e células T que produzem TGF-β, essencial para a produção de IgA.[16,17]

O mecanismo de indução da resposta imune com produção de IgA por células B convencionais (B2) leva em conta a cooperação com células T e a interação dos pares de moléculas coestimuladoras B7/CD28 e CD40/CD40L. Esse é um mecanismo T-dependente. No entanto, a resposta de IgA pode ser iniciada independentemente da estimulação de centros germinativos das placas de Peyer e da cooperação de células T. Nos folículos linfoides isolados ou na lâmina própria, células B podem se diferenciar localmente nas mucosas em células produtoras de IgA, resultado da interação com células dendríticas que captam e processam antígenos, com a participação de moléculas coestimuladoras diferentes de CD40, como APRIL e BAFF, em um ambiente rico em TGF-β, IL-6 e IL-10, requisitos à produção de IgA, em um mecanismo T-independente.[17]

HOMING

As células linfoides do MALT recirculam continuamente através dos tecidos linfoides secundários, vasos linfáticos, entram na circulação sanguínea pelo duto torácico e chegam às vênulas pós-capilares, onde atravessam o endotélio para alcançar outros sítios, principalmente de mucosas. Essa recirculação é dirigida pela presença de moléculas de adesão que promovem a interação das células linfoides com o endotélio das vênulas e os tecidos das mucosas, em um processo conhecido como *homing*.[6,18]

As células ativadas em sítios de indução localizados nas mucosas terão circulação sistêmica, mas serão endereçadas preferencialmente aos sítios de mucosas. O *homing* dessas células linfoides ativadas é dirigido por diferentes moléculas de adesão, e, de acordo com a interação entre essas moléculas, sua distribuição não ocorre ao acaso. O principal exemplo é a expressão da integrina α4β7 pelos linfócitos e plasmócitos de mucosas, que tem alta afinidade pela adressina MAdCAM-1 (do inglês *mucosal addressin cell adhesion molecule*), presente na lâmina própria intestinal.[16]

Assim, as células provenientes de sítios de indução localizados nas vias aéreas, como NALT e BALT (tecidos linfoides associados ao nariz e brônquio, respectivamente), retornarão em sua maioria às mucosas nasal, brônquica e faríngea, glândulas lacrimais e salivares. Algumas dessas células serão dirigidas às mucosas intestinais e trato geniturinário. As células provenientes dos sítios de indução do GALT retornarão preferencialmente à mucosa intestinal e ao trato geniturinário, e poucas serão dirigidas às mucosas altas. A glândula mamária recebe células provenientes de todas as demais regiões.[16,18,19]

IgA SECRETÓRIA

Os anticorpos secretores da classe IgA predominam nas superfícies mucosas. A estrutura da molécula da IgA secretória lhe confere características essenciais para sua ação nas condições das mucosas: é um dímero cujas unidades estão ligadas pela cadeia J e se associa ao componente secretor na sua passagem pelo epitélio (Figura 2A). Cada monômero é constituído por duas cadeias pesadas alfa, que podem ser das subclasses alfa-1 ou alfa-2, e duas cadeias leves, kappa ou lambda. O dímero de IgA ainda é altamente glicosilado com cadeias laterais de manose e outros açúcares. Todas essas características conferem ao complexo uma boa resistência a enzimas proteolíticas, alterações de pH e afinidade com as mucinas, proteínas presentes no muco que reveste as superfícies mucosas.[21]

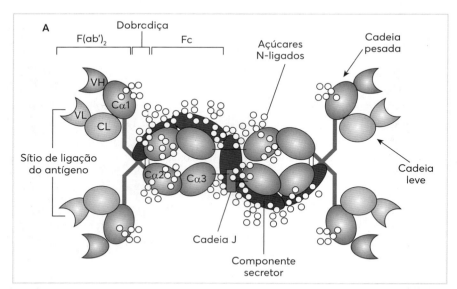

- **FIGURA 2.** A: Estrutura da SIgA dimérica: dois monômeros de IgA unidos pela cadeia J, domínios constantes das cadeias pesadas α (Cα), domínios variáveis das cadeias pesadas (VH), domínio constante da cadeia leve (CL), domínio variável da cadeia leve (VL), porção Fc, porção F(ab')2 e sítio de ligação com o antígeno, componente secretor, cadeias laterais de açúcares.

(continua)

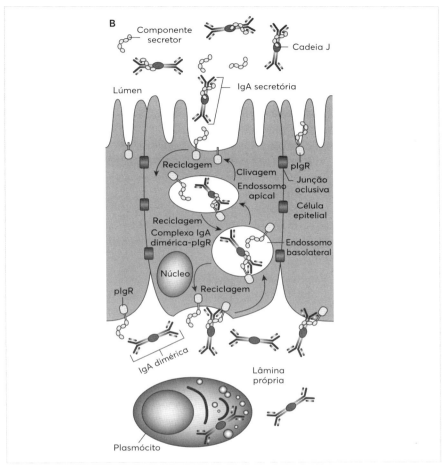

- **FIGURA 2.** (*Continuação*) B: transporte de SIgA pela célula epitelial. A secreção de anticorpos secretores é mediada pelo receptor para imunoglobulinas poliméricas (pIgR). O pIgR é expresso na porção basolateral das células do epitélio colunar que se liga especificamente à cadeia J, bem como em regiões da imunoglobulina. Após a internalização do complexo (receptor pIgR-imunoglobulina polimérica pIg--cadeia J), a vesícula contendo o complexo é dirigida para a membrana apical para exocitose. Após a exocitose na membrana apical, a porção extracelular do pIgR é clivada proteoliticamente por uma endopeptidase e é liberada. A porção extracelular de 80 kDa do pIgR, conhecida como componente secretor, permanece associada com a pIgA e pIgM, formando IgA secretória e IgM secretória. O componente secretor protege a imunoglobulina secretória do ácido estomacal e das proteases intestinais. O componente secretor também é encontrado na forma livre na luz das mucosas como resultado da transcitose e clivagem do pIgR não ligado.
Fonte: adaptação de Corthésy;[20] Strugnel e Wijburg.[22]

Os anticorpos SIgA são secretados para as superfícies mucosas pelo processo de transcitose. O dímero de IgA ligado pela cadeia J é produzido pelos plasmócitos da lâmina própria da região subepitelial. Na membrana basal das células epiteliais há receptores que se ligam a imunoglobulinas poliméricas (pIgR), no caso das mucosas, SIgA que predominam nesse meio. O pIgR é uma glicoproteína transmembrana de 100 kDa. Esse complexo dímero-cadeia J-receptor é internalizado por endocitose e atravessa o epitélio, sendo liberado na porção apical da célula, na luz da mucosa (Figura 2B). O receptor é clivado e a porção extracelular de cerca de 80 kDa que continua associada à molécula de IgA é o componente secretor que se incorpora à molécula de SIgA.[22]

A principal função dos anticorpos secretores é auxiliar na eliminação de antígenos, toxinas e microrganismos, em um processo de exclusão antigênica por vários mecanismos não inflamatórios. Os SIgA se ligam a antígenos na luz das mucosas, facilitam sua aglutinação, associação com a mucina e eliminação pelos movimentos ciliares e peristálticos. Durante a passagem da molécula de SIgA pelo epitélio, são neutralizados vírus e outros componentes bacterianos, como LPS ou toxinas que tenham penetrado na célula epitelial.[23]

As interações entre os anticorpos SIgA e os antígenos se dão pela ligação convencional dos determinantes antigênicos aos sítios de ligação dos anticorpos, na fração Fab, mas também podem ocorrer pelas cadeias laterais de oligossacarídeos que têm afinidade por adesinas bacterianas. Dessa forma, os anticorpos SIgA são extremamente eficientes em inibir a adesão bacteriana às células do hospedeiro, etapa inicial e fundamental para a colonização da mucosa por microrganismos patogênicos. Bactérias opsonizadas por SIgA do colostro humano também são eficientemente fagocitadas por leucócitos do colostro.[23]

Um mecanismo recentemente descrito é o acorrentamento de bactérias pelos anticorpos SIgA de alta avidez, que promovem a ligação em série das bactérias que estão em processo de divisão, acorrentando-as e prevenindo a sua separação após a replicação. Os anticorpos SIgA acorrentam os clones doadores e receptores de plasmídeos em grumos separados, impedindo a conjugação. Esse mecanismo facilita a eliminação de bactérias potencialmente invasoras ou patogênicas.[24]

A IgA protege contra microrganismos patogênicos, assim como protege as bactérias comensais do intestino, exercendo um efeito positivo para promover a colonização da mucosa intestinal pelo microbioma.[25]

MICROBIOMA

As principais funções atribuídas ao microbioma intestinal incluem:[26]
1) Modulação imunológica, permitindo que o sistema imune fique pronto para reagir contra bactérias patogênicas, além de ser capaz de se manter tolerante

em relação aos membros do microbioma. A função imunológica do microbioma intestinal consiste no desenvolvimento do GALT em lactentes, com importantes funções imunomoduladoras.

A discriminação entre bactérias comensais e patogênicas, inibindo sua proliferação e translocação do intestino para o organismo, é de primordial importância. A interação da microbiota com células epiteliais, macrófagos e linfócitos da mucosa intestinal gera reação inflamatória e imunológica equilibrada com a produção das interleucinas (IL-6) e IgA. A conjunção do microbioma, GALT e epitélio intestinal induz a diferenciação das células T de memória, que regula os mecanismos de tolerabilidade do sistema imune aos antígenos orais.

O sistema imunológico imaturo do recém-nascido (RN) tende ao fenótipo T *helper* 2 (Th2), que aumenta a prevalência das reações alérgicas e doenças atópicas. O microbioma equilibra essa reação para o fenótipo T *helper* 1 (Th1), com produção de IgA e células B promovendo a tolerância aos antígenos orais.

2) Resistência à colonização ou efeito barreira, impedindo a colonização do epitélio, além da produção de substratos que inibiriam o crescimento das bactérias patogênicas (antagonismo), e competição por nutrientes e sítios de adesão.

A camada de muco evita o excesso de translocação de metabólitos bacterianos e moléculas, como o lipopolissacarídeo (LPS) de bactérias Gram-negativas, para a circulação do hospedeiro, auxiliando na segregação de membros do microbioma e das células do epitélio intestinal, além de permitir o reconhecimento da presença de bactérias por células imunes da lâmina própria.

3) Nutrição e metabolismo do hospedeiro, como o aumento da capacidade de digestão de polissacarídeos da dieta, alterações de motilidade e pH intestinal, favorecendo a absorção de íons e água.

As funções digestiva e metabólica do microbioma consistem na facilitação da absorção de minerais como cálcio, fósforo e ferro, bem como na regulação da absorção de água e eletrólitos nos cólons. Atualmente há grande interesse na composição do microbioma, pela sua capacidade maior ou menor de extração de energia da dieta, que pode relacionar-se a fator de risco para obesidade e síndrome metabólica.

4) Modulação do sistema nervoso central relacionada ao desenvolvimento do eixo cérebro-intestino. Esse eixo explica a comunicação neural com o trato gastrintestinal, uma vez que, dentre suas variadas funções, o nervo vago é capaz de ser sensibilizado pelos metabólitos da microbiota intestinal e transmitir essa informação para o cérebro. Alguns compostos neuroativos podem ser liberados por bactérias do microbioma intestinal, como o ácido gama-aminobutírico (GABA), monoaminas e acetilcolina, que alcançam o cérebro por intermédio das fibras aferentes do nervo vago.

Relação entre microbioma e sistema imune

Há alguns mecanismos moleculares que relacionam o microbioma intestinal ao desenvolvimento do sistema imune do hospedeiro, já muito bem estabelecidos em adultos, e estudos recentes mostram que essas relações também são observadas em crianças. Alterações de permeabilidade e quebra na barreira intestinal levam a alterações moleculares no trato gastrintestinal, com repercussão sistêmica, e, consequentemente, ao aparecimento de processos inflamatórios locais e sistêmicos.

ÁCIDOS GRAXOS DE CADEIA CURTA

Os carboidratos da dieta, em conjunto com proteínas e peptídeos que não são digeridos no estômago, são fermentados pelo microbioma no ceco e no cólon. Os principais produtos dessa fermentação são os ácidos graxos de cadeia curta (AGCC), que são ácidos carboxílicos com menos de seis cadeias de carbono, principalmente acetato, propionato e butirato, cada um com um papel fisiológico distinto, como moldar o ambiente intestinal, influenciar a fisiologia do cólon e ser uma fonte de energia para os colonócitos.[27]

Os AGCC relacionados à atividade bacteriana no hospedeiro são representados por butirato, acetato e propionato. Sabe-se que o butirato é o produto da fermentação bacteriana de carboidratos não digeríveis. Portanto, é um metabólito bacteriano, e sua dosagem está relacionada à atividade bacteriana.

A partir dos carboidratos da dieta, as bactérias produzem AGCC por diferentes vias, a saber: produção de butirato pelas vias CoA-transferase ou da butirato quinase, propionato pelas vias do acrilato, succinato ou propanodiol. O acetato é produzido a partir do piruvato, pela via acetil-CoA. Os principais produtores de butirato da microbiota intestinal são: *Eubacterium rectale*, *Eubacterium hallii*, *Faecalibacterium prausnitzii*, *Roseburia* spp e *Coprococcus* spp. Algumas espécies de *Bacteroides*, *Bifidobacterium* e *Collinsella* produzem acetato. O propionato é produzido por *Coprococcus catus*, *Megasphaera* spp, algumas espécies de *Bacteroides* e *Veillonella*, entre outros.[28]

O lactato não é considerado um AGCC por sua constituição química e é o produto de fermentação de carboidratos de bactérias lácticas, como *Lactobacillus*, *Lactococcus* e *Leconostoc*. A produção de lactato no meio intestinal altera o pH tecidual, dependendo da quantidade produzida, e é diretamente relacionado à abundância de bactérias lácticas na microbiota. *Lactobacillus* é o principal membro da microbiota vaginal em mulheres adultas em idade reprodutiva, sendo o responsável pela homeostase da mucosa, produzindo lactato a partir do glicogênio tecidual e, dessa forma, acidificando o meio, tornando-o hostil à colonização de bactérias oportunistas.

Interessantemente, ocorre uma comunicação bacteriana nas mucosas do hospedeiro, principalmente na mucosa intestinal. Os carboidratos da dieta são metabolizados por algumas bactérias, que, pela produção de AGCC ou outros metabólitos como o lactato, ativam o metabolismo de outras bactérias, modulando a densidade populacional e o equilíbrio da barreira intestinal. Esses produtos residuais do metabolismo microbiano podem ter efeitos significativos no metabolismo do hospedeiro, uma vez que estão envolvidos na regulação do metabolismo de ácidos graxos, glicose e colesterol, por exemplo. Esse fenômeno é chamado de alimentação cruzada ou *cross-feeding*. Análises de metaboloma do microbioma intestinal estão revelando os mecanismos de interação entre bactérias por meio dos metabólitos.

Em razão da presença de produtos ácidos, originados de processos fermentativos, o pH luminal é, aproximadamente, 5,5. Esse ambiente levemente acidificado permite a competição entre as bactérias produtoras de butirato e bactérias que utilizam carboidratos, como *Bacteroides*, além de estimular a produção de butirato. A diminuição desse pH impede a permanência de *Eubacterium*, usuárias de lactato, e, portanto, permite o acúmulo de ácido lático. Assim, a interação entre os membros do microbioma induz a transformação do lactato em butirato, evitando a acidificação excessiva do meio. Os substratos butíricos levam à multiplicação de espécies produtoras de butirato, permitindo um equilíbrio entre a presença de *Eubacterium* e de *Bifidobacterium*. Os processos metabólicos de alimentação cruzada também levam ao seu equilíbrio. Bactérias produtoras de butirato, como *Roseburia*, *F. prausnitzii* e *Eubacterium*, são capazes de fermentar produtos do metabolismo de oligossacarídeos produzidos por bifidobactérias. Produtos intermediários de processos fermentativos de bifidobactérias do microbioma, como o lactato, são encontrados em baixas concentrações em indivíduos saudáveis, uma vez que são metabolizados por *Eubacterium* spp. Dada a importância do butirato para o metabolismo do epitélio colônico, presume-se que as bactérias produtoras de butirato sejam toleradas pelo sistema imunológico inato. Esses eventos metabólicos ocorrem no intestino desde o nascimento, o que contribui para a eubiose.[28]

O butirato tem um importante papel na regulação homeostática do hospedeiro, como a regulação do sistema imunológico do hospedeiro. Nesse contexto, o butirato produzido pelo microbioma na luz intestinal é absorvido pela barreira intestinal e participa da modulação da produção de citocinas anti-inflamatórias na mucosa. Esse fenômeno já foi bem descrito em *F. prausnitzii*, em que o butirato participa do bloqueio do fator de transcrição NF-κB na cascata intracelular, bloqueando a expressão de IL-8, uma citocina pró-inflamatória.[29]

AUMENTO DA PERMEABILIDADE CELULAR INTESTINAL

A monocamada de enterócitos é rigidamente estruturada, sendo a única interface entre lúmen intestinal e lâmina própria. Essa estrutura é baseada na interação entre as proteínas claudina e ocludina, formando junções celulares estáveis nas membranas laterais das células. O butirato estimula o controle celular dos enterócitos e colonócitos, regulando mecanismos de apoptose, divisão e diferenciação celular. Estudos em ratos mostram que a oxidação do butirato é responsável por 70% da energia necessária para a renovação celular nesses animais. A absorção de butirato pelos colonócitos estimula a expressão de proteínas envolvidas nas junções celulares oclusivas, como claudina e ocludina, mantendo a integridade da barreira intestinal e, consequentemente, diminuindo a permeabilidade intestinal.[30]

Ainda, além dos efeitos de expressão gênica dos colonócitos já descritos, o butirato tem um importante papel na produção e secreção de muco pelas células caliciformes do intestino.

Pequenas quantidades de butirato são transportadas com acetato e propionato pela veia porta. No fígado, o propionato é principalmente metabolizado pelos hepatócitos, e o acetato e porções menores de propionato e butirato são liberados na circulação sistêmica. Uma porção maior de propionato é metabolizada principalmente no fígado, tornando o acetato o AGCC mais abundante na circulação sanguínea periférica do corpo humano, utilizado para a síntese de glutamina, glutamato e ácido beta-hidroxibutírico. Esses metabólitos regulam a permeabilidade intestinal, o controle da inflamação e o metabolismo dos ácidos biliares, as funções imunológicas e o controle de doenças.

INDUÇÃO DA INFLAMAÇÃO LOCAL E SISTÊMICA

A presença de metabólitos bacterianos, LPS e/ou flagelina interagindo com os receptores do tipo *Toll* (especificamente TLR-4 e TLR-5), presentes nas membranas apicais e basolaterais dos enterócitos, estimulam a expressão de citocinas e quimiocinas pró-inflamatórias, como o TNF-α. Além disso, o intestino é um importante órgão imunológico, e o aumento da permeabilidade intestinal estimula as células imunológicas intestinais na lâmina própria, ocorrendo, então, o estado de inflamação crônica, o que, por sua vez, está fortemente relacionado com a resistência à insulina.

FORMAÇÃO DO MICROBIOMA NA CRIANÇA

O estabelecimento da ontogenia intestinal é um processo influenciado por fatores internos (intrínsecos ao hospedeiro) e externos. Os fatores externos incluem a composição do microbioma materno, a forma de nascimento (cesariana ou parto normal), contaminação ambiental, alimentação e uso de medicamentos. Os fatores internos são relacionados à fisiologia, como anatomia do TGI, peristaltismo, ácidos biliares, potencial hidrogeniônico (pH) intestinal e resposta imunológica. Dessa forma, a competição entre microrganismos por receptores da mucosa e as interações entre microrganismo e hospedeiro modulam sua composição e função, tornando o microbioma intestinal único e interpessoal.[31,32]

Recém-nascidos são altamente suscetíveis a alterações do ambiente intestinal, por apresentarem uma superfície mucosa intestinal particularmente sensível, pela imaturidade das células do epitélio intestinal. Podem apresentar respostas inflamatórias exacerbadas, para bactérias tanto comensais como patogênicas, sofrendo grande influência do ambiente. Nesse contexto, a interação com microrganismos é delicada, sendo possível estabelecer tanto um microbioma estável quanto uma situação de desequilíbrio, ocasionando a síndrome da resposta inflamatória sistêmica. Neonatos prematuros ou de baixo peso ao nascimento permanecem algum tempo internados em Unidade de Tratamento Intensivo Neonatal (Utin) e muitas vezes a administração de dieta enteral trófica é limitada, em consequência da imaturidade do sistema digestivo ou do estado clínico do RN.

Diversos trabalhos descrevem a importância da amamentação, principalmente em RN prematuros ou de baixo peso ao nascimento, nos quais o leite materno é capaz de prevenir o desenvolvimento de diversas doenças, como displasia broncopulmonar e enterocolite necrosante, além de diminuir a incidência de mortalidade e de sepse.

Bactérias lácticas, como *Bifidobacterium* e *Lactobacillus*, já foram reconhecidas como importantes para uma adequada modulação e consequente manutenção de um microbioma intestinal adequada em neonatos, visto que ativam a produção de IgA pela fermentação de oligossacarídeos do leite materno, além de produzirem AGCC, que participam da manutenção da barreira intestinal, a qual apresenta em sua composição células epiteliais, camadas de muco, microbiota e sistema imune.

Visto que o colostro materno apresenta diversos benefícios imunológicos, foram desenvolvidas técnicas alternativas para sua administração, dentre elas a colostroterapia. Componentes encontrados no colostro têm a capacidade de promover a maturação de células intestinais, auxiliando na instalação de gêneros benéficos na microbiota local e de células imunes para defesa contra bactérias patogênicas.

CONSIDERAÇÕES FINAIS

O estudo do microbioma intestinal e sua interação com o hospedeiro no início da vida abre um importante campo no conhecimento da fisiopatologia e terapêutica de diversas patologias intestinais. Métodos moleculares de identificação do microbioma intestinal com a técnica de extração do DNA têm mudado a maneira como entendemos a interação bactéria-hospedeiro. Dessa forma, métodos celulares e estudos em animais mostrando a interação entre microrganismos simbiontes e o hospedeiro têm permitido o desenvolvimento de aplicação terapêutica de membros do microbioma intestinal.

Akkermansia muciniphila, pertencente ao filo Verrucomicrobia, tem atraído atenção em pesquisas com interação bactéria-hospedeiro. Essa bactéria está relacionada a melhora de níveis metabólicos, perda de peso e diminuição de placas de ateroscleroma. Uma proteína de membrana externa dessa bactéria (AMUC_1100) parece estar envolvida com esses efeitos sistêmicos no hospedeiro. Essa proteína é absorvida pela mucosa intestinal, restaura a expressão de claudina e ocludina, diminuindo a inflamação pela reestruturação da barreira intestinal, e, consequentemente, observam-se efeitos sistêmicos. Porém, ainda não há estudos sobre os efeitos dessa proteína em crianças e, apesar de ser encontrada no leite materno, seu papel em crianças ainda não está estabelecido.

REFERÊNCIAS

1. Clemente JC, Ursell LK, Parfrey LW, Knight R. The impact of the gut microbiota on human health: an integrative view. Cell. 2012;148(6):1258-70.
2. Peterson LA, Artis D. Intestinal epithelial cells: regulators of barrier function and immune homeostasis. Nat Rev Immunol. 2014;14:141-6.
3. Mowat AM. Anatomical basis of tolerance and immunity to intestinal antigens. Nat Rev Immunol. 2003;3:331-41.
4. Cesta MF. Normal structure, function, and histology of mucosa-associated lymphoid tissue. Toxicol Pathol. 2006;34:599-608.
5. Nagler-Anderson C. Man the barrier! Strategic defenses in the intestinal mucosa. Nat Rev Immunol. 2001;1:59-67.
6. Brandtzaeg P. Food allergy: separating the science from the mythology. Nat Rev Gastroenterol Hepatol. 2010;7:380-400.
7. Mörbe UM, Jørgensen PB, Fenton TM, Burg N, Riis LB, Spencer J, et al. Human gut-associated lymphoid tissues (GALT); diversity, structure, and function. Mucosal Immunol. 2021;4:793-802.
8. Helander HF, Fändriks L. Surface area of the digestive tract – revisited. Scand J Gastroenterol. 2014;49(6):681-9.
9. Brown E, Sadarangani M, Finlay B. The role of the immune system in governing host-microbe interactions in the intestine. Nat Immunol. 2013;14:660-7.
10. Barbara G, Barbaro MR, Fuschi D, Palombo M, Falangone F, Cremon C, et al. Inflammatory and microbiota-related regulation of the intestinal epithelial barrier. Front Nutr. 2021;8:718356.

11. Kurokawa K, Hayakawa Y, Koike K. Plasticity of intestinal epithelium: stem cell niches and regulatory signals. Int J Mol Sci. 2021;22:357.
12. Spit M, Koo B-K, Maurice MM. Tales from the crypt: intestinal niche signals in tissue renewal, plasticity and cancer. Open Biol. 2018;8:180120.
13. Songwei YS, Min Y. Role of goblet cells in intestinal barrier and mucosal immunity. J Inflamm Res. 2021;14:3171-83.
14. Kato T, Owen RL. Structure and function of intestinal mucosal epithelium. In: Mestecky J, Lamm ME, Strober W, Bienenstock J, McGhee JR, Mayer L, editors. Mucosal immunology. 3.ed. Amsterdam: Elsevier Academic Press; 2005. p.131-51.
15. Rimoldi M, Rescigno M. Uptake and presentation of orally administered antigens. Vaccine. 2005;23:1793-6.
16. Brandtzaeg P, Johansen FE. Mucosal B cells: phenotypic characteristics, transcriptional regulation and homing properties. Immunol Rev. 2005;206:32-63.
17. Suzuki K, Fagarasan S. How host-bacterial interactions lead to IgA synthesis in the gut. Trends Immunol. 2008;29(11):523-31.
18. Salmi M, Jalkanen S. Lymphocyte homing to the gut: attraction, adhesion and commitment. Immunol Rev. 2005;206:100-13.
19. Brandtzaeg P. The mucosal immune system and its integration with the mammary glands. J Pediatr. 2010;156(2 Suppl):S8-15.
20. Corthésy B. Recombinant immunoglobulin A: powerful tools for fundamental and applied research. Trends Biotechnol. 2002;20:65-71.
21. Woof J, Russell M. Structure and function relationships in IgA. Mucosal Immunol. 2011;4:590-7.
22. Strugnell R, Wijburg O. The role of secretory antibodies in infection immunity. Nat Rev Microbiol. 2010;8:656-67.
23. Russel MW, Kilian M. Biological activities of IgA. In: Mestecky J, Lamm ME, Strober W, Bienenstock J, McGhee JR, Mayer L, editors. Mucosal immunology. 3.ed. Amsterdam: Elsevier Academic Press; 2005. p.267-89.
24. Moor K, Diard M, Sellin ME, Felmy B, Wotzka SY, Toska A, et al. High-avidity IgA protects the intestine by enchaining growing bacteria. Nature. 2017;544:498-502.
25. Donaldson GP, Ladinsky MS, Yu KB, Sanders JG, Yoo BB, Chou WC, et al. Gut microbiota utilize immunoglobulin A for mucosal colonization. Science. 2018;360(6390):795-800.
26. Sekirov I, Russell SL, Antunes LC, Finlay BB. Gut microbiota in health and disease. Physiol Rev. 2010;90:859-904.
27. Guilloteau P, Martin L, Eeckhaut V, Ducatelle R, Zabielski R, Van Immerseel F. From the gut to the peripheral tissues: the multiple effects of butyrate. Nutr Res Rev. 2010;23(2):366-84.
28. Flint HJ, Scott KP, Louis P, Duncan SH. The role of the gut microbiota in nutrition and health. Nat Rev Gastroenterol Hepatol. 2012;9:577-89.
29. Quévrain E, Maubert MA, Michon C, Chain F, Marquant R, Tailhades J, et al. Identification of an anti-inflammatory protein from Faecalibacterium prausnitzii, a commensal bacterium deficient in Crohn's disease. Gut. 2016;65(3):415-25.
30. Ahmad R, Sorrell MF, Batra SK, Dhawan P, Singh AB. Gut permeability and mucosal inflammation: bad, good or context dependent. Mucosal Immunol. 2017;10(2):307-17.
31. Scholtens PA, Oozeer R, Martin R, Amor KB, Knol J. The early settlers: intestinal microbiology in early life. Annu Rev Food Sci Technol. 2012;3:425-47.
32. Sekirov I, Russell SL, Antunes LC, Finlay BB. Gut microbiota in health and disease. Physiol Rev. 2010;90:859-904.

6
Imunologia da interação materno-infantil

Yingying Zheng
Patricia Palmeira
Magda Carneiro-Sampaio

INTRODUÇÃO

O conhecimento sobre a imaturidade fisiológica do sistema imunológico (principalmente seus mecanismos efetores), nos primeiros anos de vida, é essencial para compreender as características das doenças infecciosas nesse período. Sabe-se que recém-nascidos (RN) e lactentes são mais vulneráveis a infecções graves por uma ampla variedade de patógenos, como bactérias extra e intracelulares, vírus e fungos, do que crianças mais velhas e adultos.

Assim, a maior suscetibilidade de recém-nascidos e lactentes às infecções é, em grande parte, compensada pela aquisição passiva de imunidade, conferida por dois mecanismos cruciais: transmissão transplacentária de anticorpos e amamentação, que proporcionam proteção transitória sistêmica e de mucosas, respectivamente, durante esse período.

PASSAGEM TRANSPLACENTÁRIA DE ANTICORPOS IGG MATERNOS

A passagem transplacentária de imunoglobulinas da mãe para o feto confere ao neonato a proteção temporária contra patógenos aos quais a mãe foi exposta. Ao mesmo tempo, na medida em que entra em contato com antígenos do ambiente, o lactente passa a desenvolver seu próprio repertório de anticorpos, concomitantemente com a queda dos níveis de anticorpos adquiridos da mãe.

Admite-se que a passagem seja restrita aos anticorpos da classe IgG e que se faça fundamentalmente pela ligação da porção Fc dessas moléculas com receptores denominados FcRn, presentes nas células da porção fetal da placenta, chamadas de sinciciotrofoblasto.[1] Após a transcitose através das células epiteliais, o endossomo se funde à lâmina basal trofoblástica, na face fetal do sinciciotrofoblasto, a IgG materna é liberada do receptor pela ação do pH fisiológico e ganha acesso ao endotélio fetal, e assim, à circulação fetal (Figura 1).

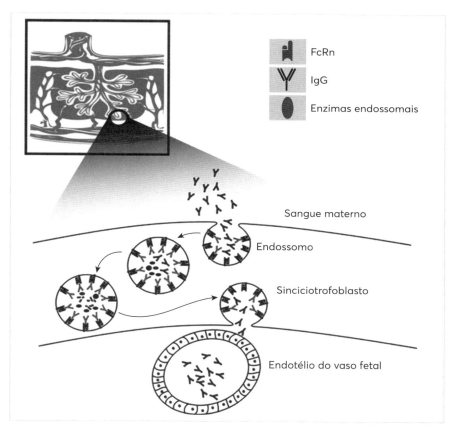

- **FIGURA 1.** A transferência de IgG da mãe para o feto ocorre durante a gestação através do sinciciotrofoblasto da placenta. O sinciciotrofoblasto é banhado em sangue materno e internaliza a IgG materna em endossomos que possuem, em sua superfície interna, o receptor FcRn. Após a acidificação do endossomo, os anticorpos IgG maternos ligam-se ao FcRn e são protegidos da degradação por enzimas lisossomais. Após a transcitose através da célula epitelial, os endossomos fundem-se à membrana do sinciciotrofoblasto do lado fetal e, por ação do pH fisiológico, os anticorpos IgG dissociam-se dos receptores FcRn e ganham acesso à circulação fetal. Anticorpos IgG em níveis elevados são degradados em decorrência da saturação dos receptores FcRn.
Fonte: adaptação de Palmeira et al.[2]

Embora a passagem se inicie bem cedo, em torno da 15ª semana de gestação, a concentração de IgG permanece baixa até o segundo trimestre. A taxa de aumento de IgG fetal entre a 29ª e a 41ª semana de gestação dobra quando comparada com a observada entre a 17ª e a 28ª, e, por esse motivo, os RN prematuros, principalmente os extremos, podem não receber níveis protetores de anticorpos, pois a maior parte deles é transferida ao feto após a 34ª semana de gestação.

Anticorpos IgG de origem materna presentes no RN a termo correspondem a uma concentração de aproximadamente 1.000 mg/dL, em média 10 a 20% superior à materna, enquanto neonatos pré-termo apresentam níveis significativamente mais baixos que os maternos e tanto mais reduzidos quanto mais baixa a idade gestacional. Anticorpos IgG de diferentes especificidades atravessam igualmente a placenta, mas, por outro lado, por esse mesmo mecanismo, também pode haver a passagem de autoanticorpos patogênicos em mães com doenças autoimunes, assim como de anticorpos dirigidos a hemácias do feto (incompatibilidade ABO e Rh), que levam aos conhecidos fenômenos de anemia e icterícia neonatais.[2]

É descrita uma maior transferência de anticorpos da subclasse IgG1 (que representa 75-80% da IgG do sangue de adultos) em relação à subclasse IgG2 (cerca de 20% da IgG sérica total), o que tem sido interpretado como consequência da maior afinidade da porção Fc da IgG1 pelos receptores FcRn. As passagens de IgG3 e IgG4 parecem ser equivalentes à da IgG1. Em decorrência dessa passagem diferenciada, são abundantemente transferidos anticorpos dirigidos a antígenos proteicos da subclasse IgG1 (antivirais, antitoxoides) e menos anticorpos dirigidos a polissacarídeos, em especial em mães que adquiriram imunidade por exposição natural às infecções (predominantemente IgG2) e não por imunização ativa, o que ainda representa a realidade da maior parte dos adultos de hoje.[3]

A transferência de anticorpos IgG maternos varia, portanto, de acordo com os níveis maternos de anticorpos IgG totais e específicos, com os níveis de subclasses de IgG (e, portanto, a natureza do antígeno), com a idade gestacional e com a integridade da placenta.[2] A constatação de que as mães respondem bem à vacinação e são capazes de transferir todo o seu repertório de anticorpos aos seus bebês é encorajadora, levantando a possibilidade de proporcionar proteção até o momento em que o bebê será vacinado.

Finalmente, cabe destacar que fica cada vez mais patente que os anticorpos maternos não conferem apenas imunidade passiva, mas também exercem importantes funções imunorreguladoras em longo prazo e que são determinadas pelas interações idiotipo-anti-idiotipo. Acredita-se que os anticorpos IgG maternos, que representam a experiência imunológica da mãe contra antígenos timo-dependentes, possam exercer um efeito de *imprinting* sobre o sistema imune fetal.[4]

IMUNOLOGIA DO LEITE HUMANO

O leite materno é o primeiro alimento que o ser humano recebe ao nascer e constitui-se na fonte de alimentação perfeita para o recém-nascido e lactente até os seis meses de idade. Além de suprir todas as necessidades nutricionais nos primeiros meses do bebê, o leite materno é capaz de ajudar no desenvolvimento e amadurecimento dos tratos respiratório e gastrintestinal e do sistema imune. Junto com os anticorpos transplacentários, os componentes bioativos do leite desempenham um papel fundamental na proteção contra infecções no lactente. Dessa maneira, a Organização Mundial da Saúde (OMS) recomenda que o aleitamento materno seja exclusivo até os seis meses de idade e deva ser continuado até os dois anos, junto com a alimentação complementar.

Ao longo da lactação, o leite sofre uma mudança gradativa em sua composição, sendo classificado como: colostro, leite de transição e leite maduro. O colostro, produzido até o sétimo dia após o parto e em pequenas quantidades em relação ao leite maduro, é rico em proteínas, componentes bioativos, como imunoglobulina A secretória (SIgA, do inglês *secretory immunoglobulin A*), lactoferrina e leucócitos, além de fatores de crescimento, mas apresenta baixas concentrações de carboidratos e gorduras, sugerindo que sua função principal não é nutricional, mas imunológica, oferecendo proteção imediata ao RN.[5]

O leite de transição, por outro lado, é produzido entre o sétimo dia e a segunda semana pós-parto e apresenta características mistas de colostro e leite maduro, suprindo as necessidades nutricionais e de desenvolvimento do lactente para um rápido crescimento. A partir da quarta semana pós-parto, o leite materno já pode ser considerado maduro. Ao contrário do colostro, o leite maduro possui menor teor de proteínas e de componentes imunológicos, mas maior concentração de carboidratos e gorduras, o que reforça seu papel nutricional.

NUTRIENTES COM AÇÕES IMUNOLÓGICAS DO LEITE MATERNO

Nutrientes, incluindo carboidratos, proteínas, lipídios, vitaminas e minerais, são muito conhecidos por seus papéis no fornecimento de energia, construção de massas magra, gorda e óssea, e participam direta e indiretamente de diversas vias metabólicas para manutenção celular e homeostase de todo o organismo. Tanto os macronutrientes quanto os micronutrientes podem desempenhar funções imunológicas e são usados em todas as vias da resposta imune, embora a maioria dos imunonutrientes e componentes imunológicos sejam proteínas. O Quadro 1 mostra alguns compostos bioativos proteicos com ação imunológica mais abundantes no leite materno.

• **QUADRO 1** Componentes bioativos do colostro e do leite humano e suas concentrações e funções imunológicas

	Componente (unidade)	Colostro*	Leite maduro	Função
Anticorpos	IgA secretora (g/L)	1.182	716	"Exclusão imune" – liga-se ao microrganismo, prevenindo adesão e penetração no epitélio da mucosa, sem ativar reações inflamatórias
	IgM (g/L)	1,13	0,05	Também faz exclusão imune; apresenta atividade compensatória em pacientes deficientes de IgA
	IgG (g/L)	0,53	0,03	Atividade neutralizante e opsonizante; ativação do sistema complemento; citotoxicidade dependente de anticorpos
Carboidratos	Oligossacarídeos (g/L)	16	14	Promovem o crescimento de lactobacilos e bifidobactérias; inibem a adesão de patógenos no intestino do lactente por sua homologia com receptores de superfície das células epiteliais
Proteínas	Lactoferrina (g/L)	5,7	3,6	Forma a lactoferricina, ação quelante do ferro essencial para o crescimento bacteriano; estimula a produção de citocinas; aumenta a imunidade de mucosas, atividade de células *natural killer* e citotoxicidade dos macrófagos; exerce atividade contra vírus e fungos
	Haptocorrina (g/L)	4,8 ± 1,2	3,2 ± 1,8	Atividade antibacteriana; facilita a absorção de vitamina B12 pelas células intestinais do lactente
	α-lactalbumina (g/L)	4,6 ± 0,4	2,9 ± 0,2	Atividade antimicrobiana; liga-se ao ácido oleico para formar um composto chamado HAMLET (um complexo molecular que mata células tumorais por um processo semelhante à morte celular programada)
	k-caseína (mg/L)	860 ± 90	550 ± 50	Análogo de receptor solúvel com atividade inibitória para adesão de *Helicobacter pylori* à mucosa gástrica

(continua)

QUADRO 1 Componentes bioativos do colostro e leite humano e suas concentrações e funções imunológicas (continuação)

	Componente (unidade)	Colostro*	Leite maduro	Função
Proteínas	α1- antiquimotripsina (mg/L)	670	12	Possíveis ações no intestino do lactente: inibição da DNA polimerase; estimulação de células T por IL-2; produção de superóxido por neutrófilos; quimiotaxia
	Osteopontina (mg/L)	180 ± 10	138 ± 9	Induz resposta de linfócitos efetores Th1
	Lactoperoxidase (mg/L)		0,8 ± 0,4	Catalisa a oxidação do tiocianato da saliva, formando hipotiocianato, que pode matar bactérias patogênicas Gram-positivas e Gram-negativas
	Mucina (ug/mL)		554 ± 52	Inibe a ligação de bactérias entéricas às células intestinais
	Lipase estimulada por sais biliares (µg/mL)	71,5 ± 40,6	236,9 ± 52,8	Liga-se ao receptor DC-SIGN em células dendríticas e previne sua interação com HIV-1, levando ao bloqueio da transfecção de HIV-1 em células T CD4$^+$
	Lactaderina (ug/mL)		66 ± 5	Presente na membrana do glóbulo de gordura do leite; liga-se ao rotavírus, impedindo sua ligação às células epiteliais do lactente
	Lisozima (µg/mL)	81,7	84,4	Hidrolisa as paredes bacterianas de bactérias Gram-positivas e a matriz proteoglicana interna das membranas de bactérias Gram-negativas
	CD14 solúvel (sCD14) (µg/mL)	40,7	21,2	Atividade imunomoduladora nas respostas imune e inflamatória no intestino do lactente
	Fator trefoil 3 (pmol/L)	1.540	80	Diminui a produção de citocinas pró-inflamatórias e promove a expressão de β-defensina humana em células epiteliais intestinais

(continua)

• **QUADRO 1** Componentes bioativos do colostro e leite humano e suas concentrações e funções imunológicas *(continuação)*

	Componente (unidade)	Colostro*	Leite maduro	Função
Proteínas	Osteoprotegerina (nM/L)	2,8-40,6	2,9-32,1	Liga-se ao ligante indutor de apoptose relacionado ao TNF e induz apoptose dependente de caspase, especialmente em células Th1, regulando o equilíbrio Th1/Th2 do sistema imunológico do lactente
Ácidos graxos	Ácido oleico (ômega-9)	35% da gordura total	(15,1 mg/g)	Estimula a síntese de ROS
	LC PUFA – AA (ômega-6)	26% da gordura total	(5,6 mg/g)	Precursor dos eicosanoides, promove processos inflamatórios pela produção de prostaglandinas e leucotrienos; estimula a síntese de ROS
	LC-PUFA – EPA/DHA (ômega-3)	0,6% da gordura total	(0,9 mg/g)	Inibe a resposta imune, diminuindo a quimiotaxia de monócitos e neutrófilos e a produção de citocinas pró-inflamatórias
Peptídeos antimicrobianos	β-defensina 1 (ng/mL)	110,9	66,9	Promove a maturação de células dendríticas derivadas de monócitos e inibe sua apoptose; promove a proliferação e ativação de células T CD4 neonatais
	β-defensina 2 (ng/mL)	745,6	197,8	Atividade antimicrobiana contra uma variedade de bactérias, incluindo patógenos comuns que causam diarreia infantil e bactérias nosocomiais Gram-negativas
	α-defensina-5 (pg/mL)	78,1	78,1	Protege contra infecções gastrintestinais e sistêmicas e auxilia no desenvolvimento do sistema imunológico das mucosas; possível efeito inibitório contra SARS-CoV-2
	Catelicidina LL37 (pg/mL)	390,6	390,6	Atividade antibacteriana contra bactérias Gram-positivas e Gram-negativas; possível efeito inibitório contra SARS-CoV-2

(continua)

• **QUADRO 1** Componentes bioativos do colostro e leite humano e suas concentrações e funções imunológicas (continuação)

	Componente (unidade)	Colostro*	Leite maduro	Função
Fatores não proteicos	Nucleotídeo (μmol/L)	16,7-292,0	10,2-240,0	Modulação da maturação, ativação e proliferação de linfócitos e células natural killer e produção de imunoglobulinas; reduz enterobactérias e aumenta a contagem de bifidobactérias na microbiota fecal
	miRNA (miRNA-Let-7, miRNA-30B e miRNA-378, respectivamente) (Log₁₀ 2 − ΔΔCt)	2,6 ± 0,7; 4,1 ± 0,6; 4,6 ± 0,7	2,4 ± 0,6; 4,9 ± 0,6; 3,6 ± 0,8	Regulação do desenvolvimento de monócitos e células Treg; diferenciação e maturação de células B e T; proliferação de granulócitos

* Colostro, produzido até o sétimo dia após o parto; leite maduro, produzido a partir da quarta semana pós-parto. ROS: espécies reativas de oxigênio.
Fonte: Kim et al.;[6] Vizzari et al.;[7] Li et al.;[8] Palmeira e Carneiro-Sampaio.[9]

Estima-se que existam mais de 400 proteínas no leite materno, que são classificadas como caseínas, proteínas do soro e mucinas, estas últimas presentes na membrana do glóbulo de gordura do leite. As concentrações de proteínas do leite geralmente não são afetadas pela dieta materna, mas aumentam com o IMC materno e diminuem em mulheres que produzem maiores volumes de leite.[10] É importante ressaltar que a literatura relata níveis aumentados de alguns componentes bioativos no colostro e leite obtidos de mães de bebês prematuros quando comparados aos de bebês a termo.[11,12]

Os oligossacarídeos do leite (HMO, do inglês *human milk oligosaccharides*) são glicanos solúveis, compostos principalmente por monossacarídeos e derivados de monossacarídeos, que resistem à hidrólise por enzimas gastrintestinais, permanecendo intactos no intestino delgado. Os HMO favorecem o crescimento de lactobacilos e bifidobactérias no lúmen intestinal de lactentes e, por sua homologia com receptores presentes nas células epiteliais para patógenos comuns presentes na mucosa, são capazes de se ligar e inibir a adesão de microrganismos à mucosa intestinal infantil.[13]

Os lipídios fazem parte dos nutrientes mais abundantes no leite humano, que contém ácidos graxos poli-insaturados essenciais (PUFA, do inglês *polyunsaturated fatty acids*), incluindo ácido araquidônico (AA), ácido eicosapentaenoico (EPA, do inglês *eicosapentaenoic acid*) ou ácido docosa-hexaenoico (DHA, do inglês *docosahexaenoic acid*)[14] e ácidos graxos de cadeia curta derivados de HMO usados por bactérias intestinais.[15] Tais compostos, além de fornecerem energia, participam da manutenção da mucosa intestinal, desempenhando um papel extremamente importante no desenvolvimento dos diversos órgãos do lactente. Já foi demonstrado o papel potencial dos PUFA de cadeia longa na modulação da inflamação e da resposta imune, influenciando a atividade das células *natural killer*, a produção de citocinas e a proliferação de linfócitos.[16] A distribuição dos diferentes tipos de lipídios na composição de gordura do leite materno é a mais afetada pela dieta materna. Por exemplo, mulheres que incluem muito peixe em sua dieta ou tomam suplementos contendo ômega-3 têm sua concentração aumentada no leite materno; além disso, também foi relatado que a proporção ômega-3:ômega-6 (n3:n6) no leite materno é diferente entre os diferentes países.[17]

Vitaminas e minerais participam de quase todas as vias metabólicas do organismo humano. No sistema imune, estão envolvidos em diversas etapas da resposta imune, como ativação, modulação, proliferação e diferenciação leucocitária, no sistema imune tanto inato quanto adquirido. São importantes para atividade antimicrobiana, produção de imunoglobulinas e manutenção da integridade da barreira intestinal e homeostase da microbiota. Além disso, são fortes antioxidantes que protegem os tecidos contra o estresse oxidativo.[18]

As vitaminas A, D e B12 estão em maior concentração no colostro do que no leite maduro, enquanto as vitaminas B1 (tiamina), B2, B3 (niacina), B5, B6 e folato estão em níveis mais baixos no colostro e aumentam ao longo da lactação. O estado nutricional e a dieta materna são capazes de alterar a composição das gorduras, vitaminas e alguns minerais. Em geral, as vitaminas do leite são afetadas somente quando a mãe apresenta uma deficiência severa e podem ser corrigidas com o aumento da ingestão, enquanto os minerais são pouco afetados pela ingestão materna, uma vez que a maioria deles é regulada por mecanismos homeostáticos. Ferro, cobre, zinco, sódio e manganês diminuem ao longo da lactação, enquanto o potássio aumenta, e o selênio é variável de acordo com a ingestão materna. Cálcio, fósforo e magnésio são estáveis ao longo da lactação.[19]

COMPONENTES IMUNOLÓGICOS DO LEITE MATERNO

O efeito benéfico do aleitamento materno sobre a função imunológica do lactente já está bem estabelecido. A concentração dos componentes imunológicos do leite pode ser afetada pelo estado imunológico materno, como presença de febre, alergia, mastite, entre outros.[20] Recentemente, foi descrito que a infecção no lactente também é capaz de alterar a composição imunológica celular e humoral do leite materno.[21,22]

Os fatores bioativos do leite humano exercem diversas funções, incluindo: atividade antimicrobiana; desenvolvimento e modulação da resposta imune e inflamatória; atividade antioxidante; estimulação do crescimento e maturação intestinal; melhorar a absorção e disponibilidade de micronutrientes; modulação da microbiota; e desenvolvimento do sistema cognitivo/nervoso.

Leucócitos

Leucócitos, células epiteliais e células-tronco estão presentes no leite humano. Os leucócitos estão presentes em maior número no colostro em relação ao leite maduro, provavelmente refletindo o fato de que as junções do epitélio mamário são mais frouxas durante os primeiros dias após o nascimento.[23] No entanto, é importante ressaltar que o volume de leite maduro consumido é significativamente maior, mantendo uma ingestão celular significativa pelo lactente. Macrófagos (40-50%) e neutrófilos (40-50%) estão em número muito maior do que linfócitos (5-10%), que são principalmente linfócitos T ($\cong$ 80%). Esses tipos celulares apresentam um fenótipo ativado, e sua presença no leite se deve à migração transepitelial para o tecido mamário, estimulada por quimiocinas específicas na glândula mamária. Curiosamente, outros tipos de leucócitos (basófilos, eosinófilos, mastócitos) e plaquetas, que geralmente estão relacionados à inflamação, raramente são encontrados. Vale ressaltar que leucócitos viáveis do leite foram isolados nas fezes de lactentes alimentados com leite humano,[24] sugerindo que essas células permanecem antigenicamente intactas no intestino. Foi demonstrado que algumas dessas células são capazes de atravessar as barreiras epiteliais em modelos animais e são enxertadas nos tecidos e órgãos da prole.[25]

Anticorpos

Os anticorpos do leite humano refletem a estimulação antígeno-específica do MALT materno, tanto no intestino quanto nas vias aéreas. O colostro e o leite humanos contêm todos os isotipos de imunoglobulinas, sendo a imunoglobulina A (IgA) a que apresenta as maiores concentrações, totalizando de 80 a 90% do total de imunoglobulinas no leite humano, seguida de IgM e IgG, esta última presente em baixas concentrações. Foi comprovado que a SIgA no leite materno apresenta especificidade para uma variedade de microrganismos intestinais e respiratórios comuns.

A SIgA contém a cadeia J (junção), que liga 2 ou 3 moléculas de IgA e o componente secretor (SC), que protege o complexo molecular "SIgA" contra a ação de proteases, abundantes no trato digestivo. As moléculas de IgA e a cadeia J são produzidas por plasmócitos, presentes na lâmina própria da mucosa, enquanto o componente secretor é derivado do receptor polimérico de imunoglobulinas (pIgR, do inglês *polymeric immunoglobulin receptor*), produto das células epiteliais, responsável pela transcitose de IgA através do epitélio para o lado luminal, e é acoplado ao complexo molecular IgA durante sua passagem pelo epitélio. Uma quantidade significativa de SC livre também é liberada no leite humano maduro.[26]

A SIgA é encontrada em todas as secreções externas e nas mucosas, sendo o colostro e o leite os que apresentam as maiores concentrações entre as secreções externas. SIgA e SIgM estão presentes em maiores concentrações nos primeiros dias de lactação, com a concentração de SIgA sendo de 4 a 5 vezes maior que a de IgM, e de 20 a 30 vezes maior que a de IgG.[27] Um declínio dramático nos níveis de IgA e IgM é observado no leite ao longo da lactação, mas essa diminuição é mais do que compensada por um aumento na ingestão de leite à medida que a lactação progride, enquanto os níveis de IgG não mostram nenhuma mudança significativa quando são comparadas lactação precoce e tardia.[28]

Os anticorpos SIgA no leite humano são direcionados a inúmeros patógenos a que a mãe foi desafiada ao longo de sua vida, representando assim sua memória imunológica adquirida ao longo dos anos. A SIgA presente no leite não é proveniente do sangue, mas produzida localmente por plasmócitos derivados de linfócitos B que migram de outras mucosas, principalmente do intestino e do trato respiratório, para a glândula mamária durante a fase de lactação. Assim, os níveis de anticorpos reativos com antígenos de microrganismos que penetram pela mucosa são geralmente maiores no colostro do que no soro.[9]

Vários estudos clínicos e epidemiológicos mostraram que os anticorpos SIgA do leite previnem eficientemente a entrada de microrganismos nos tecidos e representam um importante fator de proteção para lactentes contra diarreia infecciosa e infecções respiratórias superiores, incluindo otite média. A principal função da SIgA é atuar como primeira linha de defesa contra antígenos estranhos, ligando-se a bactérias – comensais ou patogênicas – toxinas, vírus, protozoários e outros materiais antigênicos como lipopolissacarídeos (LPS), impedindo assim a adesão microbiana e sua penetração através do epitélio, sem desencadear reações inflamatórias que possam ser prejudiciais à mucosa do lactente, sendo esse mecanismo de neutralização denominado "exclusão imune".[29] A SIgA é capaz de permanecer intacta e biologicamente ativa em todo o trato intestinal de RN e lactentes jovens.[30] Vale lembrar também que há pouca absorção intestinal de SIgA do leite, que desempenha seu papel no lúmen da mucosa intestinal e trato respiratório superior do lactente.[31]

O repertório dos anticorpos específicos no leite depende da variedade de antígenos que a mãe encontrou durante a vida. Dessa maneira, é de grande importância o incentivo da vacinação nas gestantes, para a proteção tanto materna quanto do RN. A vacinação durante a gravidez, ou mesmo durante a lactação, pode induzir um aumento de anticorpos específicos no leite materno. É bem estabelecido que as vacinas meningocócica, pneumocócica polissacarídica 23-valente e a vacina de vírus influenza inativado podem induzir altos níveis específicos de IgA até seis meses pós-parto e altos níveis específicos de IgG até o segundo mês pós-parto, e esses níveis de anticorpos podem ser de 4 a 5 vezes maiores do que no leite de mães não vacinadas.[32-34] Não obstante, é descrito em vários estudos que vacinas contra o vírus SARS-CoV-2, dadas na gravidez ou na lactação, também são capazes de induzir aumento de anticorpos IgA e IgG específicos no leite materno.[35,36]

Outros componentes humorais

Já está bem descrita a presença de uma série de citocinas no leite humano, as quais exercem múltiplas funções no trato gastrintestinal do lactente.[37] Dentre elas estão: TGF-β (β1, β2 e β3), IL-1α, IL-1β, TNF-α, IFN-γ, IL-1, IL-2, IL-3, IL-4, IL-5, IL-6, IL-7, IL-8, IL-9, IL-10, IL-12, IL-13, IL-15, IL-16, IL-17, IL-18 e TRAIL.[38,39] Essas citocinas estão envolvidas na regulação de processos inflamatórios, previnem alergias e sepse, promovem a hematopoiese, contribuem para o desenvolvimento saudável do intestino e do timo e aumentam a maturação dos enterócitos. Supõe-se que possam atuar como imunoestimuladores ou imunomoduladores nas células fagocitárias e nos linfócitos envolvidos no desenvolvimento da resposta imune específica da criança, atuando na prevenção de hipersensibilidades e alergias, provavelmente por supressão da produção de IgE. Também é descrito um possível papel sobre os leucócitos do leite materno, promovendo sua ativação, estimulando a fagocitose e a apresentação de antígenos; e a indução de crescimento, diferenciação e produção de imunoglobulinas por células B.[40] Por exemplo, foi demonstrada melhor resposta de anticorpos, tanto sérica quanto secretora, à vacina oral para poliovírus e às vacinas antitetânica e antidiftérica em bebês amamentados ao seio materno em relação aos bebês alimentados com fórmula.[41]

Quanto às quimiocinas, além de seu papel quimiotático no recrutamento de leucócitos para o leite humano, já foi demonstrado que algumas delas também são bactericidas para algumas bactérias Gram-negativas e Gram-positivas, parasitas e fungos.[42,43]

Hormônios e fatores de crescimento estão entre os componentes bioativos encontrados no leite humano. Alguns hormônios podem ter um efeito direto sobre o crescimento mamário e a lactação, enquanto outros também podem contribuir para crescimento, a diferenciação e o desenvolvimento de vários tecidos no lactente, como os hormônios gastrintestinais: bombesina, colecistoquinina, peptídeo YY, peptídeo intestinal vasoativo e neurotensina, que podem desempenhar um papel na função, no crescimento e na maturação do trato gastrintestinal do lactente.[44]

Os fatores de crescimento estão presentes no leite materno, atuando principalmente na proliferação e diferenciação de células imaturas do trato gastrintestinal infantil. Fator de crescimento semelhante à insulina 1 e 2 (IGF-1 e IGF-2), fator de crescimento epitelial (EGF), fator de crescimento endotelial vascular (VEGF), fator de crescimento derivado de plaquetas (PDGF), fator de crescimento de hepatócitos (HGF), fator de crescimento neural (NGF), peptídeo-1 semelhante ao glucagon (GLP-1) e fator de crescimento básico de fibroblastos (bFGF) estão entre os fatores de crescimento detectados no leite materno.[45]

O leite humano ainda conta com a presença das proteínas do sistema complemento, sendo as da via alternativa as mais abundantes. A maioria das proteínas envolvidas na ativação da cascata apresentou concentrações mais altas no início da lactação e declinou em fases posteriores. No intestino do lactente, foi sugerido que a ativação do complemento promove a bacteriólise, aumenta a fagocitose e neutraliza os vírus.[46] As proteínas inibitórias da cascata, como clusterina (CLU), vitronectina (VTN), fator acelerador do decaimento do complemento (CD55), fator I do complemento e fator H do complemento, são tão abundantes quanto as ativadoras, provavelmente para minimizar o desencadeamento de um processo inflamatório, principalmente no início da lactação, além de contribuir para a defesa do lactente.[47]

MICROBIOTA

O leite humano é reconhecido por apresentar um microbioma que abriga muitas bactérias, vírus, fungos e leveduras e constitui-se em uma fonte contínua de bactérias comensais e potencialmente probióticas para o intestino do bebê. A composição do microbioma do leite humano é influenciada por vários fatores, incluindo maternos (modo de parto, dieta e índice de massa corporal, doenças, antibióticos perinatais e sofrimento psicossocial pós-natal); neonatal (idade gestacional, sexo e peso ao nascer); ambiental (local geográfico e sazonalidade, estilo de vida, rede social e métodos de coleta); e fatores relacionados ao próprio leite humano (período de lactação, pasteurização e níveis de oligossacarídeos, ácidos graxos do leite, hormônios, leucócitos e anticorpos).[48,49]

Mais de 207 gêneros bacterianos foram identificados no leite humano maduro, que é composto principalmente pelos filos Firmicutes e Proteobacteria, com 12 gêneros que prevaleceram no leite da maioria das mães lactantes: *Pseudomonas*, *Staphylococcus*, *Streptococcus*, *Elizabethkingia*, *Variovorax*, *Bifidobacterium*, *Flavobacterium*, *Lactobacillus*, *Stenotrophomonas*, *Brevundimonas*, *Chryseobacterium* e *Enterobacter*. Vale ressaltar que a composição bacteriana da microbiota fecal do lactente reflete a encontrada no leite materno, e os gêneros *Lactobacillus*, *Staphylococcus*, *Enterococcus* e *Bifidobacterium* foram frequentemente compartilhados entre o leite materno e as fezes do lactente, conforme descrito em vários estudos.[50]

Tem sido sugerido que a microbiota é composta por bactérias presentes na nasofaringe e cavidade oral do lactente ou na pele do mamilo. No entanto, a análise do pré-colostro, ou seja, leite sem contato com o recém-nascido, verificou a presença de bactérias no leite.[51] Outra hipótese para a origem das bactérias presentes no leite materno é que as bactérias não patogênicas são captadas pelas células dendríticas no lúmen intestinal e transportadas para as glândulas mamárias pelo eixo enteromamário.[52] Isso é corroborado por relatos da presença de bactérias vivas aderidas à matriz extracelular de leucócitos.[53] Além disso, um estudo realizado com camundongos prenhes e lactantes mostrou que as bactérias podem se translocar do intestino para as glândulas mamárias.[54]

Essas bactérias do leite humano podem desempenhar vários papéis na mucosa intestinal do lactente, contribuindo para a redução da incidência e gravidade de infecções por diferentes mecanismos, incluindo: exclusão competitiva, por competir com bactérias patogênicas pela adesão da mucosa; produção de compostos antimicrobianos, ou melhora da barreira intestinal, pelo aumento da produção de mucina e redução da permeabilidade intestinal; aumento do metabolismo e absorção de nutrientes; e estimulação do eixo intestino-cérebro. Eles também são essenciais para a produção e o fornecimento de vitaminas K e B12 e ácidos graxos de cadeia curta para o lactente.[55]

CONSIDERAÇÕES FINAIS

A amamentação representa uma engenhosa integração imunológica entre mãe e filho que evoluiu ao longo de milênios para nutrir e proteger os bebês de doenças infecciosas durante esse período crítico de vulnerabilidade imunológica. O leite materno oferece todos os nutrientes importantes para o crescimento e desenvolvimento do lactente, além de serem utilizados de forma intensa pelo sistema imunológico em seus diferentes componentes e estágios de resposta.

Notavelmente, o conteúdo do leite materno muda com o tempo; nos estágios iniciais da lactação, anticorpos SIgA, fatores anti-inflamatórios e leucócitos fornecidos pelo leite materno dão suporte ao sistema imunológico neonatal.

Em particular, os anticorpos no leite materno são direcionados contra antígenos infecciosos e potencialmente patogênicos que estão presentes no ambiente materno, aqueles que provavelmente serão encontrados pelo lactente. Alternativamente, a vacinação durante a gravidez ou durante a lactação pode induzir o aumento de anticorpos específicos no leite materno, representando uma abordagem adicional para melhorar a proteção do lactente durante todo o período de amamentação.

REFERÊNCIAS

1. Simister NE, Mostov KE. An Fc receptor structurally related to MHC class I antigens. Nature. 1989;337(6203):184-7.
2. Palmeira P, Quinello C, Silveira-Lessa AL, Zago CA, Carneiro-Sampaio M. IgG placental transfer in healthy and pathological pregnancies. Clin Dev Immunol. 2012;2012:985646.
3. Costa-Carvalho BT, Vieria HM, Dimantas RB, Arslanian C, Naspitz CK, Solé D, et al. Transfer of IgG subclasses across placenta in term and preterm newborns. Braz J Med Biol Res. 1996;29(2):201-4.
4. Lemke H, Coutinho A, Lange H. Lamarckian inheritance by somatically acquired maternal IgG phenotypes. Trends Immuncl. 2004;25(4):180-6.
5. Castellote C, Casillas R, Ramírez-Santana C, Pérez-Cano FJ, Castell M, Moretones MG, et al. Premature delivery influences the immunological composition of colostrum and transitional and mature human milk. J Nutr. 2011;141(6):1181-7.
6. Kim, JH, Bode L, Ogra PL. Human milk. In: Wilson CB, Nizet V, Maldonado YA, Remington JS, Klein JO, editors. Remington and Klein's infectious diseases of the fetus and newborn infant. Philadelphia: Elsevier Saunders; 2016.
7. Vizzari G, Morniroli D, Ceroni F, Verduci E, Consales A, Colombo L, et al. Human milk, more than simple nourishment. Children (Basel). 2021;8(10).

8. Li D, Chen P, Shi T, Mehmood A, Qiu J. HD5 and LL-37 Inhibit SARS-CoV and SARS-CoV-2 binding to human ACE2 by molecular simulation. Interdiscip Sci. 2021;13(4):766-77.
9. Palmeira P, Carneiro-Sampaio M. Immunology of breast milk. Rev Assoc Med Bras. 2016;62(6):584-93.
10. Nommsen LA, Lovelady CA, Heinig MJ, Lönnerdal B, Dewey KG. Determinants of energy, protein, lipid, and lactose concentrations in human milk during the first 12 mo of lactation: the DARLING Study. Am J Clin Nutr. 1991;53(2):457-65.
11. Trend S, Strunk T, Lloyd ML, Kok CH, Metcalfe J, Geddes DT, et al. Levels of innate immune factors in preterm and term mothers' breast milk during the 1st month postpartum. Br J Nutr. 2016;115(7):1178-93.
12. Bauer J, Gerss J. Longitudinal analysis of macronutrients and minerals in human milk produced by mothers of preterm infants. Clin Nutr. 2011;30(2):215-20.
13. Plaza-Díaz J, Fontana L, Gil A. Human milk oligosaccharides and immune system development. Nutrients. 2018;10(8).
14. Fu Y, Liu X, Zhou B, Jiang AC, Chai L. An updated review of worldwide levels of docosahexaenoic and arachidonic acid in human breast milk by region. Public Health Nutr. 2016;19(15):2675-87.
15. Dai X, Yuan T, Zhang X, Zhou Q, Bi H, Yu R, et al. Short-chain fatty acid (SCFA) and medium-chain fatty acid (MCFA) concentrations in human milk consumed by infants born at different gestational ages and the variations in concentration during lactation stages. Food Funct. 2020;11(2):1869-80.
16. Azagra-Boronat I, Tres A, Massot-Cladera M, Franch À, Castell M, Guardiola F, et al. Associations of breast milk microbiota, immune factors, and fatty acids in the rat mother-offspring pair. Nutrients. 2020;12(2).
17. Butts CA, Hedderley DI, Herath TD, Paturi G, Glyn-Jones S, Wiens F, et al. Human milk composition and dietary intakes of breastfeeding women of different ethnicity from the Manawatu-Wanganui region of New Zealand. Nutrients. 2018;10(9).
18. Gombart AF, Pierre A, Maggini S. A review of micronutrients and the immune system-working in harmony to reduce the risk of infection. Nutrients. 2020;12(1).
19. Bravi F, Wiens F, Decarli A, Dal Pont A, Agostoni C, Ferraroni M. Impact of maternal nutrition on breast-milk composition: a systematic review. Am J Clin Nutr. 2016;104(3):646-62.
20. Hassiotou F, Hepworth AR, Metzger P, Tat Lai C, Trengove N, Hartmann PE, et al. Maternal and infant infections stimulate a rapid leukocyte response in breastmilk. Clin Transl Immunology. 2013;2(4):e3.
21. Zheng Y, Corrêa-Silva S, de Souza EC, Maria Rodrigues R, da Fonseca FAM, Gilio AE, et al. Macrophage profile and homing into breast milk in response to ongoing respiratory infections in the nursing infant. Cytokine. 2020;129:155045.
22. Riskin A, Almog M, Peri R, Halasz K, Srugo I, Kessel A. Changes in immunomodulatory constituents of human milk in response to active infection in the nursing infant. Pediatr Res. 2012;71(2):220-5.
23. Andreas NJ, Kampmann B, Mehring Le-Doare K. Human breast milk: a review on its composition and bioactivity. Early Hum Dev. 2015;91(11):629-35.
24. Michie CA, Tantscher E, Schall T, Rot A. Physiological secretion of chemokines in human breast milk. Eur Cytokine Netw. 1998;9(2):123-9.
25. Zhou L, Yoshimura Y, Huang Y, Suzuki R, Yokoyama M, Okabe M, et al. Two independent pathways of maternal cell transmission to offspring: through placenta during pregnancy and by breast-feeding after birth. Immunology. 2000;101(4):570-80.
26. Demers-Mathieu V, Huston RK, Markell AM, McCulley EA, Martin RL, Dallas DC. Impact of pertussis-specific IgA, IgM, and IgG antibodies in mother's own breast milk and donor breast milk during preterm infant digestion. Pediatr Res. 2021;89(5):1136-43.
27. Ogra SS, Ogra PL. Immunologic aspects of human colostrum and milk. I. Distribution characteristics and concentrations of immunoglobulins at different times after the onset of lactation. J Pediatr. 1978;92(4):546-9.

28. Kim JH, Bode L, Ogra PL. "Human milk". In: Wilson CB, Nizet V, Maldonado YA, Remington JS, Klein JO, editors. Remington and Klein's infectious diseases of the fetus and newborn infant. Philadelphia: Elsevier Saunders; 2016. p.189-213.
29. Brandtzaeg P. The mucosal immune system and its integration with the mammary glands. J Pediatr. 2010;156(2 Suppl):S8-15.
30. Carbonare SB, Silva ML, Palmeira P, Carneiro-Sampaio MM. Human colostrum IgA antibodies reacting to enteropathogenic Escherichia coli antigens and their persistence in the faeces of a breastfed infant. J Diarrhoeal Dis Res. 1997;15(2):53-8.
31. Hanson LA. Breastfeeding provides passive and likely long-lasting active immunity. Ann Allergy Asthma Immunol. 1998;81(6):523-33; quiz 33-4, 37.
32. Shahid NS, Steinhoff MC, Roy E, Begum T, Thompson CM, Siber GR. Placental and breast transfer of antibodies after maternal immunization with polysaccharide meningococcal vaccine: a randomized, controlled evaluation. Vaccine. 2002;20(17-18):2404-9.
33. Shahid NS, Steinhoff MC, Hoque SS, Begum T, Thompson C, Siber GR. Serum, breast milk, and infant antibody after maternal immunisation with pneumococcal vaccine. Lancet. 1995;346(8985):1252-7.
34. Schlaudecker EP, Steinhoff MC, Omer SB, McNeal MM, Roy E, Arifeen SE, et al. IgA and neutralizing antibodies to influenza a virus in human milk: a randomized trial of antenatal influenza immunization. PLoS One. 2013;8(8):e70867.
35. Lechosa-Muñiz C, Paz-Zulueta M, Mendez-Legaza JM, Irure-Ventura J, Cuesta González R, Calvo Montes J, et al. Induction of SARS-CoV-2-specific IgG and IgA in serum and milk with different SARS-CoV-2 vaccines in breastfeeding women: a cross-sectional study in Northern Spain. Int J Environ Res Public Health. 2021;18(16).
36. Calil VMLT, Palmeira P, Zheng Y, Krebs VLJ, Carvalho WB, Carneiro-Sampaio M. CoronaVac can induce the production of anti-SARS-CoV-2 IgA antibodies in human milk. Clinics (São Paulo). 2021;76:e3185.
37. Garofalo R. Cytokines in human milk. J Pediatr. 2010;156(2 Suppl):S36-40.
38. Lepage P, Van de Perre P. The immune system of breast milk: antimicrobial and anti-inflammatory properties. Adv Exp Med Biol. 2012;743:121-37.
39. Brenmoehl J, Ohde D, Wirthgen E, Hoeflich A. Cytokines in milk and the role of TGF-beta. Best Pract Res Clin Endocrinol Metab. 2018;32(1):47-56.
40. Bernt KM, Walker WA. Human milk as a carrier of biochemical messages. Acta Paediatr Suppl. 1999;88(430):27-41.
41. Hahn-Zoric M, Fulconis F, Minoli I, Moro G, Carlsson B, Böttiger M, et al. Antibody responses to parenteral and oral vaccines are impaired by conventional and low protein formulas as compared to breast-feeding. Acta Paediatr Scand. 1990;79(12):1137-42.
42. Wolf M, Moser B. Antimicrobial activities of chemokines: not just a side-effect? Front Immunol. 2012;3:213.
43. Kotarsky K, Sitnik KM, Stenstad H, Kotarsky H, Schmidtchen A, Koslowski M, et al. A novel role for constitutively expressed epithelial-derived chemokines as antibacterial peptides in the intestinal mucosa. Mucosal Immunol. 2010;3(1):40-8.
44. Berseth CL, Michener SR, Nordyke CK, Go VL. Postpartum changes in pattern of gastrointestinal regulatory peptides in human milk. Am J Clin Nutr. 1990;51(6):985-90.
45. Ozgurtas T, Aydin I, Turan O, Koc E, Hirfanoglu IM, Acikel CH, et al. Vascular endothelial growth factor, basic fibroblast growth factor, insulin-like growth factor-I and platelet-derived growth factor levels in human milk of mothers with term and preterm neonates. Cytokine. 2010;50(2):192-4.
46. Brandtzaeg P. Mucosal immunity: integration between mother and the breast-fed infant. Vaccine. 2003;21(24):3382-8.
47. Zhu J, Dingess KA, Mank M, Stahl B, Heck AJR. Personalized profiling reveals donor- and lactation-specific trends in the human milk proteome and peptidome. J Nutr. 2021;151(4):826-39.

48. Padilha M, Danneskiold-Samsøe NB, Brejnrod A, Hoffmann C, Cabral VP, Iaucci JM, et al. The human milk microbiota is modulated by maternal diet. Microorganisms. 2019;7(11).
49. Consales A, Cerasani J, Sorrentino G, Morniroli D, Colombo L, Mosca F, et al. The hidden universe of human milk microbiome: origin, composition, determinants, role, and future perspectives. Eur J Pediatr. 2022.
50. Murphy K, Curley D, O'Callaghan TF, O'Shea CA, Dempsey EM, O'Toole PW, et al. The composition of human milk and infant faecal microbiota over the first three months of life: a pilot study. Sci Rep. 2017;7:40597.
51. Ruiz L, Bacigalupe R, García-Carral C, Boix-Amoros A, Argüello H, Silva CB, et al. Microbiota of human precolostrum and its potential role as a source of bacteria to the infant mouth. Sci Rep. 2019;9(1):8435.
52. Rescigno M, Urbano M, Valzasina B, Francolini M, Rotta G, Bonasio R, et al. Dendritic cells express tight junction proteins and penetrate gut epithelial monolayers to sample bacteria. Nat Immunol. 2001;2(4):361-7.
53. Boix-Amorós A, Collado MC, Mira A. Relationship between milk microbiota, bacterial load, macronutrients, and human cells during lactation. Front Microbiol. 2016;7:492.
54. Perez PF, Doré J, Leclerc M, Levenez F, Benyacoub J, Serrant P, et al. Bacterial imprinting of the neonatal immune system: lessons from maternal cells? Pediatrics. 2007;119(3):e724-32.
55. Latuga MS, Stuebe A, Seed PC. A review of the source and function of microbiota in breast milk. Semin Reprod Med. 2014;32(1):68-73.

7
Ação dos nutrientes na resposta imune na saúde e na doença

Simone Correa-Silva
Yingying Zheng

INTRODUÇÃO

A resposta imune gera estresse oxidativo, e tal mecanismo parte do processo inflamatório, mas, quando em excesso, pode ser deletério ao indivíduo. Se patógenos invadem o corpo, o mecanismo de defesa natural inespecífico fornece uma resposta imediata. A seguir, o mecanismo de defesa específico ou adaptativo derivado dos linfócitos secretores de anticorpos e proteínas direcionadas a patógenos intra e extracelulares entra em ação e a liberação de várias citocinas e quimiocinas por macrófagos leva à inflamação. Dessa forma, a inflamação e o estresse oxidativo também contribuem para o funcionamento normal do corpo humano e são essenciais ao desenvolvimento da resposta imune. Para o retorno à homeostase, após a resposta imune, nosso organismo possui moléculas específicas de imunorregulação. Esse complexo sistema se utiliza intensamente de nutrientes para seu equilíbrio. Dessa forma, o sistema imune utiliza macro e micronutrientes durante a após a resposta imune diante de diversos antígenos.

Esse é um tópico extremamente extenso e complexo, pois os nutrientes participam de todas as vias da resposta imune. A seguir, abordaremos a importância de alguns micronutrientes para nosso sistema imunológico.[1]

VITAMINA A

A vitamina A (retinol) e seu metabólito ativo, o ácido retinoico (RA), possuem funções muito bem conhecidas no desenvolvimento embrionário e na visão. Atualmente sua importante função na regulação e no desenvolvimento do sistema imune está amplamente reconhecida. A vitamina A é uma vitamina essencial para os seres humanos, uma vez que não somos capazes de sintetizá-la a partir de uma fonte. Podemos obter retinol a partir dos carotenoides, derivados de frutas e vegetais, e dos ésteres de retinol de origem animal. Os carotenoides e ésteres de retinol são convertidos em retinol e absorvidos pelos enterócitos, depois são novamente esterificados e transportados por meio de quilomícrons ao fígado, onde são estocados, de forma que os níveis séricos de retinol são bem regulados. O retinol circula pela corrente sanguínea ligado à proteína transportadora de retinol (RBP, do inglês *retinol-binding protein*). O complexo RBP-retinol é reconhecido pelo receptor de membrana celular, o STRA6, que remove o retinol do complexo e o transporta para dentro da célula. Uma vez no interior da célula, o retinol sofre duas etapas de oxidação pelas enzimas ADH/RDH e RALDH, respectivamente, tendo como produto final o RA, que é então transportado para dentro do núcleo. O RA desempenha diversas funções ao interagir com a cromatina nuclear por meio de receptores RAR (receptor de ácido retinoico) ou RXR (receptor de retinoide X), que resulta em mudança conformacional, liberação de correpressores, recrutamento de coativadores e início da transcrição, em resumo, modificação da função celular em função da ativação de determinados genes.[2] As vitaminas têm um importante papel no sistema imunológico, que se estende para a resposta imune tanto inata quanto adaptativa. Embora algumas vitaminas, como C e E, e membros do complexo B, possam agir de maneira relativamente inespecífica no sistema imunológico (p. ex., como antioxidantes), outras vitaminas, como A e D, podem influenciar o sistema imunológico a responder de maneiras altamente específicas.[3]

O RA desempenha um papel fundamental na manutenção do sistema imune das mucosas. Embora o mecanismo ainda seja desconhecido, a migração das células dendríticas (CD) e de macrófagos para as mucosas depende de RA, que modula a expressão das moléculas que direcionam os leucócitos para o intestino (moléculas de *homing*). A deficiência de vitamina A gera alteração na composição das subpopulações de CD no intestino e a diminuição da atividade fagocítica e de geração de espécies reativas de oxigênio pelos macrófagos ativados durante a inflamação, além da redução no número e na atividade das células *natural killer*. O RA também é requerido no compartimento estromal dos linfonodos para induzir a expressão das moléculas de *homing* para o intestino nos linfócitos.

Na lâmina própria e no tecido linfoide associado ao intestino (GALT, do inglês *gut-associated lymphoid tissue*), as CD e os macrófagos são capazes de captar e transformar a vitamina A em RA, sendo, assim, a principal fonte de RA para as demais células imunes. O RA derivado de CD induz a expressão de CCR9 e $\alpha 4\beta 7$ nos linfócitos T, B, ILC1 e ILC3, sem a necessidade da presença de citocinas. Essas duas moléculas são importantes para a permanência dessas células no intestino. Além disso, o RA, junto com a interleucina (IL) 6 ou a IL-5, é crucial para a mudança de classe das células B para plasmócitos secretores de IgA, o principal anticorpo da mucosa, sem necessidade da presença do linfócito T.[4] RA de CD são capazes de inibir a diferenciação de T *naïve* para Th17 por bloquear IL-6, IL-21 e IL-23. Além disso, também bloqueia a produção de IL-4, IL-21 e IFN-γ por linfócitos T CD4$^+$CD44^{high}. Como essas citocinas inibem a conversão de T *naïve* para linfócitos T reguladores (Treg), seu bloqueio faz com que a conversão seja ativada. Além disso, o RA promove a expressão de Foxp-3 e TGF-β, fatores que levam à diferenciação de células Treg. O RA também promove a produção de IL-10 por Treg. Estudo em camundongos com doença de Crohn demonstrou que o estoque em excesso de vitamina A induz a expressão de CCR9$^+\alpha$4β7$^+$FOXP3$^+$Treg, o que favorece a migração de Treg para o intestino e o controle da inflamação.[5]

VITAMINA D

A vitamina D e seus metabólitos são hormônios esteroides e precursores hormonais. Cerca de 80% derivam da fotoconversão de 7-di-hidrocolesterol a pré-vitamina D3 pelos raios ultravioleta B (UVB) provenientes do Sol, e o restante é obtido da dieta e a partir de suplementos alimentares. Seja derivadas da pele, seja de alimentos ou suplementos, as pré-vitaminas D2 e D3 são biologicamente inativas e, no fígado e no rim, passam por duas fases de hidroxilação à forma biologicamente ativa da vitamina D, 1,25(OH)2D ou calcitriol. A vitamina D e seus metabólitos são transportados na circulação pela proteína de ligação da vitamina D (VDBP, do inglês *vitamin D-binding protein*); tendo alcançado suas células-alvo, eles se dissociam do VDBP e entram nas células. A principal função do calcitriol é regular a homeostase do cálcio. Outras atividades biológicas incluem regulação da proliferação e diferenciação de várias células, incluindo queratinócitos, células endoteliais, osteoblastos e leucócitos. A maioria dessas funções biológicas é mediada pelo receptor citosólico da vitamina D (VDR), e, juntamente com o receptor do ácido retinoico (RXR), atuam como um fator de transcrição regulando a transcrição de genes-alvo.[1]

O calcitriol também pode ser metabolizado por células do sistema imunológico. Foi demonstrado que células dendríticas, monócitos/macrófagos e células T e B expressam vitamina D e 1-alfa-hidroxilase (CYP27B1), a enzima ativadora da vitamina D. Dessa forma, o calcitriol se concentra localmente nos microambientes linfoides que contêm concentrações fisiologicamente altas de calcitriol, aumentando assim sua ação específica e limitando efeitos sistêmicos potencialmente indesejáveis, como hipercalcemia e aumento da reabsorção óssea.[6]

A vitamina D ativada suprime a produção de citocinas pelas CD, especificamente IL-12, que afeta a diferenciação de células T *helper* em células Th1 produtoras de IFN-γ e Th17 produtoras de IL-17. Observou-se que o calcitriol possui efeito inibitório nas células imunes da resposta adaptativa, levando a inibição da proliferação de células T, da expressão IL-2 e IFN-γ, diminuição da citotoxicidade mediada por células T CD8. O efeito antiproliferativo poderia ser explicado, pelo menos em parte, pela diminuição da produção de IL-2, pois a proliferação é parcialmente resgatada pela adição de IL-2 exógena.[4] Em contrapartida, a vitamina D também promove a secreção da citocina anti-inflamatória IL-10. Estudos anteriores indicaram que células B têm sua diferenciação, proliferação e produção de anticorpos suprimidos por linfócitos T auxiliares tratados com calcitriol. Mais recentemente, um estudo demonstrou que o próprio calcitriol suprime a diferenciação celular dos linfócitos B *naïve* e a maturação de células B de memória e plasmócitos.[6]

VITAMINA C

Os estudos sobre a importância da vitamina C no organismo humano se iniciaram em razão de sua deficiência grave, que leva a uma doença potencialmente fatal chamada escorbuto. O escorbuto é caracterizado pela falha na cicatrização de feridas decorrente do enfraquecimento das estruturas dos colágenos, e pelo comprometimento do sistema imune, com alta suscetibilidade a infecções como a pneumonia. A vitamina C é um antioxidante altamente eficaz, por sua capacidade de doar elétrons prontamente, protegendo assim biomoléculas importantes (proteínas, lipídios, carboidratos e ácidos nucleicos) de danos por oxidantes gerados durante o metabolismo celular normal e exposição a toxinas e poluentes (p. ex., fumaça de cigarro). Além disso, a vitamina C é cofator para diversas enzimas, participando da síntese de hormônios, síntese de colágenos, vias de sinalização celular, transcrição gênica e regulação da metilação de DNA.

Para o sistema imune, primeiro podemos destacar sua participação na manutenção e na cicatrização da barreira epitelial, nossa primeira defesa contra a entrada de patógenos. A vitamina C é ativamente acumulada nas células da derme e epiderme, sendo um cofator para as enzimas lisil e a prolil hidroxilase, que estabilizam a estrutura terciária dos colágenos, além de estimular a expressão dos genes de produção de colágenos em fibroblastos. Os leucócitos, como neutrófilos e monócitos, ativamente acumulam vitamina C contra o gradiente de concentração, resultando em um nível intracelular 50 a 100 vezes maior que a concentração plasmática. Acredita-se que esse acúmulo esteja associado à proteção da célula contra o estresse oxidativo.

Uma alteração no equilíbrio entre a geração de oxidantes e defesas antioxidantes pode levar a alterações em múltiplas vias de sinalização, tendo o fator nuclear kappa B (NF-κB) no papel central. Os oxidantes podem ativar o NF-κB, que desencadeia uma cascata de sinalização que por sua vez leva à síntese contínua de espécies oxidativas e outros mediadores inflamatórios. A vitamina C demonstrou atenuar a geração de oxidantes e a ativação de NF-κB em células dendríticas e neutrófilos. A quimiotaxia de neutrófilos depende da vitamina C: um estudo confirmou esses dados quando mostrou que pacientes com infecção severa apresentavam comprometimento na habilidade quimiotática de neutrófilos. Acredita-se que essa "paralisia" de neutrófilos se deva em parte a níveis aumentados de anti-inflamatórios mediadores imunossupressores (p. ex., IL-4 e IL-10) durante a resposta anti-inflamatória compensatória observada após hiperestimulação inicial do sistema imunológico. No entanto, essa modificação na quimiotaxia pode ser decorrente da depleção de vitamina C, o que é muito comum durante uma infecção severa. Não obstante, estudos com suplementação de vitamina C têm restaurado e melhorado a resposta quimiotática dos neutrófilos em pacientes com infecções recorrentes e neonatos com sepse. A deficiência de vitamina C não só compromete a mobilidade de neutrófilos como também sua capacidade fagocitária e a geração de espécies reativas de oxigênio (ERO). Suplementação com vitamina C somente melhora em 20% a geração de ERO, e suplementação conjunta de vitaminas C e E melhora tanto a fagocitose quanto a geração de oxidantes.[7] O Quadro 1 lista algumas funções de algumas vitaminas, e o Quadro 2 lista funções dos minerais na resposta imune inata e adaptativa.

Assim como as vitaminas, os minerais são essenciais para o desenvolvimento de todas as etapas da resposta imunológica. Da mesma forma que as vitaminas, os minerais participam como cofator de diversas enzimas essenciais para a resposta imune. Assim, o fornecimento de minerais pode influenciar a suscetibilidade a infecções, mas também tem efeitos sobre o desenvolvimento de doenças crônicas. Para a maioria das pessoas, uma dieta balanceada é suficiente para suprir o corpo com quantidades de minerais vitais. No entanto, agora há um número crescente de indivíduos que apresentam risco de deficiência mineral. Incluem-se pessoas com doenças crônicas, idosos, pessoas que vivem com dietas vegetarianas ou veganas ou mulheres durante a gestação. O Quadro 2 lista a ação de alguns minerais no sistema imune.

A resposta imunológica é coordenada por várias células e moléculas solúveis que participam da imunidade inata e humoral. O funcionamento adequado do sistema imune necessita da distinção entre antígenos "próprios e não próprios". Essa distinção ocorre pelos mecanismos de tolerância imunológica já citados nos Capítulos 4 e 11. Quando os mecanismos de tolerância falham, o sistema imune pode ser ativado, construindo resposta específica para diferentes tipos de moléculas (antígenos próprios) do nosso organismo. Nesse caso acontece o desenvolvimento das doenças autoimunes. O manejo dietoterápico das diferentes doenças autoimunes é semelhante na maioria dos nutrientes, com algumas

- **QUADRO 1.** Ação das vitaminas no sistema imune

Nutriente	Ação no sistema imune
Vitamina E	Proteção das membranas celulares contra os radicais livres, manutenção das barreiras mucosas, aumenta a produção de IL-2 e a citotoxicidade das células NK.
Vitamina B2 (riboflavina)	Regula a oxidação dos ácidos graxos. Participa da diferenciação e função das células imunes.
Vitamina B3 (niacina)	Tem papel na respiração aeróbica celular, participa da regulação da resposta imune na diferenciação para linfócitos Treg e inibe a produção de citocinas inflamatórias como IL-1, IL-6 e TNF-α pelos macrófagos e monócitos.
Vitamina B5 (ácido pantotênico)	Importante para a geração de energia para as células e para a sobrevivência das células imunes.
Vitamina B6 (piridoxina)	Participa da proliferação, diferenciação e migração dos linfócitos.
Vitamina B7 (biotina)	Essencial para a geração de energia da célula. Tem efeito inibitório, pois inibe a atividade de NFkB e inibe a secreção de TNF-α, IL-1, IL-6 e IL-8.
Vitamina B9 (folato)	Importante para a sobrevivência dos linfócitos T no intestino, diminui a proliferação dos linfócitos T CD8+.
Vitamina B12 (cobalamina)	Importante para a atividade das células NK, participa da resposta imune humoral.

IL: interleucina; TNF-α: fator de necrose tumoral alfa.
Fonte: elaboração das autoras.

- **QUADRO 2.** Ação dos minerais no sistema imune

Nutriente	Ação no sistema imune
Zinco	Aumenta a citotoxicidade das células NK, tem papel central na proliferação e diferenciação das células imunes, aumenta a atividade de macrófagos, importante para a manutenção da barreira mucosa.
Ferro	Importante para a produção de IL-6 e IFN-γ, importante para a diferenciação e proliferação das células T, participa da geração de ERO.
Magnésio	Protege as células, diminui o estresse oxidativo, importante para a replicação do DNA, regula a ativação de leucócitos, envolvido na regulação da apoptose.
Selênio	Faz parte das selenoproteínas, que são importantes na defesa contra as ERO geradas na resposta imune. Importante para a função da NK. Importante na regulação da resposta inflamatória.
Cobre	Importante para a ação dos macrófagos e neutrófilos (participa da fagocitose), aumenta a atividade de NK.

ERO: espécies reativas de oxigênio; IFN-γ: interferon gama; IL: interleucina.
Fonte: elaboração das autoras.

particularidades. É importante entender a patogênese da doença, o tipo de resposta imune desencadeada e como essa resposta pode mudar a necessidade dos nutrientes. Além disso, sempre se deve avaliar o estado nutricional do paciente e levar em consideração o momento da doença e o gasto dos nutrientes.

As doenças autoimunes podem causar danos em vários tecidos e órgãos. Vale ressaltar que as doenças autoimunes são comumente definidas como doenças nas quais as células T ou células B (produtoras de anticorpos) são os fatores causais ou os principais desencadeadores da patogênese e não incluem os caracterizados por excesso de inflamação gerado pelas células imunes inatas ativadas sem um alvo de autoantígeno claro. Não existe uma classificação amplamente aceita e/ou padrão para doenças autoimunes, o que se deve principalmente à falta de caracterização clara da patogênese. No entanto, clinicamente, é útil dividi-las em duas categorias principais: doença autoimune específica em determinado órgão e doenças autoimunes sistêmicas, nas quais se observa que a autoimunidade atinge vários órgãos/tecidos.[8] A etiologia das doenças autoimunes ainda é desconhecida, mas sabe-se que seu desenvolvimento envolve vários fatores, incluindo predisposição genética e impacto ambiental. Apesar do papel fundamental da predisposição genética, trabalhos realizados com gêmeos idênticos mostram a importância de fatores externos como ambiente, estilo de vida, dieta e infecção. Assim, esses fatores externos modificáveis tornaram-se alvos para o desenvolvimento de estratégias preventivas e terapêuticas contra doenças autoimunes. A seguir, veremos como exemplos as modificações dietéticas de duas das doenças autoimunes mais prevalentes, o lúpus eritematoso sistêmico (LES) e a artrite reumatoide (AR).

LÚPUS ERITEMATOSO SISTÊMICO

O LES é uma doença autoimune multissistêmica, crônica e potencialmente fatal, que afeta principalmente mulheres entre a puberdade e a menopausa. Alterações podem ocorrer em muitas partes da cascata imune, resultando em uma notável heterogeneidade de apresentações clínicas. O atraso no diagnóstico está associado ao aumento do dano aos sistemas de órgãos vitais.[9] A complexidade do LES é indicada por diversas doenças associadas (incluindo artrite e doenças neurológicas, renais, manifestações cutâneas e gastrintestinais, entre outras) e anormalidades laboratoriais (incluindo hematológicas e alterações sorológicas, como níveis reduzidos de complemento e níveis aumentados de autoanticorpos). O LES é causado por uma reação autoimune na qual os sistemas imunes inato e adaptativo dirigem uma resposta inadequada a ácidos nucleicos contendo partículas celulares. No entanto, a produção de anticorpos contra esses ácidos nucleicos [anticorpos antinucleares (ANA)] é bastante comum na população, e nem todas as pessoas que têm ANA desenvolvem LES, sugerindo que outros mecanismos devem promover a progressão da autoimunidade para a doença se manifestar.

A patogênese geral dessa doença ainda precisa de um melhor entendimento. As células B maduras (plasmócitos) produzem anticorpos protetores contra patógenos exógenos. As células B (e T) autorreativas geralmente são eliminadas do sistema imunológico durante uma etapa de seleção negativa que ocorre no início de seu processo de maturação. O LES é considerado uma doença de células B, pois a maioria dos pacientes lúpicos apresenta altos títulos de anticorpos autorreativos produzidos principalmente contra antígenos nucleares [como DNA de fita dupla (dsDNA) e ribonucleoproteínas (RNP)] associados a seus alvos (autoantígenos) e a fatores do complemento, formando imunocomplexos circulantes (CIC). A deposição de CIC em órgãos-alvo inicia e mantém uma resposta inflamatória, levando à sintomatologia da doença. Sabe-se que a atividade da doença está correlacionada com títulos de autoanticorpos, especialmente imunoglobulinas anti-dsDNA (Ig) de isotipos G (IgG).[10] A superprodução de autoanticorpos de alta afinidade no LES é consequência de vários processos imunológicos aberrantes envolvendo tanto o sistema imune adaptativo quanto o inato. Muitos fatores ambientais e genéticos podem influenciar a perda de tolerância das células B e T. De fato, diferentes subconjuntos de células T *helper* (Th), como Th1, Th2, Th17, Tfh (T *helper* folicular), ou mesmo células Treg, estão envolvidos no processo inflamatório da doença.[10]

Nesse contexto, o consumo excessivo de calorias, proteínas, zinco, ferro, grãos refinados, carboidratos e gorduras saturadas/trans podem agravar os sintomas do LES e elevar os níveis séricos de proteína C reativa (PCR) e IL-6. Além disso, o alto consumo de sal (NaCl) e níveis séricos de sódio foram descritos *in vitro* e em modelos murinos como sendo propensos ao desenvolvimento do LES, podendo levar à diferenciação de células auxiliares CD4+ Th17 (células Th17). Estudos replicados em pacientes com AR ou LES identificaram o sódio como fator importante na polarização Th17, com potenciais implicações nas manifestações clínicas da doença. Portanto, esses achados anteriores apoiam o papel dos nutrientes na modulação da resposta imune e destacam a potencial contribuição de um estado nutricional e consumo dietético adequados no prognóstico e desenvolvimento de comorbidades que modificam o curso da doença e a sobrevida no LES.

Uma dieta adequada também é importante para ajudar a combater as comorbidades associadas ao LES, como diabetes *mellitus*, síndrome metabólica, dislipidemia e obesidade. As alterações do perfil lipídico decorrentes de medicação (corticoterapia crônica) ou como resultado da atividade da doença são agravadas por dietas hiperlipídicas. Foram observados níveis mais elevados de colesterol total e da fração do colesterol VLDL-c (lipoproteína de muito baixa densidade), aumento dos triglicerídeos (TG) e diminuição na fração do colesterol HDL-c (lipoproteína de alta densidade).[11]

Calorias

No momento, as informações sobre o impacto da dieta nas doenças autoimunes ainda são insuficientes. No entanto, foi comprovado que a restrição calórica induz vários benefícios ao sistema imunológico, uma vez que essa restrição também leva a alterações na microbiota intestinal. A obesidade em adultos com LES é uma preocupação real, pois até 40 a 50% desses pacientes apresentam aumento da gordura corporal, e também são mais propensos a sofrer de fadiga. Para esse grupo de pacientes com LES, perder peso mantendo um baixo índice glicêmico ou uma dieta hipocalórica também se mostrou eficiente na redução do nível de fadiga, embora a atividade da doença não tenha sido influenciada pela dieta. A redução da ingestão calórica tem ajudado a prevenir a progressão da doença e a síndrome antifosfolípide em camundongos. Em humanos, um estudo monitorando o impacto dietético de duas dietas isocalóricas no LES enfatizou que a dieta com maior nível de ácidos graxos poli-insaturados (PUFA, do inglês *polyunsaturated fatty acids*) reduz o risco de perda fetal e sintomas em mulheres com LES e síndrome antifosfolípide. Fortes evidências apoiam a ideia de que a dieta hipocalórica está relacionada de forma positiva, diminuindo a atividade da doença. Portanto, a proporção calórica adequada para as mulheres é em torno de 1.000 a 1.200 kcal/dia e, para os homens, de 1.200 a 1.400 kcal/dia, com especial atenção a pacientes obesos ou com tendência à obesidade, bem como pacientes com LES em tratamento prolongado ou com altas doses de corticosteroides. Outros hábitos de vida que podem ajudar a aliviar os sintomas no LES incluem a cessação do tabagismo e a prática de exercícios físicos. Também é importante para pacientes com LES o aconselhamento nutricional individualizado, que se mostrou eficaz para iniciar mudanças na dieta.[12]

Lipídios

Evidências cumulativas apoiam fortemente a hipótese de que pacientes com LES são propensos a apresentar problemas cardiovasculares com complicações. A prevalência de cardiopatia isquêmica em pacientes com LES varia de 3,8 a 16%, o que é quase 10 vezes superior ao observado na população em geral, e 50 vezes maior em mulheres jovens em idade reprodutiva. Corticosteroides sistêmicos, quando usados em altas doses ou por um período prolongado, podem levar a eventos adversos, como imunossupressão e dislipidemia. Ácidos graxos

(AG), especialmente os poli-insaturados (PUFA), são um fator dietético eficaz e essencial para pacientes com LES. Entre os PUFA, os ácidos graxos ômega-3 (ω-3) [ou seja, ácido docosa-hexaenoico (DHA) e ácido eicosapentaenoico (EPA)] podem reduzir o nível de mediadores inflamatórios, assim como a proteína C reativa (PCR). EPA e DHA podem reduzir ainda mais a proliferação de linfócitos, mediada por macrófagos, a citotoxicidade mediada por células T, a síntese de citocinas pró-inflamatórias e a quimiotaxia de monócitos e neutrófilos.[13]

Em pacientes com doença estável, uma dieta rica em PUFA pode ter um impacto positivo no estado clínico geral. Os AG ω-3 provocam um efeito anti-inflamatório ao diminuir o nível de PCR e outros mediadores inflamatórios. A restrição calórica e a suplementação dietética bem estabelecida, com ômega-3 e ácidos eicosapentanoico e docosa-hexanoico (na proporção de 3:1), regulam os níveis de colesterol total, LDL-c e TG. Além do efeito anti-inflamatório, a adição desses ácidos graxos na dieta de pacientes com LES protege contra os radicais livres e ajuda a evitar a alteração cardiovascular, reduzindo o nível de anticorpos (anti-dsDNA), interleucinas (IL-1α, IL-1β, IL-2) e TNF-α, regulação da proteinúria e da pressão arterial. Outros ácidos, como o alfalinolênico e o gamalinolênico, também têm efeitos benéficos ao limitar a secreção de TNF-α e IL-2. Não foram encontradas desvantagens da introdução de AG ω-3 na dieta de pacientes com LES, ao contrário da suplementação de AG ω-6, que pode exacerbar a atividade do LES. As principais fontes de ω-3 são óleos de krill e de peixe, azeite de oliva, óleos de canola e de linhaça, peixe (salmão, atum, sardinha, arenque), mas também pode ser encontrado em óleos de prímula e de soja. O óleo de krill, extraído do krill antártico, é considerado superior ao óleo de peixe, pois contém maior quantidade de AG ω-3 e tem efeito antioxidante, reduzindo o infiltrado inflamatório nas articulações. Com a concentração de 70% de PUFA ω-3 e rico em ácido alfalinolênico, a ingestão diária de 30 g de óleo de linhaça pode diminuir a creatinina sérica em pacientes com LES que apresentam disfunção renal. A alta dosagem de óleo de peixe (18 g/dia) também é benéfica na redução do nível de TG em até 40%, enquanto aumenta o HDL-c em um terço. Ocorre aumento da expressão de moléculas de adesão e da produção de citocinas inflamatórias, por meio da ação de mediadores pró-resolutivos especializados, como lipoxinas, resolvinas, protectinas e maresinas, que reduzem a inflamação.[13]

Proteínas

A ingestão de 0,6 g/kg/dia de proteína é útil para melhorar a função renal em pacientes com LES. Estudos com camundongos concluíram que uma limitação no consumo de fenilalanina e tirosina também poderia trazer algum benefício. Também foi postulado que não apenas as proteínas, mas também os aminoácidos selecionados, podem influenciar o curso do LES. Em um estudo com caso-controle, níveis séricos de L-canavanina (um aminoácido) foram significativamente altos em um grupo de pacientes mexicanos com LES em relação aos controles saudáveis, e parece que está sendo considerado um fator de risco no desenvolvimento da doença. Considerando o papel das proteínas e dos aminoácidos, deve-se enfatizar que se recomenda uma dieta têm ingestão moderada de proteínas, e dietas ricas em proteínas devem ser evitadas, especialmente por pacientes com doenças renais relacionadas ao lúpus (p. ex., nefropatia lúpica evidente).[11]

Fibras

A ingestão diária de fibras, encontradas em cereais integrais, frutas e hortaliças, deve ser em torno de 38 g para homens e 25 g para mulheres, a fim de reduzir a glicemia pós-prandial e o nível de lipídios, regular a hiperlipidemia e baixar a pressão arterial e a PCR. No que diz respeito ao consumo de fibras, também se deve considerar a ingestão adequada de água e evitar a ingestão excessiva de fibras, pois pode levar à baixa absorção de nutrientes.[11]

Vitaminas

A vitamina D é um hormônio esteroide com papel essencial no metabolismo mineral e na homeostase do sistema imunológico, e sua deficiência tem sido associada a maior suscetibilidade ao LES e a atividade mais grave da doença. Dados médicos mostram que a forma ativa da vitamina D (calcitriol) pode modular a resposta imune, regulando as respostas das células T e B. Portanto, um nível mais baixo de vitamina D pode ser um fator de risco para desencadear não apenas o LES, mas também outras doenças autoimunes. Sabe-se que a exposição à luz solar estimula a produção de vitamina D, mas isso gera controvérsia, pois os pacientes com LES apresentam fotossensibilidade. Os pacientes com LES são aconselhados a usar protetores solares diariamente, mesmo que não vejam o Sol, pois aproximadamente 80% dos raios UV penetram nas nuvens e no nevoeiro. Nesse caso, a suplementação com vitamina D pode ser benéfica. De fato, alguns estudos postulam que altas doses de vitamina D (até 50.000 UI/dia) têm um papel preventivo, mas melhorias semelhantes foram obtidas com doses de 2.000 UI/dia. Vários estudos revelaram que o nível de vitamina D em pacientes com LES era < 30 ng/mL em 56 a 75% dos casos, enquanto o mesmo nível baixo foi encontrado em menor taxa em indivíduos saudáveis (36-55%). Isso pode ser pelo fato de os pacientes com LES evitarem a exposição solar. Pesquisadores afirmaram que indivíduos saudáveis com ANA positivo têm maior predisposição à deficiência de vitamina D do que pessoas com ANA negativo. Baixos níveis de vitamina D estão associados ao alto escore de atividade do LES (SLEDAI). A suplementação de vitamina D traz efeitos benéficos significativos à densidade mineral óssea e à maturação e ativação das células dendríticas se atingir um nível plasmático > 36,8 ng/L. Um estudo sugere que um alto nível de vitamina D também pode ajudar contra a fadiga em pacientes com LES.[11]

A vitamina C, um importante antioxidante, previne o estresse oxidativo, reduz a inflamação e reduz os níveis de anticorpos (IgG anti-dsDNA), prevenindo também complicações cardiovasculares. Portanto, a vitamina C deve ser suplementada no LES na dose máxima de 1 g/dia, ou em combinação com a vitamina E (vitamina C, 500 mg e vitamina E, 800 UI), por sua ação sinérgica. Suco de laranja, tangerina, mamão e brócolis são excelentes fontes de vitamina C. O ácido retinoico, um metabólito da vitamina A, tem ação antineoplásica, inibe a resposta do tipo Th17 e reduz o nível de anticorpos, portanto a suplementação da dieta deve incluir altos níveis diários dessa vitamina, com cuidado para não exceder a dosagem, o que pode causar sintomas que vão desde pele seca, alopecia, dor de cabeça, náusea e anemia até a morte. Fontes naturais de vitamina A incluem principalmente cenouras e abóboras, mas pode ser encontrada no espinafre, na batata-doce e no fígado.[11]

O complexo vitamínico B ajuda a reduzir os níveis de TG e LDL-c, melhorando os sintomas clínicos no LES. As melhores fontes alimentares de vitamina B são carne vermelha, fígado e cereais integrais, mas também pode ser encontrada em frango, salmão, sardinha, nozes, ovos, banana e abacate.[11]

Minerais

Atenção especial deve ser dada à ingestão de minerais, pois é melhor restringir o consumo de alguns deles, como zinco e sódio. Enfatizou-se que a diminuição do zinco pode melhorar os sintomas em pacientes com LES e reduzir os níveis de anticorpos (anti-dsDNA). A ingestão de sódio não só não tem efeito benéfico, mas também exacerba a disfunção renal em pacientes com LES, que devem ser aconselhados a reduzir o sal e os condimentos de sua dieta. Para esses pacientes, a ingestão de sódio deve ser inferior a 3 g/dia. Estudos recentes têm apontado para o papel do sódio dietético na indução de um ambiente pró-inflamatório que contribui para o início da doença autoimune. Foi demonstrado que a ingestão excessiva de sal pode promover o desenvolvimento de doenças imunomediadas em modelos de camundongos, como artrite induzida por colágeno, encefalomielite autoimune e colite experimental. Além disso, o consumo excessivo de sal favorece respostas pró-inflamatórias em pacientes com doenças autoimunes como AR, LES, esclerose múltipla (EM) e doença inflamatória intestinal. Na verdade, pesquisas anteriores mostraram que fatores dietéticos podem modular inflamação e risco de DCV e podem desempenhar um papel na doença aterogênica observada no LES. Alguns estudos relacionam a diminuição do consumo de sal com a melhora da resposta imunológica, com diminuição da produção de IL-17 (diminuição do padrão Th17) e tendência a aumento da população das células Treg.[12]

O selênio é um oligoelemento essencial e micronutriente necessário para vários aspectos da saúde humana. Diversos de seus efeitos biológicos ocorrem pela incorporação de selenoproteínas, muitas das quais estão envolvidas na ativação, proliferação e diferenciação de células imunes inatas e adaptativas. Estudos demonstraram que a suplementação com selênio promove inibição da ativação, diferenciação e maturação de células B e macrófagos, o que subsequentemente reduz a produção de anticorpos anti-DNAds. Nesse sentido, tal atividade poderia sugerir que uma suplementação terapêutica de selênio traria benefícios para pacientes com LES. Os estudos também apontam a importância do selênio na prevenção de doenças cardiovasculares nos indivíduos com LES. O selênio tem efeito antioxidante e anti-inflamatório e pode ser adicionado à dieta dos pacientes a partir do consumo de nozes, cereais integrais, ovos e ricota. Em relação aos outros minerais, estudos apontam que os níveis de cálcio podem ser aumentados pela ingestão de leite e derivados, espinafre, sardinha ou soja, mas suplementos orais também são úteis (cálcio > 1.500 mg/dia, além de 800 UI de vitamina D) para ajudar a prevenir a perda de massa óssea. O ferro só deve ser usado em pacientes anêmicos, para manter o equilíbrio, pois seu excesso pode agravar a insuficiência renal em pacientes com LES, e a deficiência exacerba a sintomatologia clínica.[12]

ARTRITE REUMATOIDE

A artrite reumatoide (AR) é uma doença autoimune inflamatória crônica. A inflamação da articulação na AR está intimamente relacionada a infiltração de células imunes, hiperplasia e secreção de citocinas pró-inflamatórias, que levam a degradação da cartilagem e erosão óssea. A articulação sinovial de pacientes com AR contém uma variedade de tipos celulares imunes, entre os quais monócitos/macrófagos e células T são dois componentes celulares essenciais. Monócitos/macrófagos podem recrutar e promover a diferenciação de células T em fenótipos inflamatórios na sinóvia de pacientes com AR. Da mesma forma, diferentes subtipos de células T podem recrutar monócitos/macrófagos e promover diferenciação de osteoblastos e produção de citocinas inflamatórias. Citocinas como TNF-α, IL-1 e IL-6, produzidas por macrófagos, e a IL-17, produzida por células T CD4[+], estão comumente envolvidas no processo inflamatório e subsequente destruição da cartilagem. Essas citocinas ativam os sinoviócitos, promovendo sua proliferação e criando proteases no líquido sinovial, que levam à degradação da cartilagem e a tecido sinovial hipertrofiado, conhecido como *pannus*. O *pannus* pode ser ainda mais exacerbado por angiogênese. O suprimento de sangue adicional para cartilagem invadida e osso permite que as células imunes se infiltrem nas articulações, piorando a hiperplasia sinovial.

Ultimamente, estudos sobre o papel da nutrição para pacientes com AR vêm nos chamando a atenção para a importância de uma dieta específica, que pode modular diretamente a resposta imune fornecendo uma ampla gama de nutrientes, interferindo em vias como gastrintestinal e sistêmica. Além disso, a dieta pode modular o intestino humano e sua microbiota, que é reconhecida por ter papel central na modulação do sistema imunológico e na patogênese da artrite reumatoide.[14]

Calorias

Estudos mostram que o excesso de peso corporal aumenta o risco de desenvolvimento de AR. A obesidade pode contribuir para resultados negativos à saúde, como aumento da inflamação, diabetes tipo 2, resistência à insulina e doenças cardiovasculares. O tecido adiposo excessivo secreta citocinas pró-inflamatórias (adipocinas) na circulação, que podem aumentar o crescimento do tecido adiposo, levando a um *feedback* positivo com ciclo de secreção de adipocinas e inflamação tecidual. Um estudo de coorte canadense mostrou que sobrepeso ou obesidade foram independentemente associados a uma chance diminuída de alcançar a remissão sustentada da AR. A perda de peso pode ser uma abordagem não farmacológica fundamental na redução da inflamação e atividade da AR.[14]

Proteínas

A dose diária de proteína recomendada atualmente (RDA) é de 0,8 a 1,2 g/kg de peso corporal por dia para adultos. A escolha das fontes de proteína pode afetar inevitavelmente os resultados de saúde, com impacto sobre outros componentes da dieta, incluindo fitoquímicos, nutrientes e micronutrientes. Embora a pesquisa nesse campo seja relativamente recente, estudos têm indicado que pode haver diferenças potenciais entre a ingestão de proteínas de origem animal ou vegetal e o risco de diabetes tipo 2, problemas cardiovasculares e doenças autoimunes. Isso indica que existe um efeito benéfico do consumo de proteínas vegetais, assim como um efeito prejudicial quando a fonte proteica é de origem animal. Esses estudos apontam que o maior consumo de carne vermelha e o menor consumo de frutas, vegetais e vitamina C podem estar associados a um maior risco de AR.[15]

Lipídios

Alguns trabalhos indicam que o consumo de peixe está inversamente associado ao desenvolvimento de AR, de forma a ressaltar que o consumo de proteínas de origem animal deve vir preferencialmente dos peixes. Possíveis mecanismos para esses resultados podem estar associados a propriedades anti-inflamatórias dos AG ω-3 em peixes. Na verdade, o EPA e o DHA poderiam competir com os fosfolipídios de membrana com ácido araquidônico. Como resultado, eles poderiam reduzir a produção de mediadores inflamatórios nas células. Eicosanoides produzidos pela via dos AG ω-3, como leucotrienos, tromboxanos e prostaglandinas, têm menos propriedades pró-inflamatórias que os eicosanoides sintetizados a partir do ácido araquidônico. Uma série de estudos também mostrou que esses metabólitos do ω-3 podem impedir a proliferação de células T humanas e a produção de IL-2 em cultura, o que por si só desempenha um importante papel protetor na AR. Por outro lado, estudos anteriores mostraram uma associação inversa entre os ácidos graxos ω-3 e autoanticorpos antipeptídeo citrulinado cíclico (anti-CCP). Proteínas citrulinadas são encontradas na inflamação presente nas articulações artríticas, enquanto sua detecção em articulações saudáveis é rara. Os anticorpos contra essas proteínas citrulinadas (ACPA) desempenham um papel importante na patogênese da AR e são detectados no soro de pacientes com AR antes do início clínico da artrite.[15]

Vitaminas

Há evidências de que a vitamina D (VD) pode estar envolvida na AR. Estudos descobriram que a VD pode prevenir a expressão de antígenos e regular a atividade das células T. Além disso, pesquisadores descobriram que a VD controla o sistema imune inato e adaptativo principalmente por meio de receptores do tipo Toll (TLR, do inglês *Toll-like receptors*) e diferenciação de células T, para o padrão Th17. As células Th17 têm um papel crucial na patologia da AR. Aslam et al. descobriram que a VD é um regulador importante de vários genes envolvidos no sistema imunológico. A VD previne principalmente a ocorrência e o desenvolvimento de AR inibindo a secreção de citocinas. Em aplicações clínicas, a terapia com VD mostra a melhora de sintomas, de indicadores laboratoriais e do prognóstico de pacientes com AR. A VD é conhecida por desempenhar um papel na homeostase do cálcio e na mineralização óssea por meio de efeitos endócrinos em tecido ósseo, intestinos, glândulas paratireoides e rins. A insuficiência da VD tem efeitos diretos na saúde óssea, em razão de seu papel na homeostase do cálcio e do aumento do hormônio paratireóideo sérico, que afeta negativamente a remodelação óssea, aumentando sua reabsorção. Em mulheres mais velhas ou na pós-menopausa, isso pode exacerbar a osteoporose. Níveis séricos de 25-hidroxivitamina D (25(OH) D) < 50 nmol/L estão associados ao aumento da remodelação óssea, a perda óssea e a defeitos de mineralização, resultando em maior fragilidade, fraturas e todas as causas de mortalidade.[16] Níveis adequados de vitamina E podem restaurar a barreira intestinal, o que pode estar ligado à melhora dos sintomas da AR. Os suplementos de vitamina E usados regularmente podem ajudar indivíduos com AR a reduzir o desconforto, o edema e a rigidez nas articulações, além de melhorar sua qualidade de vida geral.[17] Foi descrito que níveis de retinol e betacaroteno circulantes se correlacionam negativamente com o risco de desenvolvimento de AR. Dessa forma, observa-se a importância da vitamina A na regulação dos mecanismos imunológicos. Outros antioxidantes, incluindo vitaminas E e C, foram previamente encontrados como tendo níveis séricos reduzidos em pacientes com AR. Dessa forma se comprova que o bom consumo de antioxidantes pode prevenir a AR ou auxiliar em seu tratamento.[17]

Minerais

Estudos têm mostrado que níveis séricos de zinco de pacientes com AR foram baixos e negativamente correlacionados com os níveis de marcadores pró-inflamatórios. O zinco, assim como a vitamina A, possui alto poder antioxidante, fato importante para a prevenção e o tratamento da AR.[16] Trabalhos avaliaram o papel dos antioxidantes e oligoelementos que poderiam interferir na patogênese da AR, em particular zinco, cobre, manganês e selênio. Eles observaram uma associação estatisticamente significativa entre o uso de suplementos de zinco e o menor risco de desenvolvimento da AR. O selênio, na forma de suplementos, foi inversamente associado ao risco de AR.[15] O Quadro 3 mostra um resumo das modificações dietoterápicas das principais autoimunidades.

CONSIDERAÇÕES FINAIS

Este assunto é extremamente extenso, e a dietoterapia adequada nas doenças autoimunes é demasiado importante para a eficácia do tratamento, melhorando dores, diminuindo intercorrências e aumentando o tempo de remissão da doença. A manutenção do peso é importante para o controle da atividade inflamatória, e a escolha de alimentos saudáveis ajuda nesse processo. O consumo de proteínas de boa qualidade, carreando lipídios que apresentam atividade

- **QUADRO 3.** Resumo das modificações dietoterápicas nas autoimunidades

	LES	AR	DM 1	TH
Calorias	Manter eutrofia.	Manter eutrofia.	Manter eutrofia.	Manter eutrofia.
Proteínas	Ajustar de acordo com a função renal.	Controlar proteínas citrulinadas.	Ajustar de acordo com a função renal.	De acordo com a necessidade individual.
Lipídios	↓ colesterol ↑ ω-3	↓ colesterol ↑ ω-3	↓ colesterol ↑ ω-3	↑ ω-3
Vitaminas	↑ vitamina A ↑ vitamina D	↑ vitamina A ↑ vitamina C ↑ vitamina D	↑ vitamina A	↑ vitamina D ↑ vitaminas do complexo B
Minerais	↑ selênio ↓ zinco	↑ selênio	↑ selênio ↑ zinco ↑ cromo ↑ magnésio	↑ selênio ↑ zinco ↑ ferro
Probióticos	↑	↑	↑	↑
Compostos bioativos	↑ resveratrol	↑ resveratrol ↑ curcumina	↑ resveratrol ↑ curcumina	↑ coenzima Q10
Sal	↓	↓	De acordo com a recomendação para a população em geral.	↓
Açúcar	↓	↓	↓	↓

AR: artrite reumatoide; DM 1: diabetes *mellitus* tipo 1; LES: lúpus eritematoso sistêmico; TH: tireoidite de Hashimoto.
Fonte: elaboração das autoras.

anti-inflamatória, como os AG ω-3, é essencial para o bom estado nutricional. A presença de nutrientes com capacidade antioxidante e imunomoduladora, sejam provenientes da dieta, sejam provenientes de suplementação, vem se mostrando parte do tratamento das doenças autoimunes de uma forma geral. Estudos realizados em vários países vêm indicando a dieta mediterrânea como a mais adequada para prevenção e tratamento das doenças autoimunes. Essa dieta possui grande quantidade de alimentos que apresentam compostos bioativos importantes para a regulação da resposta inflamatória e atividade da doença. A dieta vegetariana também vem sendo mais estudada e aponta efeitos benéficos no tratamento das doenças autoimunes. A importância da nutrição para o sistema imune já é bem estabelecida, e cada vez mais descobrimos os efeitos benéficos e maléficos de determinadas dietas na evolução da autoimunidade.

REFERÊNCIAS

1. Iddir M, Brito A, Dingeo G, Fernandez Del Campo SS, Samouda H, La Frano MR, et al. Strengthening the immune system and reducing inflammation and oxidative stress through diet and nutrition: considerations during the COVID-19 crisis. Nutrients. 2020;12(6):1562.
2. Erkelens MN, Mebius RE. Retinoic acid and immune homeostasis: a balancing act. Trends Immunol. 2017;38(3):168-80.
3. Mora JR, Iwata M, von Andrian UH. Vitamin effects on the immune system: vitamins A and D take centre stage. Nat Rev Immunol. 2008;8(9):685-98.
4. Cantorna MT, Snyder L, Arora J. Vitamin A and vitamin D regulate the microbial complexity, barrier function, and the mucosal immune responses to ensure intestinal homeostasis. Crit Rev Biochem Mol Biol. 2019;54(2):184-92.
5. Raverdeau M, Mills KH. Modulation of T cell and innate immune responses by retinoic acid. J Immunol. 2014;192(7):2953-8.
6. Ao T, Kikuta J, Ishii M. The effects of vitamin D on immune system and inflammatory diseases. Biomolecules. 2021;11(11):1624.
7. Carr AC, Maggini S. Vitamin C and immune function. Nutrients. 2017;9(11):1211.
8. Meydani SN, Guo W, Han SN, Wu D. Nutrition and autoimmune diseases. In: Marriott BP, Birt DF, Stallings VA, Yates AA, editors. Present knowledge in nutrition. 11.ed. London: Academic Press; 2020. p.549-68.
9. Kaul A, Gordon C, Crow MK, Touma Z, Urowitz MB, van Vollenhoven R, et al. Systemic lupus erythematosus. Nat Rev Dis Primers. 2016;2:16039.
10. Liu Z, Davidson A. Taming lupus-a new understanding of pathogenesis is leading to clinical advances. Nat Med. 2012;18(6):871-82.
11. Islam MA, Khandker SS, Kotyla PJ, Hassan R. Immunomodulatory effects of diet and nutrients in systemic lupus erythematosus (SLE): a systematic review. Front Immunol. 2020;11:1477.
12. Constantin MM, Nita IE, Olteanu R, Constantin T, Bucur S, Matei C, et al. Significance and impact of dietary factors on systemic lupus erythematosus pathogenesis. Exp Ther Med. 2019;17(2):1085-90.
13. Sun W, Li P, Cai J, Ma J, Zhang X, Song Y, et al. Lipid metabolism: immune regulation and therapeutic prospectives in systemic lupus erythematosus. Front Immunol. 2022;13:860586.
14. McInnes IB, Schett G. The pathogenesis of rheumatoid arthritis. N Engl J Med. 2011;365(23):2205-19.
15. Rondanelli M, Perdoni F, Peroni G, Caporali R, Gasparri C, Riva A, et al. Ideal food pyramid for patients with rheumatoid arthritis: a narrative review. Clin Nutr. 2021;40(3):661-89.
16. Guan Y, Hao Y, Guan Y, Bu H, Wang H. The effect of vitamin D supplementation on rheumatoid arthritis patients: a systematic review and meta-analysis. Front Med (Lausanne). 2020;7:596007.
17. Kou H, Qing Z, Guo H, Zhang R, Ma J. Effect of vitamin E supplementation in rheumatoid arthritis: a systematic review and meta-analysis. Eur J Clin Nutr. 2023;77(2):166-72.

8

Nutrição na imunologia e no esporte

Carmen Zita Pinto Coelho

INTRODUÇÃO

O termo "saúde", em uma definição de 1946, da Organização Mundial de Saúde (OMS), consiste em um estado de completo bem-estar físico, mental e social, não se referindo somente à ausência de doença ou enfermidade. O conceito de qualidade de vida apresenta muitos pontos em comum com a definição de saúde.[1]

BENEFÍCIOS DO EXERCÍCIO PARA A SAÚDE FÍSICA E MENTAL

"A atividade física é definida como movimento corporal realizado por músculos esqueléticos que exigem gasto energético. Os benefícios físicos incluem saúde musculoesquelética e cardiovascular, peso corporal saudável e consciência neuromuscular, para coordenação e controle do movimento. Os benefícios psicológicos incluem o gerenciamento da ansiedade e a construção da autoestima, que são importantes para o desenvolvimento psicossocial das crianças", conforme descrito por Shahidi et al.[2]

A prática de exercícios físicos vem sendo estimulada por seus benefícios para a saúde como um todo. As recomendações de cientistas e profissionais de saúde para incentivar sua prática englobam o controle de doenças crônicas diversas ou condições metabólicas já existentes,[3] assim como prevenção de doenças degenerativas,[3] incluindo melhora de parâmetros cardiovasculares,[4] controle do diabetes tipo 2, melhorando a resistência à insulina,[5] menor incidência de câncer,[6] redução da fragilidade muscular, óssea e articular na idade avançada[7] e, assim, a possibilidade de longevidade com mais saúde.[8] Há também estudos que demonstram que os exercícios físicos são efetivos no controle de distúrbios psiquiátricos, como depressão[9] e transtorno de hiperatividade[10] e para a melhora de aspectos cognitivos em diferentes faixas de idade.[11,12] O fator neurotrófico derivado do cérebro (BDNF, do inglês *brain-derived neurotrophic factor*) está entre as substâncias cuja expressão é estimulada pelo exercício físico, e sua ação está relacionada com a proteção cardiovascular[13] e o incremento da neurogênese,[13,14] mesmo após uma única sessão de exercícios físicos.[14]

No entanto, há estudos correlacionando a prática crônica de exercícios extenuantes com doenças cardiovasculares e mesmo morte súbita, quando intensidade e frequência superam as recomendações da OMS, sendo sugerida uma curva em J para relatar os benefícios em relação ao sistema cardiovascular; os homens são mais acometidos pelos efeitos deletérios desse excesso.[15] Da mesma forma, como é nosso foco neste texto, existe um prejuízo ao sistema imunológico em situações de *overtraining* (treinamento extenuante), ou seja, intensidade elevada e após competições de longa duração, o que pode levar o atleta ao desenvolvimento de imunossupressão de forma aguda ou crônica,[16-19] ou mesmo a um processo inflamatório exacerbado, incapacitando-o para treino e competições, por necessidade de tempo para a recuperação de lesões e podendo levar a prejuízos em órgãos como fígado, coração, cérebro e o próprio músculo.[20]

EXERCÍCIOS FÍSICOS E SISTEMA IMUNE

A preocupação com o sistema imunológico dos atletas teve início com a correlação direta entre exercícios extenuantes em treinos ou competições e o surgimento de infecções do trato respiratório superior (ITRS) no período imediatamente posterior a essas atividades ou após horas, dias ou mesmo semanas.[17-24] Um primeiro estudo a respeito ocorreu em 1902, em uma maratona de Boston, na qual se verificou leucocitose em um grupo de corredores logo após a prova.[24]

Para fins de nomenclatura em pesquisas, os estudos que consideram "exercício agudo" se referem a uma única sessão de exercício e às análises correspondentes a esse episódio único – não importa que tempo posterior está sob análise. O "exercício crônico" se refere ao treinamento, ou seja, a prática sistemática da mesma atividade, com as devidas adaptações morfológicas, bioquímicas e fisiológicas que tendem a acontecer com o tempo, pela prática frequente.[24] O treinamento esportivo implica superar gradativamente a carga (intensidade e/ou duração), provocando microlesões que servirão como um "incentivo" do organismo à melhora de vários parâmetros relacionados à prática esportiva, o que se dá pelo estímulo gênico em prol da adaptação ao exercício, que ocorre em vários níveis,[25-29] desde molecular/bioquímico a fisiológico e anatômico, incluindo o sistema imune. Essas alterações induzidas por fatores externos consistem na epigenética, pois a inflamação induzida pelo treinamento proporciona essa remodelagem, em um sistema de compensação.[29]

Utiliza-se frequentemente o termo "janela aberta" para o período de recuperação imediatamente pós-exercício, pela possibilidade de infecções oportunistas, já que o sistema imune se encontra vulnerável até que normalize ou mesmo melhore em relação ao *status* pré-exercício.[18,28,30]

EXERCÍCIO AGUDO E IMUNIDADE CELULAR

Linfócitos

Os números de linfócitos aumentam durante o exercício e caem abaixo dos valores anteriores ao exercício, após trabalho físico de longa duração.[18,19,24,25,30] O número de células que entra na circulação é determinado pela intensidade do estímulo.

O número de linfócitos aumenta durante o exercício físico, pelo recrutamento de todas as subpopulações do compartimento vascular, como células T $CD4^+$, $CD8^+$, células B $CD19^+$, e células $CD16^+$ e $CD56^+$ NK (*natural killer*).[25,31]

Durante o exercício, a taxa CD4/CD8 decresce, refletindo aumento maior nos linfócitos $CD8^+$, ou seja, células T citotóxicas.[24,25,31]

O comprimento do telômero tem sido usado como um marcador para a história de replicação e a proliferação potencial das células. As culturas de células T $CD8^+$ que atingiram a senescência de replicação depois de múltiplos ciclos de divisão celular carecem da expressão da molécula coestimuladora CD28 e foram mobilizadas para a circulação, e os comprimentos do telômero de linfócitos T $CD4^+$ e $CD8^+$ foram significativamente mais curtos comparados com células isoladas no repouso.[25,31] Então o aumento inicial nas células $CD4^+$ e $CD8^+$ após o exercício parece não ser decorrente da repopulação por células novas geradas, mas sim uma redistribuição de células ativadas.[25]

Embora o número de todas as subpopulações de linfócitos aumente, a porcentagem de células $CD4^+$ declina primariamente pelo fato de que as células NK aumentam mais que outras subpopulações de linfócitos, assim contribuindo para as alterações induzidas pelo exercício em ensaios *in vitro*, com um número fixo de células sanguíneas mononucleares (PBMC, do inglês *peripheral blood mononuclear cells*).[25,31]

Durante o exercício físico, mais linfócitos são recrutados para o sangue e sua resposta proliferativa não é realmente suprimida, quando se considera a base por célula. Ocorrem mudanças proporcionais em subtipos de linfócitos e o declínio na porcentagem de células T. No entanto, após o exercício, a concentração de linfócitos totais declina e a resposta da proliferação não muda em relação a valores obtidos no pré-exercício. Consequentemente, a função do total de linfócitos *in vivo* no sangue pode ser considerada "suprimida" após o exercício.[25,31]

Células NK

Células NK desempenham um papel importante contra infecções crônicas por vírus, no reconhecimento precoce de células tumorais e contra a disseminação de células tumorais; representam 10 a 15% dos linfócitos.[18,25,31]

Exercícios de vários tipos, durações e intensidades induzem o recrutamento de células que expressam marcadores característicos de células NK. Durante o exercício, dependendo de sua intensidade, a atividade de células NK em uma base por célula não se altera, ou mesmo se reduz.[18,31] O interferon (IFN) e a interleucina 2 (IL-2) estimulam a atividade citotóxica das células NK. No exercício, as células NK com maior capacidade de resposta à IL-2 são recrutadas para o sangue.[25]

Após exercício intenso ou de longa duração, o número de células NK e sua atividade citolítica declinam para valores menores do que no pré-exercício, com redução máxima entre 2 e 4 horas após o exercício.[25,31]

Geralmente, a atividade das células NK está aumentada quando medida imediatamente após ou durante exercícios moderados ou intensos de poucos minutos.[18,25,31] A intensidade do exercício, mais que a duração, é responsável pela redução do número de células NK.[18] Estudos mostram que, se o período do exercício for longo e muito intenso (duração e intensidade), apenas um aumento modesto nas células NK é visto no pós-exercício.[25,31] Outros mostram que a contagem e a atividade de células NK são marcadamente mais baixas depois de exercício intenso ou pelo menos com uma hora de duração.[18] São necessários estudos para esse mapeamento. O estado inicial de treinamento e o gênero parecem não influenciar a magnitude das mudanças induzidas pelo exercício nas células NK.[25]

Produção de anticorpos e imunidade de mucosas

O sistema de tecidos de mucosa como no trato respiratório superior é considerado a primeira barreira contra os microrganismos patogênicos.[18,23,25] Embora a imunoglobulina A (IgA) constitua apenas 10 a 15% do total de imunoglobulinas no soro, ela é a classe de imunoglobulina predominante nas secreções de mucosa, e os níveis de IgA nos fluidos de mucosa se correlacionam melhor com a resistência às infecções do trato respiratório superior do que os anticorpos séricos.[25]

Baixas concentrações de IgA salivar estiveram reduzidas em esquiadores *cross-country* depois de uma competição.[25] Esse achado foi confirmado por um estudo que mostrou a redução de 70% na IgA salivar que persistiu por várias horas após exercício intenso e de longa duração em cicloergômetro. Um decréscimo de IgA salivar foi relatado após natação intensa, após corrida e corrida em esteira até a exaustão. Exercícios submáximos não mostraram alteração na IgA salivar.[23,25]

Neutrófilos

Neutrófilos representam 50 a 60% do *pool* total de leucócitos circulantes.[25] Os números de neutrófilos aumentam durante e depois do exercício, e uma das características mais evidentes da atividade física nos parâmetros imunológicos é a neutrofilia prolongada depois de exercício agudo de longa duração.[25,28]

Diversos relatos mostram que o exercício induz uma série de mudanças na população de neutrófilos e pode afetar certas subpopulações de forma distinta. O incremento da expressão de moléculas de adesão após o exercício pode contribuir para o extravasamento de neutrófilos para o tecido lesado, incluindo o músculo esquelético.[23,25]

Em relação à função dos neutrófilos, o exercício tem efeitos tanto a curto quanto em longo prazo. Geralmente, exercícios moderados estimulam as funções dos neutrófilos, incluindo quimiotaxia, fagocitose e atividade oxidativa. Exercícios extremos, por outro lado, reduzem essas funções, com exceção de quimiotaxia e degranulação, que não são afetadas.[18,23,25]

O Quadro 1 mostra as alterações do sistema imune relacionadas ao exercício extenuante.

INTERAÇÃO NEUROIMUNOLÓGICA DO EXERCÍCIO

A migração e circulação de linfócitos permite que células de diferentes especialidades, funções e experiência antigênica mantenham uma redistribuição contínua para os tecidos.

A presença de receptores para hormônios e o contato anatômico revelam vias de comunicação entre os sistemas imune, nervoso e endócrino.[21,25]

O exercício muscular agudo e intenso eleva a concentração de vários hormônios de estresse no sangue, incluindo epinefrina, norepinefrina, hormônio do crescimento, betaendorfinas, testosterona, estrógenos e cortisol, enquanto a concentração de insulina cai levemente.[21,24,25,27]

A epinefrina e, em menor extensão, a norepinefrina contribuem para os efeitos do exercício agudo nas subpopulações dos linfócitos, assim como a atividade

- **QUADRO 1.** Efeito do exercício extenuante no sistema imune

	Durante o exercício	Depois do exercício
Contagem de neutrófilos	↑	↑↑
Contagem de monócitos	↑	↑
Contagem de linfócitos	↑	↓
Contagem de T CD4+	↑	↓
Contagem de T CD8+	↑	↓
Contagem de B CD19+	↑	↓
Contagem de NK CD16+ e 56+	↑	↓
Apoptose de linfócitos	↑	↑
Resposta proliferativa aos mitógenos	↓	↓
Resposta de anticorpos *in vitro*	↓	↓
IgA salivar	↓	↓
Atividade de células NK	↑	↓
Atividade de linfocinas ativadas de células citotóxicas	↑	↓
Proteína C reativa		↑
Neopterina		↑
TNF-α plasmático	↑	↑
IL-1	↑	↑
IL-6	↑↑	↑
IL-1rα	↑↑	↑
IL-10	↑	↑
TNF-R	↑	↑
MIP-1b, IL-8		↑

↑ Aumento; ↓ decréscimo; ↑↑ aumento marcante; IL: interleucina; IL-1ra: receptor antagonista de IL-1; MIP: proteína inflamatória de macrófago; TNF-α: fator de necrose tumoral alfa; TNF-R: receptores de fator de necrose tumoral.
Fonte: adaptação de Pedersen e Hoffman-Goetz.[25]

das células NK e das células matadoras ativadas por linfocinas (LAK, do inglês *lymphokine-activated killers*). O aumento das catecolaminas e de hormônio do crescimento modula os efeitos agudos em neutrófilos, enquanto o cortisol exerce seus efeitos dentro de um espaço de pelo menos duas horas e contribui para a manutenção da linfopenia e da neutrofilia após exercício prolongado.[24,25] A testosterona e o estrógeno também podem contribuir para a redução no número de linfócitos e atividades de células NK associadas ao exercício.[21,25] O papel da betaendorfina não está claro, porém as evidências sugerem que ela não contribui para o recrutamento imediato das células NK para a circulação, mas pode desempenhar um papel mecânico em condições de exercício prolongado ou de treinamento (crônico).[21,25] As concentrações de insulina decrescem levemente em resposta ao exercício.[25]

Catecolaminas

Durante o exercício, a epinefrina é liberada da medula adrenal e a norepinefrina é liberada dos terminais do nervo simpático. As concentrações de epinefrina e norepinefrina aumentam quase linearmente com a duração do exercício e exponencialmente com sua intensidade, quando é expressa relativamente ao $VO_{2máx}$ individual.[21,24,25]

A expressão de beta-adrenorreceptores nas células T, B, NK, macrófagos e neutrófilos em numerosas espécies as tornam alvo da sinalização de catecolaminas.[25]

O número de receptores adrenérgicos varia entre as subpopulações de células mononucleares; as células NK contêm o maior número e os linfócitos $CD4^+$, o menor. Os linfócitos B e T $CD8^+$ são intermediários entre células NK e T $CD4^+$. O exercício regula de forma dinâmica a densidade beta-adrenérgica, mas apenas em células NK, que são as mais responsivas ao exercício e a qualquer outro fator estressor.[25]

Hormônio do crescimento

O hormônio do crescimento é liberado da pituitária anterior de forma pulsátil e aumenta em resposta ao exercício. Está mais relacionado à intensidade do que à duração. Em conjunto com a epinefrina, pode ser responsável pelo recrutamento de neutrófilos durante o exercício.[25]

Cortisol

A concentração plasmática de cortisol aumenta somente em exercício de longa duração.[23] Apenas pequenas alterações em sua concentração plasmática foram descritas em relação com exercício agudo de uma hora.[25]

Tem sido demonstrado que os corticosteroides aplicados por via intravenosa em humanos causam linfocitopenia, monocitopenia, eosinopenia e neutrofilia, que atingem seu máximo quatro horas após a administração.[32]

Altas doses de corticosteroides inibem a função das células NK. Diferentemente das catecolaminas, o cortisol exerce seu efeito em retardo de longas horas, o que sugere que não tem um papel importante nos efeitos agudos do exercício. Pode ser que o cortisol tenha um papel na manutenção da neutrofilia e linfopenia após exercício prolongado e intenso, como uma maratona.[25,32]

Betaendorfina

A atividade física como fator estressor pode elevar os níveis de betaendorfina em 3 a 10 vezes. Suas concentrações plasmáticas aumentam com exercício de intensidade superior a 50% do $VO_{2máx}$ e durante exercício máximo de no mínimo 3 minutos.[25]

Os efeitos da betaendorfina nas funções de células T e B são muito variáveis. Em estudos em humanos e estudos de infusão, a betaendorfina inibiu a proliferação de células T e a produção de anticorpos. A betaendorfina parece aumentar a atividade de células NK, mas isso não foi consistentemente observado, exceto em experimentos com infusão crônica de betaendorfina intracerebrovascular. Isso levou à conclusão de um papel central mediado por receptores opioides, já que a betaendorfina administrada perifericamente não influenciou a citotoxicidade das células NK.[25,27]

As concentrações de betaendorfina aumentam apenas em exercícios de alta intensidade e longa duração, não sendo ela responsável pelo recrutamento imediato de células NK para o sangue durante o exercício agudo, mas pode ser responsável pelo aumento de sua atividade durante o estresse crônico.[27]

Hormônios sexuais

A testosterona influencia os componentes da imunidade tanto celular quanto humoral. Os efeitos imunossupressores da exposição à testosterona incluem inibição da proliferação de linfócitos.[16,25]

Exercício agudo de curta duração aumenta os níveis de testosterona, assim como atividades de intensidade moderada. Em contraste, o exercício físico prolongado reduziu a concentração de testosterona, possivelmente pela supressão da secreção de hormônio liberador de gonadotrofina.[25]

Em baixas concentrações, a exposição *in vitro* ao estrógeno mostrou melhora nas funções imunológicas, incluindo inibição da citólise de células NK. Culturas de macrófagos tratados com estrógeno mostraram redução no mRNA de IL-6 e menor produção de IL-6 em relação à cultura controle.[25]

Os efeitos da atividade física no estrógeno variam consideravelmente com a idade e a fase reprodutiva, além do estado energético, pela modulação da função do eixo hipotálamo-hipófise-ovário.[25]

Citocinas e proteínas de fase aguda

A resposta local a uma infecção ou a danos teciduais envolve a produção de citocinas que são liberadas no local. Essas citocinas facilitam o influxo de linfócitos, neutrófilos, monócitos e outras células, que participam do *clearance* dos antígenos e da reparação do tecido. Essa resposta inclui a produção de várias proteínas de fase aguda hepáticas, como proteína C reativa (PCR), a-2-macroglobulina e transferrina, embora haja controvérsias entre os estudos.[25]

Em contraste, a capacidade de ligação com o ferro e a saturação de transferrina não mudou após 12 semanas de caminhada/corrida moderada ou ciclismo em 31 mulheres. Os níveis de ferritina decresceram significativamente em 5 e 7 dias após o exercício, quando comparada com um dia após exercício.[25]

IL-6 e IL-1β aumentam em resposta ao exercício.[18,22,25] Depois de uma maratona, TNF-α e IL-1β plasmáticas aumentaram em duas vezes, enquanto as concentrações de IL-6 aumentaram em 50 vezes. Foi também detectada a presença de TNF-α, IL-1β, IL-6, receptores de IL-2 e IFN-γ na urina.[25]

EXERCÍCIO CRÔNICO E IMUNIDADE CELULAR

Em contraste com o grande número de estudos sobre a resposta imune ao exercício agudo, sabe-se menos sobre os efeitos do condicionamento físico ou treinamento sobre o sistema imunológico. Isso se deve principalmente à dificuldade em separar os efeitos de longo prazo com o exercício feito no momento, a não ser por meio de um estudo longitudinal. As mudanças induzidas pelo exercício físico intenso podem durar pelo menos 24 horas, e mesmo sessões de exercícios moderados podem induzir mudanças significativas por várias horas.[18-25]. Como é difícil persuadir atletas a se absterem de seus programas de treino mesmo por um dia, é difícil obter resultados em períodos de um descanso real.[25]

Estudos transversais com humanos

Dois estudos conduzidos com atletas de ciclismo, com quatro anos de treinos a um volume de 20 mil km/ano, que se abstiveram de treinar nas últimas 20 horas antes da sessão de exercício do experimento, mostraram aumento na atividade de células NK na média de 38,1%, em comparação com 30,3% no grupo não treinado.[25] Outro estudo demonstrou efeitos em ciclistas durante período de treino de baixa ou alta intensidade, comparados com não treinados. Os resultados foram, respectivamente: em baixa intensidade, atividade de células NK 39,2 *versus* 30,9%; em alta intensidade, 55,2 *versus* 33,6%, mostrando que o treinamento leva a uma melhor resposta das células NK durante uma sessão de exercícios tanto de alta quanto de baixa intensidade. Porém, durante o treino de alta intensidade o aumento de função das células NK não foi somente decorrente de um aumento numérico: tanto indivíduos treinados quanto não treinados tinham números comparáveis de células NK, e os mecanismos para essa atividade aumentada devem ser secundários às diferenças na sua ativação. Os resultados sugerem que a ativação das células NK durante o exercício de alta intensidade pode levar ao aumento do número de células CD16$^+$ em circulação por um mecanismo desconhecido. Outras subpopulações de linfócitos e respostas proliferativas não diferem entre treinados e não treinados.[25]

Estudo com um grupo de maratonistas, comparado com um grupo de sedentários, também mostrou maior atividade de células NK entre os corredores.[18]

Estudos longitudinais com humanos

Uma vantagem dessa abordagem é que estudos randomizados excluem fatores confundidores. Porém, a desvantagem é que a maioria dos estudos longitudinais mostra efeitos de 16 semanas ou mais, enquanto os estudos transversais refletem muito os anos de treino.

A atividade de células NK (e nenhuma outra do sistema imunológico) sofreu influência de 12 semanas de caminhada em senhoras idosas. Entretanto, em outro estudo, a atividade de células NK foi aumentada após 16 semanas de caminhada na esteira, também com idosas. E o mesmo aconteceu em estudo com mulheres sedentárias, moderadamente obesas, após 15 semanas de caminhada.[25]

EXERCÍCIO, NUTRIÇÃO E FUNÇÃO IMUNE

As células do sistema imune demandam maior aporte energético durante a ativação, o que requer um controle fino das vias metabólicas, essenciais para a diferenciação das células e a ativação de suas funções.[33] Alterações no metabolismo pelo exercício físico podem promover mudanças nos sistemas imune e neuroendócrino, como já dito. Essas alterações podem ser provocadas tanto pelo próprio exercício quanto pela nutrição.[25]

O exercício físico é um dos fatores que induzem a ativação das células do sistema imune, sendo uma das vias a mTOR (do inglês *mammalian target of rapamycin*), que, quando ativada, leva à síntese proteica. Sobre as células do sistema imune adaptativo, sua maior ativação via mTOR leva às suas funções efetoras, como auxiliares de células B (T CD4$^+$) ou como citotóxicas (T CD8$^+$) e sua ativação moderada leva à geração de células de memória desses mesmos subtipos.[20,30,34]

Carboidratos/glicose

Já é bem conhecido o papel dos carboidratos em promover a síntese de glicogênio muscular, diretamente relacionada ao desempenho esportivo. Atletas que restringem carboidratos têm prejuízo do sistema imune.[32,33,35] Estudo com dietas reduzidas em carboidratos (menos que 10% do valor calórico total – VCT) por 48 a 72 horas tiveram mais circulação de cortisol, adrenalina e citocinas (IL-1ra, IL-6 e IL-10), comparados com dietas com níveis normais ou elevados de carboidratos.[24,25] Em contraste, dietas elevadas em carboidratos foram associadas com menores níveis de cortisol em resposta ao exercício, pela preservação da glicemia, melhor manutenção de glutamina plasmática e menor prejuízo ao número de leucócitos circulantes, como neutrófilos e linfócitos.[25,33,32]

Células T ativadas em meio com baixa glicose reduziram a sinalização citosólica de Ca^{2+}, levando a uma ativação defeituosa.[33] Macrófagos também necessitam do processo de glicólise para uma fagocitose eficiente e produção de citocinas.[33]

Considerando a relação entre hormônios do estresse e resposta imune ao exercício prolongado e intenso, ao comparar a ingestão de carboidratos com placebo, verificaram-se menores aumentos nos hormônios de estresse e redução nas mudanças do sistema imune no grupo com ingestão de carboidratos, hipótese avaliada em diversos estudos duplo-cego, controlados com placebo e randomizados.[24,25,32]

Em um estudo com ingestão antes, durante e depois de duas horas e meia de exercício, houve maiores níveis de glicemia, resposta atenuada de cortisol e hormônio do crescimento, menor perturbação na contagem de células do sistema imune, menos fagocitose por granulócitos e monócitos e atividade de estresse oxidativo, assim como menor resposta de citocinas pró e anti-inflamatórias.[32,36] A ingestão de 60 g de carboidratos (CHO)/h atenuou o aumento das citocinas plasmáticas, também durante exercício de duas horas e meia.[25,33]

A realização de uma única sessão de exercícios físicos em uma condição de baixo glicogênio ou após alguns dias em dieta *low-carb* diminuiu a função de células T, células NK e de neutrófilos, comparado com exercício durante uma dieta com níveis normais de carboidratos.[33]

A suplementação de carboidratos durante exercícios intensos pode atenuar o aumento na contagem de neutrófilos, hormônios de estresse e citocinas inflamatórias, mas teve pouco efeito sobre a IgA secretória ou função de células NK.[32,36]

Entretanto, a ingestão de carboidratos como suplemento não aboliu o prejuízo do sistema imune pós-exercício, e sua significância clínica precisa ser determinada.[25] Portanto, é importante considerar a relevância de uma dieta que supra adequadamente os carboidratos, a fim de garantir a síntese suficiente de glicogênio muscular, reduzindo o catabolismo proteico, e, dessa forma, manter substratos para a síntese de glutamina.

Glutamina

Além da glicose, as células do sistema imune utilizam glutamina como fonte de energia, principalmente os linfócitos, monócitos/macrófagos e neutrófilos.[18,24,25,33] Tem sido proposto que a via da glutamina nos linfócitos pode estar sob regulação externa, pelo seu suprimento. O músculo esquelético é o principal tecido produtor de glutamina, podendo ser considerado o principal fornecedor desse aminoácido para o sistema imune.[18,24,25,33] Indivíduos saudáveis com 70 kg de peso podem ter em média 70 a 80 g de glutamina no organismo ao todo. Por meio de técnicas farmacocinéticas, tem sido demonstrado que a produção endógena gira em torno de 40 a 80 g/dia, e sua concentração nos tecidos é 40 a 60% maior do que no plasma.[37]

Vários trabalhos demonstram declínio dos níveis plasmáticos de glutamina após exercícios intensos e de longa duração, ou em situações de *overtraining*,[19,20,22-24,27,28,33,35,37] assim como outras desordens de estresse físico, levando a uma demanda maior pelo intestino, fígado e células do sistema imune,[24,25,34,36,37] pelo uso tanto de seu esqueleto de carbono para a produção de energia quanto da base nitrogenada para a síntese proteica e de nucleotídeos.

Em um meio de cultura sem glutamina, células T CD4+ *naïve*, quando estimuladas, falharam em se diferenciar em T *helper* 1 (Th1) e se diferenciaram em célula T reguladora (Treg).[33]

Apesar da importância da glutamina, sua suplementação atende a princípio as células que compõem o tecido linfoide associado ao intestino (GALT, do inglês *gut-associated lymphoid tissue*) e os próprios enterócitos.[37,34] Além disso, a glutamina é utilizada por vários órgãos, principalmente em situação de catabolismo.[37] A melhor maneira de obter esse aminoácido é manter a maior produção de glutamina pelos músculos, o que se dá pelo correto aporte de carboidratos, promover a síntese de glicogênio para evitar o catabolismo muscular exacerbado e, assim, manter substratos para a geração de glutamina.[33,36,37]

Lipídios

Embora os ácidos graxos possam ser utilizados pelos linfócitos como combustíveis, sua oxidação não parece crucial para a capacidade funcional dessas células.[24] A alteração do consumo de lipídios pode alterar o sistema imune e hormonal pela sua atuação na composição de membranas e geração de prostaglandinas, atuando diretamente na ativação celular.[24,25]

Em condições de estresse ou hipermetabolismo, os ácidos graxos ômega-3 podem contrabalancear uma imunossupressão latente, reduzindo a incidência de infecções[25] e mesmo reduzindo a dor muscular.[24] O ômega-3 compete pelas mesmas enzimas que o ômega-6 (lipoxigenase e cicloxigenase), de forma preferencial, e, assim, gera prostaglandinas anti-inflamatórias. Os ácidos graxos ômega-9 (monoinsaturados) têm ação anti-inflamatória pelo estímulo à produção de IL-10, citocina reguladora de inflamação.[24]

Ferro

O ferro é essencial para o transporte de oxigênio no organismo. Atletas do sexo feminino em idade fértil estão mais propensas à sua deficiência, tanto pela menstruação quanto pela baixa ingestão diante de suas necessidades.[38,39] No entanto, a suplementação só é indicada no caso de deficiência, a ser avaliada pelos níveis de hemoglobina e ferritina sérica.

O efeito da suplementação de ferro na melhora do desempenho físico em ambos os sexos somente ocorre quando há deficiência desse mineral. A suplementação profilática tem sido criticada por sua toxicidade, desencadeada principalmente pela formação de radicais livres como a hidroxila (OH), através da reação de Fenton sobre o peróxido de hidrogênio (H_2O_2).[40]

Vitaminas antioxidantes

Os exercícios físicos aumentam a produção de espécies reativas de oxigênio (ROS, do inglês *reactive oxygen species*) nos músculos esqueléticos,[22,40,41] tanto pelo metabolismo aeróbico como pelo mecanismo de hipóxia/reperfusão do metabolismo anaeróbico. Isso faz parte do processo de indução da inflamação local e de estímulo ao posterior reparo e adaptação ao treino.

Considerando que o excesso de radicais livres pode levar a lesões crônicas, houve o advento da suplementação de antioxidantes, na maioria das vezes em quantidades muito superiores às recomendações para a manutenção de níveis ótimos.[40,41]

Por outro lado, em teoria, os antioxidantes podem neutralizar as espécies reativas que são produzidas pelos leucócitos durante a fagocitose como parte da respiração celular normal,[22,24,40] assim como interrupção do estímulo necessário até mesmo para o desenvolvimento de um mecanismo antioxidante endógeno, pela síntese de diversas enzimas que atuam no controle de ROS e radicais livres. O processo de produção de radicais livres então faz parte da chamada "*mitohormesis*", termo sugerido no artigo de Ristow et al.[40] para descrever o processo que conduz o organismo às adaptações e mesmo aos benefícios do exercício, o que poderia ser prejudicado com o fornecimento de suplementos antioxidantes.

Em metanálise que compilou alguns estudos longitudinais, foi demonstrado um aumento do número de mortes por diversas causas com a utilização de suplementos de tocoferol (vitamina E).[41] Depois de outros estudos com essa mesma abordagem, é sugerido sempre que não se utilizem vitaminas e sais minerais em quantidades superiores à RDA (*recommended dietary allowance*) para não haver um desequilíbrio na sinergia entre os nutrientes, provocando efeitos indesejados e mesmo opostos ao que se almeja. Os antioxidantes agem em conjunto, e não se resumem a vitaminas e sais minerais.[40,41]

EXERCÍCIO FÍSICO E MICROBIOTA INTESTINAL

O microbioma intestinal humano é composto por um ecossistema complexo de mais de 10^{14} microrganismos, entre bactérias, vírus, fungos, protozoários e *Archaea*, que convivem simbioticamente com o hospedeiro. A concentração de bactérias aumenta do intestino delgado ao cólon, e diferentes populações habitam todo o aparelho digestivo, além de variarem ao longo da vida, em espécies, gêneros e diversidade.[42-45]

O exercício físico é um possível modulador intestinal para a composição do microbioma, podendo aumentar a biodiversidade e trazer benefícios metabólicos.[42,23] No entanto, exercícios exaustivos podem levar a um quadro de disbiose, ou seja, um desequilíbrio da microbiota, com aumento de bactérias patogênicas ou inflamatórias, em relação às benéficas.[42-45]

Há grupos que estudam a provável influência da microbiota sobre a sarcopenia, perda de massa muscular pelo envelhecimento. Estudos com ratos idosos sarcopênicos mostraram a relação do catabolismo muscular com determinada composição de microbiota, com redução de vários tipos com propriedades anti-inflamatória e pró-anabólica. Ratos sarcopênicos também exibiram funcionalidade fecal com rearranjos na expressão de genes envolvidos na biossíntese e catabolismo.[42,43]

Uma microbiota intestinal em disbiose pode reduzir a biodisponibilidade de proteínas dietéticas, e particularmente de alguns aminoácidos, como o triptofano, envolvido na modulação de inflamação e promoção da síntese proteica muscular.[42]

Na disbiose intestinal ocorre maior inflamação intestinal e sistêmica via receptores do tipo Toll 4 (TLR4, do inglês *Toll-like receptors 4*), pela circulação de lipopolissacarídeo (LPS) de bactérias Gram-negativas, levando à ativação da via NF-kB e à consequente produção de citocinas inflamatórias.[42] O TLR4 também desencadeia a inflamação ao se ligar a ácidos graxos saturados.

A disbiose pode ser provocada por doenças, drogas, excesso de alimentos proteicos, excesso de exercícios físicos, falta de fibras e carboidratos complexos. As consequências da formação e circulação de endotoxinas vão muito além da inflamação intestinal: incluem inflamação sistêmica (vasos, músculos, órgãos) e mesmo alteração de comportamento e surgimento de doenças psiquiátricas.[42,43]

Os níveis de endotoxina plasmática aumentaram muito em 81% dos atletas que desempenharam uma corrida de 81,4 km, com valores superiores a 0,1 ng/mL, incluindo 2% com níveis acima de 1 ng/mL, valor considerado letal em humanos. É possível que o trauma no trato gastrintestinal durante a corrida (o que não se mostrou em estudos com ciclistas) possa comprometer a função da barreira intestinal e, então, aumentar a permeabilidade às endotoxinas.[25]

Por outro lado, uma microbiota equilibrada pode promover maior formação de ácidos graxos de cadeia curta (SCFA, do inglês *short-chain fatty acids*), com propriedades anti-inflamatórias, como o acetato, propionato e butirato. As bactérias intestinais também estão envolvidas na síntese de algumas vitaminas e outros compostos.[42-44]

O exercício moderado se mostrou eficiente na melhora do perfil de microbiota intestinal em vários estudos.[42-46]

O uso de probióticos nos exercícios físicos e nos esportes também vem sendo estudado, com vantagens no desempenho físico e melhores parâmetros inflamatórios, incluindo redução de infecções do trato respiratório superior.[47]

CONSIDERAÇÕES FINAIS

A prática regular de exercícios físicos está relacionada com diversos benefícios para a saúde física e mental. É importante levar em conta a prática disseminada de exercícios e esportes por parte de pessoas de todas as idades, além de considerar o treinamento físico de atletas em suas diversas modalidades de esportes de competição e a interação entre fatores bioquímicos e fisiológicos, que incluem os sistemas endócrino, nervoso e imune.

Sobre o sistema imune inato, a inflamação induzida pelo treinamento pode ser benéfica e necessária para que ocorram as devidas adaptações bioquímicas, fisiológicas e anatômicas. No entanto, exercícios extenuantes podem levar à produção de maior quantidade de citocinas e radicais livres, causando danos teciduais que podem requerer suspensão do treinamento.

Quanto ao sistema imune adaptativo, o número de linfócitos declina após exercício intenso ou de longa duração. Os mecanismos envolvidos provavelmente incluem a falta de células maduras que podem ser recrutadas, assim como a redistribuição de linfócitos da circulação para os órgãos. A linfopenia pós-exercício ocorre de forma dependente de intensidade e duração. No entanto, em longo prazo, há uma tendência de melhora dos parâmetros imunológicos entre os praticantes de exercícios físicos, principalmente moderados, ou dentro de cargas suportadas pelo treinamento frequente, inclusive entre atletas.

A alimentação equilibrada e individualizada é fundamental para a saúde como um todo, e proporciona melhor desempenho e recuperação desejada da massa muscular e bom funcionamento do sistema imunológico. Os suplementos têm efeito somente em condições de deficiência nutricional ou condições extremas de treino ou competição. A boa alimentação pode favorecer ainda o perfil da microbiota intestinal, que também se correlaciona diretamente com a saúde física e mental.

REFERÊNCIAS

1. World Health Organization (WHO). Constitution of World Health Organization. 40.ed. Geneva: WHO; 2006.
2. Shahidi SH, Williams JS, Hassani F. Physical activity during COVID-19 quarantine. Acta Paed. 2020;109(10):2147-8.
3. Ruegsegger GN, Booth FW. Health benefits of exercise. Cold Spring Harb Perspect Med. 2018;8(7):a029694.
4. Green DJ, Smith KJ. Effects of exercise on vascular function, structure, and health in humans. Cold Spring Harb Perspect Med. 2018;8(4):a029819.
5. Colberg SR, Sigal RJ, Fernhall B, Blissmer BJ, Rubin RR, et al. Exercise and type 2 diabetes. Diabetes Care. 2010;33:147-67.
6. Stout NL, Baima JB, Winters-Stone KM, Welsh J. A systematic review of exercise systematic reviews in the cancer literature (2005-2017). PMR. 2017;9(2):347-84.
7. McPhee JS, French DP, Jackson D, Nazroo J, Pendleton N, Degens H. Physical activity in older age: perspectives for healthy ageing and frailty. Biogerontology. 2016;17:567-80.
8. O'Keefe EL, Torres-Acosta N, O'Keefe JH, Lavie CJ. Training for longevity: the reverse J-curve for exercise. Sci Med. 2020;117(4):355-61.
9. Hidalgo JLT. Effectiveness of physical exercise in the treatment of depression in older adults as an alternative to antidepressant drugs in primary care. BMC Psychiatry. 2019;19(1):21.

10. Silva AP, Prado SOS, Scardovelli TA, Boshi SRMS, Campos LC, Frère AF. Measurement of the effect of physical exercise on the concentration of individuals with ADHD. J Plos One. 2015;10(3):e0122119.
11. Herting MM, Chu X. Exercise, cognition, and the adolescent brain. Birth Defects Res. 2017;109(20):1672-9.
12. Horowitz AM, Fan X, Bieri G, Smith LK, Sanchez-Diaz CI, Schroer AB, et al. Blood factors transfer beneficial effects of exercise on neurogenesis and cognition to the aged brain. Science. 2020;369(6500):167-73.
13. Trombetta IC, DeMoura JR, Alves CR, Carbonari-Brito R, Cepeda FX, Lemos Jr JR. Níveis séricos do BDNF na proteção cardiovascular e em resposta ao exercício. Arq Bras Cardiol. 2020;115(2):263-9.
14. Wheeler MJ, Green DJ, Ellis KA, Cerin E, Heinonen I, Naylor LH, et al. Distinct effects of acute exercise and breaks in sitting on working memory and executive function in older adults: a three-arm, randomised cross-over trial to evaluate the effects of exercise with and without breaks in sitting on cognition. Br J Sports Med. 2018;0:1-7.
15. Patil HR, O'Keefe JH, Lavie CJ, Magalski A, Vogel RA, McCullough PA. Cardiovascular damage resulting from chronic excessive endurance exercise. Mo Med. 2012;109:4.
16. Hackney AC. Clinical management of immuno-suppression in athletes associated with exercise training: sports medicine considerations. Acta Med Iranica. 2013;51(11):751-6.
17. Malm C. Susceptibility to infections in elite athletes: the S-curve. Scand j Med Sports. 2006;16:4-6.
18. Nieman DC. Upper respiratory tract infections and exercise. Thorax. 1995;50:1229-31.
19. Simpson RJ, Campbell JP, Gleeson M, Krüger K, Nieman DC, Pyne DB, et al. Can exercise affect immune function to increase susceptibility to infection? Exerc Immunol Rev. 2020;26:8-12.
20. Rocha AL, Pinto AP, Kohama EB, Pauli JR, Moura LP, Cintra DE. The proinflammatory effects of chronic excessive exercise. Cytokine. 2019;119:57-61.
21. Pedersen BK, Bruunsgaard H. How physical exercise influences the establishment of infections. Sports Med. 1995;19(6):393-400.
22. Nielsen HG. Exercise and immunity. Curr Iss Sports Exerc Med. 2013.
23. Nieman DC. Marathon training and immune function. Sports Med. 2007;37(4-5):412-5.
24. Tirapegui J. Nutrição, metabolismo e suplementação na atividade física. 3. ed. São Paulo: Atheneu; 2021.
25. Pedersen BK, Hoffman-Goetz L. Exercise and the immune system: regulation, integration, and adaptation. Physiol Rev. 2000;80:1055-81.
26. Simpson RJ, Kunz H, Agha N, Graff R. Exercise and the regulation of immune functions. Prog Mol Biol Transl Sci. 2015;135:355-80.
27. Rosa LFPB, Vaisberg MW. Influências do exercício na resposta imune. Rev Bras Med Esporte. 2002;8(4).
28. Scheffer DL, Latini A. Exercise-induced immune system response: anti-inflammatory status on peripheral and central organs. Biochim Biophys Acta Mol Basis Dis. 2020;1866(10):165823.
29. Tarnowski M, Kopytko P, Piotrowska K. Epigenetic regulation of inflammatory responses in the context of physical activity. Genes. 2021;12(9).
30. Peake JM, Neubauer O, Walsh NP, Simpson RJ. Recovery of the immune system after exercise. J Appl Physiol. 2017;122:1077-87.
31. Pedersen BK, Ullum H. NK cell response to physical activity: possible mechanisms of action. Med Sci Sports Exerc. 1994;26(2):140-6.
32. Nieman DC, Nehlsen-Cannarella SL, Fagoaga OR, Henson DA, Utter A, Davis JM, et al. Effects of mode and carbohydrate on the granulocyte and monocyte response to intensive, prolonged exercise. J Appl Physiol. 1998;84(4):1252-9.
33. Batatinha HAP, Biondo L, Lira FS, Castell LM, Rosa-Neto JC. Nutrients, immune system and exercise: where it will take us? Nutrition. 2018;61:151-6.

34. Gleeson M. Dosing and efficacy of glutamine supplementation in human exercise and sport training. J Nutr. 2008;138:2045S-2049S.
35. Williams NC, Killer SC, Svendsen IS, Jones AW. Immune nutrition and exercise: narrative review and practical recommendations. Eur J Sport Sci. 2019;19(1):49-61.
36. Nieman DC, Bishop NC. Nutritional strategies to counter stress to the immune system in athletes, with special reference to football. J Sports Sci. 2006;24(7):763-72.
37. Cruzat V, Rogero MM, Keane KN, Curi R, Newsholme P. Glutamine: metabolism and immune function, supplementation and clinical translation. Nutrients. 2018;10:1564.
38. Alaunyte I, Stojceska V, Plunkett A. Iron and the female athlete: a review of dietary treatment methods for improving iron status and exercise performance. J Int Soc Sports Nut. 2015;12:38.
39. Pasricha SR, Low M, Thompson J, Farrell, De-Regil LM. Iron supplementation benefits physical performance in women of reproductive age. A systematic review and meta-analysis. J. Nutr. 2014;144:906-14.
40. Ristow M, Zarse K, Oberbach A, Klöting N, Birringer M, Kiehntopf M, et al. Antioxidants prevent health-promoting effects of physical exercise in humans. PNAS. 2009;106(21):8665-70.
41. Miller ER, Pastor-Barriuso R, Dalal D, Riemersma RA, Appel LJ, Guallar E. Meta-analysis: high-dosage vitamin E supplementation may increase all-cause mortality. Ann Intern Med. 2005;142:37-46.
42. Ticinesi A, Lauretani F, Tana C, Nouvenne A, Ridolo E, Meschi T. Exercise and immune system as modulators of intestinal microbiome: implications for the gut-muscle axis hypothesis. Exerc Immunol Rev. 2019;25:84-95.
43. Clauss M, Gérard P, Mosca A, Leclerc M. Interplay between exercise and gut microbiome in the context of human health and performance. Front Nutr. 2021;8:637010.
44. Mohr AE, Jäger R, Carpenter KC, Kerksick CM, Purpura M, Townsend JR, et al. The athletic gut microbiota. J Inter Soc Sports Nutr. 2020;17(1):24.
45. Strasser B, Wolters M, Weuh C, Krüger K, Ticinesi A. The effects of lifestyle and diet on gut microbiota composition, inflammation and muscle performance in our aging society. Nutrients. 2021;13(6):2045.
46. Ticinesi A, Nouvenne A, Cerundolo N, Catania P, Prati B, Tana C, et al. Gut microbiota, muscle mass and function in aging: a focus on physical frailty and sarcopenia. Nutrients. 2019;11(7):1633.
47. Jäger R, Mohr AE, Carpenter KC, Kerksick CM, Purpura M, Moussa A, et al. International Society of Sports Nutrition Position Stand: probiotics. J Int Soc Sports Nutr. 2019;16(1):62.

9

Nutrição e imunossenescência

Giovanna Caliman Camatta
Fernanda Calvo Fortes
Larissa Oliveira Assis
Lucas Haniel A. Ventura
Gabriela Silveira Nunes
Ana Maria Caetano Faria

INTRODUÇÃO

O envelhecimento é um processo multifatorial e heterogêneo que afeta indivíduos e tecidos de forma diferenciada, não podendo ser visto como um fenômeno biológico único.[1] Ele está associado à ocorrência de uma variedade de alterações anatômicas, funcionais, bioquímicas, celulares, moleculares e psicológicas, que influenciam toda a fisiologia do organismo com repercussões sobre as condições de saúde desses indivíduos. Um dos sistemas biológicos mais intensamente e mais precocemente afetados pelo envelhecimento é o sistema imune.

A imunossenescência descreve o envelhecimento do sistema imune que implica uma série de alterações imunológicas associadas à idade[2-6] (Figura 1). Essas mudanças resultam em respostas imunes e vacinais deficientes, assim como mudanças no perfil inflamatório do idoso, com consequências nos outros sistemas do corpo.

Vários componentes do sistema imune são afetados pelo processo do envelhecimento, mas os linfócitos T são particularmente atingidos. Um dos principais eventos que marcam a imunossenescência é a atrofia tímica, com a consequente redução da população de linfócitos T *naïve*, o aumento da frequência de linfócitos T CD4$^+$ e CD8$^+$ com fenótipo de memória e o encurtamento de telômeros como consequência do acúmulo de eventos de proliferação celular durante a vida.[7,8] A redução no aporte de linfócitos T *naïve* do timo resulta em duas consequências importantes: 1) o aumento proporcional de linfócitos T CD4$^+$ e CD8$^+$ de memória e o acúmulo de linfócitos terminalmente diferenciados com reduzida capacidade proliferativa e considerados senescentes (como os linfócitos T CD8$^+$CD28$^-$CD27$^-$CD45RA$^+$); 2) a redução da diversidade dos linfócitos T

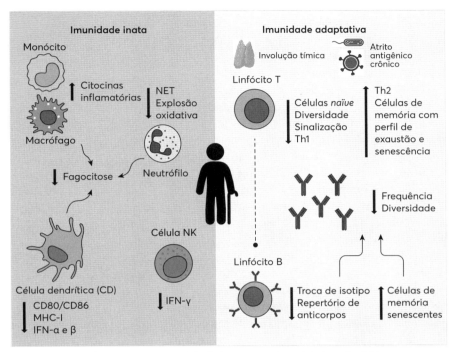

- **FIGURA 1.** Alterações na imunidade inata e na imunidade adquirida que acompanham o processo de envelhecimento. As várias mudanças na produção de linfócitos T e B, na sua atividade (sinalização intracelular, produção de citocinas, proliferação e produção de anticorpos de alta afinidade), assim como nas funções das células da imunidade inata (neutrófilos, macrófagos, células NK e células dendríticas), relacionadas à senescência, resultam em um aumento da secreção de citocinas inflamatórias por células imunes inatas e pelas células senescentes, assim como por uma resposta imune inata e adquirida reduzida diante de infecções e da vacinação.
Fonte: elaboração dos autores.

(oligoclonalidade).[9,10] Essa mudança nos linfócitos T para um perfil mais diferenciado e de populações de memória menos diversificadas indica que o repertório linfocitário apresenta uma reatividade restrita a antígenos previamente encontrados. A produção de linfócitos B na medula óssea sofre alterações semelhantes, com redução da linfopoiese e do aporte de linfócitos B *naïve* que saem desse órgão. O aumento dos linfócitos B de memória e a redução da atividade dos centros germinativos também resultam em um repertório menos diversificado de linfócitos B e de anticorpos com o passar dos anos. Nesse contexto de menor diversidade dos linfócitos T e B, o atrito crônico dessas células com antígenos ao longo da vida (infecções recorrentes e persistentes) é um dos fatores importantes na indução da senescência dessas células e do sistema imune em geral.[11] Por outro lado, a redução do repertório de linfócitos durante a imunossenescência tem consequências na imunidade e vacinação de idosos.[12]

As células da imunidade inata (como células NK, neutrófilos e macrófagos) também sofrem o efeito da senescência, e são observados defeitos na quimiotaxia e na fagocitose pelos macrófagos e na formação de armadilhas extracelulares dos neutrófilos (NET, do inglês *neutrophil extracellular traps*). As células *natural killer* (NK) são relativamente preservadas ao longo do envelhecimento, e o perfil de citotoxicidade dessas células está aumentado em idades mais avançadas. Uma alteração importante na função dessas células é o aumento da produção de citocinas inflamatórias como IL-6, TNF, IL-1β.[13] Ao mesmo tempo, a senescência celular de células imunes e não imunes é um fenômeno que acompanha o envelhecimento, sendo induzida pelo contato cumulativo com estressores endógenos e exógenos, como disfunção mitocondrial, instabilidade genômica, modificações epigenéticas, disfunção proteostática e da sinalização metabólica pelos nutrientes, assim como alterações na microbiota intestinal. Células senescentes são morfológica e funcionalmente diferentes, sendo caracterizadas por resistência à indução de apoptose, alta taxa de metabolismo e um fenótipo de secreção de mediadores inflamatórios conhecido como SASP (do inglês *senescence-associated secretory phenotype*). Os mediadores que constituem o SASP (IL-18, VEGF, IL-1β, IL-6), juntamente com as citocinas produzidas pelas células imunes inatas e outros fatores, como as modificações da microbiota, geram um estado inflamatório crônico de baixa intensidade que acompanha o processo do envelhecimento e que foi nomeado *inflammaging* (Quadro 1).[14] As consequências da imunossenescência associada ao *inflammaging* estão relacionadas ao aumento do risco de problemas de saúde em idosos e deficiência em respostas

- **QUADRO 1.** *Inflammaging* e imunobiografia

O *inflammaging* é a designação cunhada por Claudio Franceschi para o estado de inflamação sistêmica crônica e de baixo grau presente nos idosos, mesmo na ausência de infecções. Ele envolve o aumento circulante de vários mediadores inflamatórios ao longo do envelhecimento. Em idosos saudáveis, esse estado pode ser contrabalanceado pelo aumento concomitante de mediadores anti-inflamatórios, designados, no seu conjunto, como *anti-inflammaging*.[8]
O termo imunobiografia foi definido como a história imunológica do indivíduo. Diferentes respostas imunes aos estímulos antigênicos internos e externos enfrentados ao longo da vida, juntamente com a carga genética, influenciam a velocidade da imunossenescência e das condições inflamatórias crônicas que as acompanham.[16]

Fonte: elaboração dos autores.

imunológicas, levando a declínio funcional, suscetibilidade a infecções, pior resposta à vacina e aumento de doenças crônicas.[6,14,15]

É notável, no entanto, que o envelhecimento e a imunossenescência ocorrem de forma heterogênea entre os indivíduos, variando a forma e o ritmo como cada indivíduo envelhece. Isso pode ser explicado, pelo menos em parte, pelas influências genéticas e pelos fatores relacionados ao meio ambiente (localização geográfica, nutrição, estilo de vida, microbiota intestinal) que modulam a própria história imunológica do indivíduo, chamados de imunobiografia[16] (Quadro 1).

No contexto dos fatores ambientais que influenciam o ritmo do envelhecimento, é notória a estreita relação mantida entre alterações relacionadas à idade, particularmente a imunossenescência, e mudanças nos padrões alimentares, assim como distúrbios nutricionais. Essa interação é multidirecional e dinâmica, influenciando as diferentes condições homeostáticas e fisiopatológicas do corpo.[17,18] As alterações alimentares e os distúrbios nutricionais estão entre os grandes desafios no cuidado com a saúde dos idosos. Com o avançar da idade, o padrão de consumo alimentar, a digestão e a absorção de nutrientes sofrem alterações atribuídas ao processo natural de envelhecimento. Mudanças como a redução do olfato, a alteração do paladar em consequência da redução das papilas gustativas e do predomínio da percepção de sabores azedos e amargos, a perda de dentição e a disfagia são fatores que contribuem para a diminuição da variedade alimentar e a modificação da consistência das refeições dos idosos.[17,19,20] Associado a isso, são observadas menor produção de enzimas gástricas e redução da produção de saliva, que favorecem a diminuição do peristaltismo e o aumento do tempo de esvaziamento gástrico. Como consequência, pode ocorrer a redução do consumo alimentar em idosos, com prejuízo na ingestão de fibras e no estado nutricional, favorecendo quadros de constipação intestinal e redução na absorção de micronutrientes, como ferro e vitamina B12.[21]

Nesse aspecto, alguns estudos têm demonstrado que intervenções no estilo de vida, como os hábitos alimentares, podem melhorar a saúde e o bem-estar à medida que os indivíduos envelhecem.[22,23] Diversas evidências apoiam a eficácia de intervenções dietéticas como estratégias de remodelamento anti-inflamatório da resposta imunológica, dos mecanismos imunológicos relacionados à imunossenescência e do *inflammaging*, sem comprometer o papel fisiológico da inflamação. Dentre os componentes da dieta que afetam diretamente a atividade imunológica, neste capítulo será destacado o papel dos ácidos graxos ômega-3, probióticos, prebióticos, antioxidantes, polifenóis, betacaroteno, proteínas, vitaminas E, C e D, zinco e selênio. Também serão explorados os efeitos da dieta mediterrânea no *inflammaging* e no envelhecimento.[24] Além disso, será abordado como alterações nos hábitos alimentares e no consumo de nutrientes individualmente afetam a composição e a diversidade da microbiota, que podem levar de rupturas ecológicas na microbiota intestinal até a ocorrência de disbiose.[18,25] Por fim, o capítulo tratará dos efeitos indiretos da nutrição na composição e atividade da microbiota intestinal como uma das formas que ela afeta a imunossenescência e a saúde dos idosos.

ESTRESSE OXIDATIVO E IMUNOSSENESCÊNCIA

As espécies reativas de oxigênio (ERO) são geradas como subprodutos do metabolismo celular normal, sendo também necessárias para a transdução de sinais celulares e para o funcionamento das células do sistema imune.[26] A mitocôndria é um dos principais locais para a produção de radicais livres oriundos do metabolismo oxidativo e da produção de energia (na forma de ATP). Enzimas como a glutationa peroxidase são essenciais para regular a produção dessas ERO e proteger as células dos danos oxidativos.[27] Da mesma forma, as células imunes, como macrófagos e neutrófilos, produzem compostos oxidantes para exercer suas funções microbicidas contra agentes patogênicos.[10]

Os padrões moleculares associados a danos (DAMP, do inglês *damage-associated molecular patterns*), como os radicais livres e o acúmulo de agregados proteicos oxidados, podem ativar os receptores do tipo Toll (TLR, do inglês *Toll-like receptors*) e o inflamassoma (NLRP3). Como consequência da estimulação contínua dessas duas vias, há uma indução constante da expressão de genes inflamatórios e liberação de citocinas pró-inflamatórias, como IL-6, TNF, IL-1β e IL-18, que, quando não controladas, podem ocasionar lesão celular e doenças crônicas, além de acelerar o próprio envelhecimento.[28]

As células imunes também possuem uma alta concentração de ácidos graxos poli-insaturados em sua membrana e são suscetíveis à peroxidação lipídica. Logo, o estresse oxidativo pode comprometer a integridade das membranas e afetar a transmissão de sinais intracelulares, o que, associado às consequências da imunossenescência, pode levar a uma resposta imune ainda mais defeituosa e inflamatória. Em virtude do declínio da atividade proteolítica do proteassoma, causada pelo acúmulo de proteínas oxidadas e danificadas, observa-se também uma redução da capacidade celular de processar e apresentar antígenos no complexo principal de histocompatibilidade (MHC, do inglês *major histocompatibility complex*), comprometendo a função imune. O acúmulo de produtos finais de glicação avançada induz a morte celular apoptótica em células T.[29]

Dessa forma, muitos marcadores imunológicos de imunossenescência estão relacionados à exposição crônica à estimulação antigênica e à produção de ERO.[29] Existe uma correlação direta entre o estresse oxidativo (Quadro 3), a senescência celular, o *inflammaging* e o declínio das funções imunes relacionado à idade.[30] Assim, o aumento do consumo de antioxidantes na alimentação pode auxiliar na modulação do perfil inflamatório. Os nutrientes descritos na literatura relacionados a esse processo são vitaminas E, C, A (e betacaroteno), selênio e os polifenóis.

NUTRIENTES NA IMUNOSSENESCÊNCIA

As estratégias alimentares têm como objetivo modular a resposta imune e o estado inflamatório crônico ou mesmo reduzir a velocidade da imunossenescência, melhorando a saúde e a resposta imune dos idosos. Neste tópico, destaca-se o papel das vitaminas E, C e D, zinco, selênio, ácidos graxos ômega-3, polifenóis e betacaroteno nas funções biológicas, como resumido no Quadro 2.

- **QUADRO 2.** Nutrientes e imunossenescência

Nutriente	Efeito na imunossenescência	Alimentos	Referências
Vitamina E	Manutenção das membranas celulares; regulação da resposta inflamatória contra infecções respiratórias	Sementes oleaginosas, como castanhas, nozes, amêndoas, avelãs	Traber, 2007;[31] Shlisky et al., 2017;[22] Pae e Wu, 2017;[10] Aiello et al., 2019;[24] Lee e Han, 2018[32]
Vitamina C	Controla o dano oxidativo e atua na produção das células NK	Frutas cítricas, como limão, laranja e acerola	Carr e Maggini, 2017;[33] De la Fuente et al., 2020[34]
Betacaroteno	Ação antioxidante, favorece a fagocitose Papel importante na diferenciação de células reguladoras TCD4[+] FOXP3[+] e LAP[+] na mucosa intestinal Melhora a função das células NK	Alimentos alaranjados e amarelados, como caqui, damasco seco e cenoura	Calder, 2013;[35] Maggini et al., 2007;[36] Bauer e de la Fuente, 2016;[30] Mora et al., 2008;[37] Lynch et al., 2018;[38] Mucida et al., 2007;[39] Coombes et al., 2007[40]
Polifenóis	Regula a via dos eicosanoides e equilibra as respostas pró e anti-inflamatórias	Grãos, legumes, frutas, vegetais, chá, azeite extravirgem	Rahman et al., 2006[26]

(continua)

- **QUADRO 2.** Nutrientes e imunossenescência (*continuação*)

Nutriente	Efeito na imunossenescência	Alimentos	Referências
Zinco	Atua no funcionamento do timo e diferenciação de linfócitos T	Carnes e peixes, castanhas, nozes, aveia, sementes, como a de abóbora, e amêndoas	Höhn et al., 2017;[41] Pae e Wu, 2017;[10] Alam et al., 2019[42]
Selênio	Possui ação antioxidante e controle do *oxi-inflammaging*	Castanha-do-Brasil	Höhn et al., 2017;[41] Hariharan et al., 2020[43]
Vitamina D	Propicia a proliferação e a diferenciação das células do sistema imunológico e a modulação da resposta inflamatória	Salmão, sardinha, cogumelo do tipo *shiitake*	Aranow, 2011;[44] Dankers et al., 2017[45]
Ômega-3	Regula a produção de prostaglandinas e leucotrienos, influencia a produção de citocinas anti-inflamatórias e controla a produção de citocinas pró-inflamatórias	Peixes de água fria, chia, linhaça, abacate	Kiecolt-Glaser et al., 2013;[46] Madison et al., 2021;[47] Balić et al., 2020;[48] Leitão et al., 2022[49]
Proteínas/aminoácidos	Funcionalidade do sistema imune, como replicação e divisão celular, maturação, diferenciação e responsividade. Já a desnutrição de proteínas causa atrofia dos órgãos linfoides primários e secundários	Carnes, ovos, laticínios, leguminosas	Calder, 2013;[35] Zoncu et al., 2011;[50] Franceschi et al., 2017;[16] Kroemer et al., 2010[51]

Fonte: elaboração dos autores.

Vitamina E

Considerada um antioxidante lipossolúvel, a vitamina E é encontrada principalmente nas sementes oleaginosas como castanhas, nozes, amêndoas e avelãs e apresenta um papel central na proteção do organismo contra os efeitos dos radicais livres, explicando sua potente ação na proteção dos fosfolipídios e integridade das membranas celulares.[31] A deficiência dessa vitamina compromete as funções celulares, e sua ingestão em quantidades adequadas está associada à melhor capacidade de produção de IL-2 por células T *naïve* e à manutenção da resposta imune, principalmente contra infecções respiratórias.[10,22] A vitamina E também exerce um importante papel na proliferação de células T reguladoras, o que favorece a liberação de citocinas anti-inflamatórias, fundamentais para o controle do *inflammaging*.[24] Além de seu efeito direto nas células T, ela possui a capacidade de reduzir a produção de prostaglandina E2 (PGE2) nos macrófagos, diminuindo os processos inflamatórios.[32]

Vitamina C

A vitamina C ou ácido ascórbico é considerada um potente antioxidante e está presente principalmente nas frutas cítricas, como limão, laranja e acerola. O equilíbrio da produção de oxidantes e antioxidantes é importante para manter a função adequada das células imunes, e, portanto, o consumo adequado dessa vitamina está relacionado à prevenção ou redução do dano oxidativo, contribuindo para a manutenção da integridade redox durante a resposta inflamatória.[34]

Com relação ao sistema imune inato, as células NK têm um grande impacto no envelhecimento, pois são importantes para a proteção contra infecções, tumores e o estresse celular em geral.[52] Considerando as mudanças que ocorrem ao longo do envelhecimento, o desvio preferencial na diferenciação das células hematopoiéticas na medula óssea em células do tipo mieloide e a diminuição da capacidade de produção de células linfoides é uma das alterações mais marcantes.[53,54] Como um mecanismo de remodelamento do sistema imune, observam-se o aumento e a função das células NK (como citotoxicidade e produção de IFN-γ) em indivíduos saudáveis.[13,55] O consumo adequado dessa vitamina pode ter um grande impacto na expansão das células NK, uma vez que o ácido ascórbico tem um efeito positivo nos progenitores, estimulando o amadurecimento, a proliferação e a função das células NK.[33,34,56] Assim, estratégias para promover o consumo adequado de vitamina C durante o envelhecimento podem favorecer a manutenção de uma resposta imunológica mais robusta, como, por exemplo, durante infecções e no desenvolvimento de tumores.[10]

Betacaroteno (vitamina A)

O betacaroteno é um pigmento presente em alimentos alaranjados e amarelados que pode ser convertido em vitamina A no organismo.[57,58] Além da ação antioxidante, ele possui um importante papel na barreira intestinal, pois auxilia na produção de IgA secretória pelos linfócitos B da mucosa intestinal[59] e de muco pelas células caliciformes, reforçando a barreira mucosa e dificultando a entrada de patógenos.[35] Sua deficiência está associada à diminuição da atividade fagocítica e à redução do número e atividade das células NK.[36] Considerando que vários estudos mostram uma correlação positiva entre envelhecimento saudável e capacidade funcional preservada de células NK,[30] o consumo adequado desse pigmento pode ser importante para a função do sistema imune. A vitamina A também tem papel importante na diferenciação de células T reguladoras CD4⁺FOXP3⁺ e LAP⁺ na mucosa intestinal. Essa vitamina é processada pela enzima RaldH, expressa por células do fígado e por um subtipo de célula dendrítica (CD) presente na mucosa intestinal (CD11c⁺CD11b⁻CD103⁺), gerando o metabólito ácido retinoico, que, juntamente com a citocina TGF-β, é essencial para a diferenciação dos linfócitos T CD4⁺ reguladores (Treg) nessa mucosa.[39] O ácido retinoico produzido por essas CD da mucosa intestinal também é importante para a estabilidade das células Th1 produtoras de IFN-γ,[60] para a ação das células T reguladoras LAP⁺ produtoras de TGF-β[61] e para a migração de células Treg para a mucosa, com um impacto fundamental no controle da inflamação intestinal.[37,62]

Polifenóis

Os polifenóis são antioxidantes naturais, conhecidos por neutralizar os radicais livres, e estão presentes em uma grande variedade de alimentos, incluindo grãos, legumes, frutas, vegetais, chá, azeite extravirgem, dentre outros. Esses compostos também estão envolvidos na resposta inflamatória, como na modulação da via dos eicosanoides por meio da inibição de enzimas celulares, como fosfolipase A2, cicloxigenase 1 e 2 e lipoxigenase, sendo, portanto, capazes de reduzir processos inflamatórios. Vários estudos mostram seu efeito na modulação da expressão, produção e função das citocinas/quimiocinas, como TNF, IL-1β, IL-6, IL-8, CCL-2, IFN-γ e IL-10, contribuindo para o equilíbrio entre mediadores pró e anti-inflamatórios, bem como para as funções do sistema imune. Os polifenóis podem auxiliar no equilíbrio dos níveis de ERO e na ativação de NF-κB (Quadro 3), exercendo potente atividade antioxidante e anti-inflamatória.[26]

- **QUADRO 3.** Estresse oxidativo e imunossenescência

O estresse oxidativo se refere à perda do equilíbrio da superprodução de componentes oxidativos e à produção insuficiente de antioxidantes. Ele desempenha um importante papel na manutenção do *inflammaging* e nas consequências da imunossenescência.[30]

A teoria *oxi-inflammaging* postula que o estresse oxidativo, juntamente com o estado inflamatório crônico (*inflammaging*), causam danos aos componentes celulares, incluindo proteínas, lipídios e DNA, tendo um papel fundamental na imunossenescência, e podem ser considerados as principais causas do envelhecimento.[63]

NF-κb é um fator de transcrição que modula a expressão de vários genes codificadores de citocinas e fatores inflamatórios, e os inflamassomas são plataformas sinalizadoras intracelulares que, ao serem ativadas, desencadeiam a produção das citocinas inflamatórias IL-1β e IL-18. Ambos desencadeiam a maturação e liberação de citocinas pró-inflamatórias e possuem uma grande sensibilidade ao estresse oxidativo e a moléculas oxidadas.[64]

Fonte: elaboração dos autores.

Zinco

O zinco pode ser encontrado em carnes e peixes, castanhas, nozes, aveia, sementes, como de abóbora e amêndoas.[65] Em razão de seu papel como cofator essencial de diversas enzimas, como a superóxido dismutase, esse oligoelemento é capaz de melhorar o dano oxidativo e auxiliar nos processos de reparo e recuperação tecidual, limitando a peroxidação lipídica.[41] Além disso, é considerado um dos principais micronutrientes associados ao desempenho imunológico, pois está envolvido em processos da imunidade inata e adaptativa fundamentais, como a fagocitose, atividade de células NK, atividade tímica e de hormônios tímicos, assim como o balanço entre células Th1 e Th2 nos órgãos linfoides periféricos.[10,66] Como já mencionado, durante a imunossenescência, ocorrem alterações histológicas no microambiente tímico, que levam a uma menor produção e exportação de células T *naïve* (CD45RA⁺) para o sangue e tecidos linfoides, ocasionando uma redução da diversidade de linfócitos T, menor capacidade de reconhecimento de novos antígenos e comprometimento das respostas imunes.[67] A atrofia tímica é uma das marcas da imunossenescência e a deficiência de zinco pode contribuir para esse processo.[42] Ao mesmo tempo, essa deficiência pode comprometer a produção do hormônio timulina pelo timo. Esse peptídeo dependente de zinco atua na ativação e diferenciação de linfócitos T.[24] Assim, a falta desse mineral pode prejudicar a diferenciação de linfócitos T no timo e o funcionamento do sistema imune, embora a sua deficiência seja comum em idosos, a ingestão adequada pode ser capaz de minimizar os efeitos da imunosenescência.[10] Os níveis reduzidos de zinco em idosos se associa não somente à diferenciação deficiente dos linfócitos T, mas também à diminuição da expressão da citocina IL-2 e da cadeia alfa de seu receptor (IL-2Rα ou CD25), afetando a função de linfócitos T e as respostas imunes diante da vacinação contra difteria e influenza, por exemplo.[68]

Selênio

Esse mineral é encontrado principalmente na castanha-do-Brasil e apresenta um papel essencial para a ação de mediadores e processos antioxidantes, como a glutationa peroxidase, e a formação das selenoproteínas. O equilíbrio entre o estresse oxidativo e um processo antioxidante preserva a função celular. Esse oligoelemento tem uma ação no controle do *oxi-inflammaging* (Quadro 3), e sua depleção está associada a maior liberação de citocinas inflamatórias como IL-6 e TNF.[43] Assim, a manutenção da ingestão adequada de selênio pode ser uma estratégia para controle do inflammaging durante o envelhecimento.[41]

Vitamina D

A vitamina D pode ser produzida de maneira mais eficiente a partir da quebra do precursor 7-di-hidrocolesterol na pele pela radiação UVB, quando comparada à absorção pela dieta, e exerce sua função por meio de sua forma ativa, $1,25(OH)_2$ vitamina D3 ou calcitriol. Embora seja uma vitamina, esse oligoelemento funciona como hormônio esteroide, além de possuir diversas funções na regulação do sistema imune, incluindo diferenciação, proliferação celular e prevenção da autoimunidade. O receptor da vitamina D (VDR) pertence à classe dos receptores nucleares. A maioria das células do corpo expressa VDR. Células T, B e células apresentadoras de antígenos, como as CD, também expressam esses receptores e são afetadas pela sinalização através dele. A vitamina D inibe a proliferação de linfócitos T, reduz a expressão das citocinas inflamatórias IL-6, IL-23, IL-2, IFN-γ e aumenta a expressão da citocina IL-4.[59] Ao mesmo tempo, a vitamina D aumenta a função das células Treg, aumentando a produção das citocinas anti-inflamatórias como IL-10 e TGF-β, promovendo tolerância imunológica, e o controle das doenças autoimunes e do estado pró-inflamatório em geral.[45,69]

Além disso, o reconhecimento adequado de lipopolissacarídeos bacterianos pelos macrófagos durante a resposta anti-infecciosa envolve os TLR e uma cascata de eventos dependentes da vitamina D. Assim, a deficiência de vitamina D piora o quadro do *inflammaging* durante a senescência e, ao mesmo tempo, aumenta o risco de infecções microbianas.[44] A deficiência dessa vitamina é muito comum nos idosos e sua reposição já faz parte da abordagem clínica do envelhecimento. Estudo realizado com coortes europeias de idosos que consumiram dieta mediterrânea suplementada com vitamina D por um ano mostram melhora em vários parâmetros da imunossenescência.[70]

Ômega-3

A ingestão dietética de ácidos graxos poli-insaturados (PUFA, do inglês *polyusaturated fatty acids*), como ômega-3 (ω-3) e ômega-6 (ω-6), influencia os processos inflamatórios e resulta em grande impacto no funcionamento imunológico. O ácido araquidônico é um ômega-6 cujo precursor é o ácido linoleico, encontrado em óleos vegetais como milho, girassol e cártamo. Os eicosanoides produzidos pelo ácido araquidônico aumentam a produção de citocinas pró-inflamatórias.[46] O ácido eicosapentaenoico (EPA, do inglês *eicosapentaenoic acid*) e o ácido docosa-hexaenoico (DHA, do inglês *docosahexaenoic acid*) são ácidos graxos ômega-3 encontrados em peixes de águas frias e têm função oposta, reduzindo a inflamação e o estresse oxidativo.[47]

Durante o envelhecimento, observa-se o aumento das células T de memória, desencadeado pela involução tímica e pela proliferação de linfócitos T nos órgãos linfoides periféricos como resultado da estimulação antigênica crônica. As infecções recorrentes e persistentes levam ao estresse crônico e estão relacionadas com o encurtamento de telômeros e, consequentemente, com o envelhecimento das células imunes.[46] As citocinas pró-inflamatórias induzem a liberação de ERO, contribuindo para o estresse oxidativo e menor eficiência celular, além de potencializar ainda mais a inflamação. Assim, pode-se perceber que o consumo de ômega-3 pode contribuir para o equilíbrio do *inflammaging*, uma vez que é capaz de bloquear o receptor TLR-4, inibir a via do NF-κB e, consequentemente, reduzir a produção de citocinas pró-inflamatórias.[48] O consumo de ômega-3 estimula a resposta anti-inflamatória também por meio dos linfócitos Treg.[71] Logo, as propriedades anti-inflamatórias e antioxidantes do ômega-3 e, em proporções mais baixas, o consumo de ômega 6, têm o potencial de reduzir os efeitos do *inflammaging*.[47,49]

Proteínas e aminoácidos

Os aminoácidos são essenciais para várias funções no organismo, como a síntese de proteínas e o fornecimento de substratos para a produção de energia. A deficiência proteica resulta em desequilíbrios nesses processos, além do comprometimento da funcionalidade do sistema imune. A arginina, por exemplo, desempenha um papel na regulação da replicação e divisão celular, sendo importante na expressão gênica, maturação, diferenciação e responsividade de células imunes.[35] O metabolismo do triptofano tem papel fundamental na regulação da proliferação de linfócitos e na atividade imunológica.[72] As proteínas são importantes no amadurecimento imunológico,[73] e a desnutrição proteica causa atrofia dos órgãos linfoides primários e secundários, com consequente redução no número de linfócitos circulantes. Ao mesmo tempo, a capacidade de proliferação de células T é reduzida, bem como a síntese de citocinas, incluindo IL-2 e IFN-γ, o que leva ao declínio de respostas Th1 e de outras funções imunológicas importantes, como a atividade macrofágica. Assim, o consumo adequado de proteínas é essencial para o funcionamento ideal do sistema imune.[74]

Em contrapartida, as sobrecargas também estão associadas a alterações funcionais. A ativação desregulada da via mTOR complexo 1 (mTORC1), em decorrência de alguns estímulos como fatores de crescimento e o excesso de aminoácidos, leva à aceleração da proliferação celular, à ativação constante ou exagerada de vários processos anabólicos celulares, como a síntese de lipídios, ao bloqueio da autofagia[75] e ao aumento na predisposição para doenças inflamatórias intestinais.[76] Baseando-se nas alterações que acompanham o envelhecimento, como perda da capacidade de limpeza de componentes celulares envelhecidos ou danificados (autofagia), a regulação da via mTOR pode ser essencial para a eficiência e ação contínua de autofagia. A desregulação dessa via está associada ao excesso de DAMP, com a agregação de proteínas mal dobradas e oxidadas que podem ativar constantemente a via do inflamassoma e promover a manutenção do *inflammaging*. Além disso, a proliferação exagerada das células imunes e não imunes acelera a senescência celular.[77]

DIETA MEDITERRÂNEA E SUA RELAÇÃO COM O ENVELHECIMENTO SAUDÁVEL

A alimentação balanceada fornece substratos e nutrientes para um funcionamento ideal do sistema imune. Já as deficiências nutricionais podem aumentar a resposta inflamatória crônica típica do *inflammaging* e, ao mesmo tempo, comprometer as respostas imunes protetoras.[35] Por outro lado, a supernutrição (ingestão excessiva de calorias) pode promover a desregulação do armazenamento e utilização de energia, envolvendo vias inflamatórias.[78] A ingestão calórica excessiva tem sido associada ao aumento de produção de ERO mitocondriais, pela ativação constante do ciclo de Krebs e produção de radicais livres. Assim, vários estudos abordam os efeitos de padrões alimentares sobre os parâmetros inflamatórios.[79] Esta seção se concentra apenas na dieta mediterrânea, em decorrência dos estudos já existentes em coortes europeias mostrando sua forte relação com a modulação do *inflammaging*, da imunossenescência e a promoção do envelhecimento saudável.[80]

A dieta mediterrânea é um padrão alimentar cultural de indivíduos que vivem na região do Mediterrâneo. Em termos gerais, essa dieta envolve um consumo adequado e suficiente de vegetais, frutas, grãos integrais, legumes, azeite e peixes (especialmente espécies marinhas), e baixo consumo de gorduras saturadas, como manteiga e outras gorduras animais, carnes vermelhas, aves e laticínios, além de um consumo regular (porém moderado) de vinho tinto.[81,82]

Estudos randomizados de coortes de idosos europeus mostram que vários benefícios para o sistema imune, assim como para os sistemas cardiovascular e ósseo, estão relacionados ao consumo desse tipo de dieta.[70,80,83,84] Esses efeitos se devem à atuação conjunta dos nutrientes que a compõem. O consumo de carboidratos de baixo índice glicêmico limita a secreção de insulina e, consequentemente, a inflamação. As fibras, como as betaglucanas e pectinas, mantêm o crescimento de bactérias benéficas, mantendo a homeostase, a saúde e a funcionalidade da microbiota intestinal,[85] como será abordado em seguida. Ao mesmo tempo, uma microbiota saudável auxilia na absorção de compostos bioativos (como carotenoides e polifenóis) e de vitaminas C e E. A baixa ingestão de ácidos graxos saturados e ômega-6 e uma ingestão moderada de ácidos graxos ômega-3, presente em peixes marinhos, azeite de oliva extravirgem, nozes e sementes, melhora a proporção entre ômega-6 e ômega-3, desempenhando um papel importante na modulação da inflamação e coagulação do sangue. O aumento do consumo de alimentos vegetais, caracterizados por uma maior concentração de polifenóis, fitoesteróis e carotenoides, equilibra a inflamação, além de possuir ação antioxidante.[80] Assim, uma alimentação baseada nessa dieta, em longo prazo, pode ser considerada uma importante ferramenta para modular o *inflammaging*, uma vez que seus componentes neutralizam ou desaceleram o aumento de citocinas relacionadas à idade, favorecem respostas anti-inflamatórias e melhoram o funcionamento do sistema imune em decorrência da imunossenescência.[70,83,84]

A MICROBIOTA INTESTINAL E A IMUNOSSENESCÊNCIA

O trato gastrintestinal humano é a maior superfície de contato com o ambiente externo (250 a 400 m²) e é colonizado por até 100 trilhões de microrganismos, atingindo sua maior densidade no cólon, onde são encontradas aproximadamente 10^{11} a 10^{12} células/mL.[86] Em virtude dos avanços na tecnologia de sequenciamento e bioinformática, experimentou-se, nos últimos anos, um aumento considerável na compreensão do impacto da microbiota na saúde humana.

A microbiota gastrintestinal é composta por quatro filos que representam aproximadamente 98% das bactérias encontradas no intestino, sendo eles *Firmicutes*, *Bacteroidetes*, *Proteobacteria* e *Actinobacteria*.[87,88]

A formação da microbiota, que é iniciada no parto, mantém-se relativamente estável durante a vida adulta, e sua composição é determinada por diferentes fatores, como tipo de parto, características genéticas e epigenéticas, estado de saúde, dieta e idade.[89-91] Ao longo da vida, a microbiota intestinal apresenta alterações à medida que se integra e responde dinamicamente a estímulos externos (dieta, uso de drogas, atividade física) e internos (alterações metabólicas, hormonais, imunológicas). Com o envelhecimento, importantes alterações começam a surgir associadas à imunossenescência e ao *inflammaging*, que modificam a capacidade do organismo de elaborar respostas imunológicas eficientes, favorecendo a perda do equilíbrio anteriormente existente. Além disso, fatores como o uso frequente de fármacos (dentre eles antibióticos, antifúngicos, inibidores de bombas de prótons, anti-inflamatórios e até antipsicóticos), a mudança na prática de atividade física e alterações na consistência e composição da dieta contribuem para a mudança expressiva na composição da microbiota intestinal[91-93] (Figura 2).

No intestino, a relação microbiota/hospedeiro é uma simbiose homeostática. Enquanto o hospedeiro fornece à microbiota nutrientes e um ambiente estável

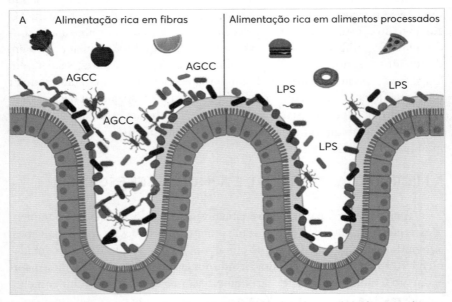

- **FIGURA 2.** Modificações da microbiota intestinal ao longo da vida. A: a alimentação rica em fibras confere maior diversidade da microbiota e produção de AGCC, que auxiliam na integridade da barreira intestinal. Por outro lado, um padrão alimentar com maior consumo de alimentos industrializados e açúcares reduz a diversidade da microbiota e aumenta a produção de LPS, que induz a inflamação.

(continua)

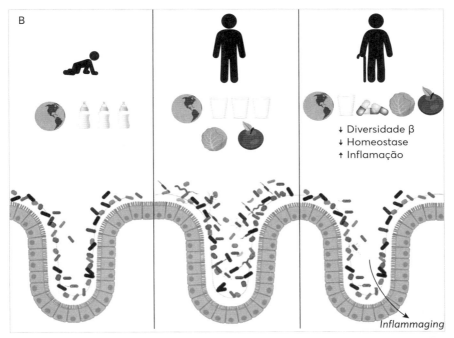

- **FIGURA 2.** (*Continuação*) B: a microbiota é influenciada por fatores como localização geográfica, dieta e estilo de vida. Sua formação é iniciada durante a gestação e na vida adulta sua composição é estabelecida, com uma ampla gama de microrganismos que compõem uma microbiota saudável. Em indivíduos idosos, o processo de senescência, juntamente com estímulos externos (como redução do consumo de fibras e uso de fármacos), favorece a redução da diversidade, o aumento da inflamação e a perda da homeostase do sistema, retroalimentando/alimentando o *inflammaging*.
AGCC: ácidos graxos de cadeia curta; LPS: lipopolissacarídeos.
Fonte: elaboração dos autores.

necessários para sua sobrevivência, a microbiota colabora para a manutenção da homeostase do organismo do hospedeiro, auxiliando na maturação do trato gastrintestinal e do sistema imune associado, impedindo a colonização por bactérias patogênicas e participando do metabolismo de carboidratos complexos e da síntese de vitaminas (p. ex., vitaminas do complexo B).[90,94]

Dentre as funções metabólicas desempenhadas pela microbiota intestinal, pode-se destacar a produção de ácidos graxos de cadeia curta (AGCC), como acetato, propionato e butirato, através da digestão de carboidratos complexos provenientes da dieta (Quadro 4). Esses metabólitos são os mais abundantes produzidos pela microbiota intestinal, e parte de sua relevância está na ação anti-inflamatória exercida a partir da inibição da secreção de citocinas pró-

-inflamatórias em células epiteliais, da regulação da proliferação e da apoptose de células no intestino, do estímulo à geração de células Treg, da inibição das histonas diacetilazes (HDAC) e da diminuição da produção de citocinas pró-inflamatórias, como IL-12 e TNF.[95-97] Além disso, os AGCC, em especial o butirato, são fonte de energia dos colonócitos e, por essa razão, estão associados à manutenção da integridade do epitélio.[94,97]

- **QUADRO 4.** Conceitos envolvidos no estudo da microbiota intestinal

Microbiota intestinal se refere à comunidade de microrganismos (bactérias, fungos, protozoários e vírus) residentes no trato gastrintestinal do indivíduo em uma relação simbiótica. A diversidade da microbiota é caracterizada como a variedade de microrganismos presentes em uma região ou órgão do corpo humano, como o intestino. A diversidade α (alfa) se refere à proporção de cada filo ou espécie dentro da coleção global dos microrganismos que compõem a microbiota. A diversidade β (beta) se refere à riqueza de espécies diferentes dentro da microbiota. A disbiose da microbiota intestinal envolve a perda de microrganismos benéficos e o aumento de patobiontes (capazes de gerar doenças e condições patológicas), gerando um desequilíbrio da microbiota que reside no intestino e que pode estimular a produção de mediadores inflamatórios e a desregulação da resposta imunológica.[98] Os ácidos graxos de cadeia curta (AGCC) são ácidos de até seis carbonos, sintetizados por bactérias anaeróbicas a partir da fermentação de carboidratos não digeríveis e de fibras solúveis.

Fonte: elaboração dos autores.

As bactérias da microbiota metabolizam ainda os sais contidos na bile, fluido produzido pelo fígado e armazenado na vesícula biliar. Os sais biliares auxiliam na absorção de diferentes tipos de lipídios (gorduras), por meio da emulsificação. Esses sais podem se ligar às fibras da dieta, sendo metabolizados por bactérias com atividade de desidroxilação 7-alfa e gerando ácidos biliares secundários. Os ácidos biliares secundários, por sua vez, têm ação protetora contra patógenos intestinais, estimulam a produção de muco, melhoram a tolerância à glicose e protegem a mucosa colônica do surgimento de pólipos e tumores.[99]

Outro importante aspecto da imunidade associado à microbiota é o estímulo tônico proveniente de compostos microbianos, como os lipopolissacarídeos, que são reconhecidos por TLR e promovem a hematopoiese de células mieloides e a liberação de monócitos pela medula óssea, propiciando a manutenção da imunidade inata.[100]

Apesar da discussão a respeito das especificidades de uma "microbiota saudável", a riqueza de microrganismos (número – diversidade α) e sua diversidade (variedade – diversidade β) são frequentemente identificadas como os melhores marcadores de uma microbiota saudável[101,102] (Quadro 4).

Embora a microbiota intestinal varie de acordo com a dieta e o estilo de vida, a diversidade desses microrganismos tem se mostrado um potencial preditor de longevidade em diferentes populações de idosos, reforçando a ideia desse parâmetro como marcador de saúde. Estudos conduzidos na China e na Itália mostraram que indivíduos longevos apresentam uma diversidade β significativamente maior que jovens adultos.[101,103]

Sabe-se que a alimentação variada e rica em fibras promove uma maior diversidade da microbiota.[104] Esses achados trazem à luz a possibilidade do uso de intervenções dietéticas na área do envelhecimento saudável. Um exemplo disso é o fato, já comprovado por diversos estudos, de que a presença de frutas, hortaliças, cereais, peixes e gorduras mono e poli-insaturadas na dieta mediterrânea é capaz de aumentar a diversidade da microbiota e controlar a inflamação.[102,105] Recentemente, um ensaio clínico multicêntrico europeu mostrou que a implementação da dieta mediterrânea em indivíduos idosos gerou a atenuação da perda na diversidade microbiana e o aumento da produção de AGCC após um ano de intervenção, além de ter promovido a modulação de componentes associados ao risco de fragilidade e inflamação nos indivíduos que a mantiveram por períodos mais longos.[105] Em contrapartida, padrões alimentares com alta ingestão de alimentos industrializados e ricos em carboidratos simples, como nos Estados Unidos, são acompanhados por menor diversidade da microbiota.[106] Diante disso e considerando as mudanças já citadas durante o envelhecimento, intervenções dietéticas surgem como possíveis estratégias para a manutenção da longevidade saudável.

No contexto de disbiose associada à idade (Quadro 4), são observadas alterações como o aumento da razão *Firmicutes/Bacteroidetes*, diminuição da predominância de bactérias anaeróbias (em especial do gênero *Bifidobacterium*), e a redução da diversidade de espécies como *Akkermansia muciniphila* e *Ruminococcus bromii*, responsáveis por estimular a produção de mucina e a degradação de amido, respectivamente, prejudicando a manutenção da barreira de muco, de AGCC, além da síntese de aminoácidos essenciais e vitaminas pela microbiota intestinal.[102,107]

Os probióticos são importantes no contexto da disbiose, sendo capazes de auxiliar na manutenção da microbiota intestinal e no sistema imunológico (Quadro 5). Tendo em vista que o envelhecimento acarreta alterações na microbiota, os probióticos exercem uma função de manipulação positiva do estado homeostático e inflamatório no ambiente intestinal.[108,109]

Estudos em animais invertebrados apontaram que a *Lactobacillus rhamnosus* é capaz de aumentar a longevidade do *Caenorhabditis elegans*.[111] Em camundongos, a administração oral de *Lactobacillus brevis* é capaz de interferir na ação de biomarcadores conhecidos do envelhecimento como proteínas p16 e

- **QUADRO 5.** O que são probióticos?

Os probióticos são caracterizados como microrganismos vivos que apresentam funções benéficas para o organismo, secretando substâncias que atuam, sobretudo, nos sistemas endócrino e imunológico, além de atuarem na microbiota local. Os probióticos podem ser administrados por diferentes vias, sendo mais comum sua administração oral, em que, além de um efeito local, também atuam de maneira sistêmica na manutenção e no equilíbrio de todo o organismo.[110]

Fonte: elaboração dos autores.

p53.[112] Essas proteínas também estão presentes nas vias de formação de tumores cancerígenos, e o papel desses biomarcadores nas doenças associadas ao envelhecimento e as consequências da ação dos probióticos em tais proteínas são abordados pela gerociência (Quadro 6). Ainda em camundongos, já foi relatado que a *Lactobacillus paracasei* preserva a função mitocondrial,[113] a *Lactobacillus helveticus* reduz os efeitos do estresse oxidativo no fígado[114] e a suplementação com *Lactobacillus plantarum* age na supressão de biomarcadores do envelhecimento como p16 e p65, além de aumentar as funções das mitocôndrias.[115,116] Em humanos, o consumo regular de *Bifidobacterium lactis* é capaz de melhorar a atividade das células NK e dos leucócitos,[117] e o consumo de *Lactobacillus plantarum*, assim como de *Lactobacillus paracasei*, é capaz de melhorar a capacidade cognitiva de idosos que apresentam distúrbios cognitivos (Quadro 7) como demência.[113,113] A literatura demonstra que os probióticos adequados podem interferir beneficamente no processo de envelhecimento por meio de suas ações locais, individuais e sistêmicas.

- **QUADRO 6.** Gerociência

Tsai et al. descreveram a *gerociência* como um campo interdisciplinar que visa compreender a relação entre o envelhecimento e as doenças relacionadas com a idade, além de buscar explorar e retardar a progressão das doenças e suas perdas funcionais.[119]

Fonte: elaboração dos autores.

- **QUADRO 7.** O que são distúrbios cognitivos?

Os *distúrbios cognitivos* acometem principalmente os idosos e são caracterizados pela dificuldade dos indivíduos em processar informações, raciocinar, memorizar ou se lembrar de fatos e acontecimentos e, em casos mais graves, dificuldade de falar e se comunicar.

Fonte: elaboração dos autores.

CONSIDERAÇÕES FINAIS

O envelhecimento apresenta ritmos de evolução distintos em diferentes órgãos e tecidos. O sistema imune é afetado por esse processo desde a adolescência, quando é iniciada a involução tímica. Com o avançar da idade, são observados prejuízos na resposta imunológica decorrentes do acúmulo de linfócitos T e B de memória senescentes, e redução na produção de linfócitos *naïve*, resultando nos processos de imunossenescência e *inflammaging*. Como consequência, indivíduos idosos apresentam resposta imunológica deficiente, acompanhada do aumento do risco de infecções e piora da resposta a vacinas, além de declínio funcional.

Embora essas modificações sejam inerentes ao envelhecer, a nutrição é capaz de modular de maneira importante a homeostase da resposta imunológica. A ingestão de macro e micronutrientes influencia o amadurecimento e a proliferação de células do sistema imune inato e adaptativo, além de regular a inflamação, tanto por meio de ações antioxidantes e da estimulação de respostas reguladoras quanto pela inibição na produção de mediadores inflamatórios. Junto a isso, a microbiota exerce um importante papel na manutenção do equilíbrio imunológico. As alterações relacionadas ao uso de fármacos, a redução do consumo de fibras e da prática de atividades físicas são capazes de retroalimentar a imunossenescência e o *inflammaging*.

Assim, intervenções voltadas para a manutenção de um adequado padrão alimentar, capaz de fornecer proteínas, vitaminas, minerais e fibras em quantidades adequadas para o equilíbrio da resposta imunológica, são importantes ferramentas no processo de envelhecimento saudável.

REFERÊNCIAS

1. Cohen AA, Legault V, Fülöp T. What if there's no such thing as "aging"? Mech Ageing Dev. 2020;192:111344.
2. Torres KCL, Pereira PA, Lima GSF, Souza BR, Miranda DM, Bauer ME, et al. Imunossenescência. Geriatr Gerontol. 2011;5(3):163-9.
3. Walford RL. The immunologic theory of aging. Copenhagen: Munksgaard; 1969.
4. Pawelec G. The human immunosenescence phenotype: does it exist? Semin Immunopathol. 2020;42(5):537-44.
5. Barbé-Tuana F, Funchal G, Schmitz CRR, Maurmann RM, Bauer ME. The interplay between immunosenescence and age-related diseases. Semin Immunopathol. 2020; 42(5):545-57.
6. Batista MA, Calvo-Fortes F, Silveira-Nunes G, Camatta GC, Speziali E, Turroni S, et al. Inflammaging in endemic areas for infectious diseases. Front Immunol. 2020;11:579972.
7. Salam N, Rane S, Das R, Faulkner M, Gund R, Kandpal U, et al. T cell ageing: effects of age on development, survival & function. Indian J Med Res. 2013;138(5):595-608.
8. Franceschi C, Bonafè M, Valensin S, Olivieri F, De Luca M, Ottaviani E, et al. Inflamm-aging. An evolutionary perspective on immunosenescence. Ann N Y Acad Sci. 2000;908(1):244-54.

9. Pawelec G, McElhaney JE, Aiello AE, Derhovanessian E. The impact of CMV infection on survival in older humans. Curr Opin Immunol. 2012;24(4):507-11.
10. Pae M, Wu D. Nutritional modulation of age-related changes in the immune system and risk of infection. Nutr Res. 2017;41:14-35.
11. Fülöp T, Dupuis G, Witkowski JM, Larbi A. The role of immunosenescence in the development of age-related diseases. Rev Invest Clin. 2016;68(2):84-91.
12. Appay V, Sauce D. Naive T cells: the crux of cellular immune aging? Experim Gerontol. 2014;54:90-3.
13. Solana C, Tarazona R, Solana R. Immunosenescence of natural killer cells, inflammation, and Alzheimer's disease. Int J Alzheimers Dis. 2018:3128758.
14. Silveira-Nunes G, Faria AMC. Citocinas, inflammaging e remodelamento imunológico. In: Bauer ME, organizador. Imunossenescência. Envelhecimento do sistema imune. Porto Alegre: Editora PUCRS; 2019. v. 1. p.72-84.
15. Kennedy BK, Berger SL, Brunet A, Campisi J, Cuervo AM, Epel ES, et al. Geroscience: linking aging to chronic disease. Cell. 2014;159(4):709-13.
16. Franceschi C, Salvioli S, Garagnani P, de Eguileor M, Monti D, Capri M. Immunobiography and the heterogeneity of immune responses in the elderly: a focus on inflammaging and trained immunity. Front Immunol. 2017;8:982.
17. Black M, Bowman M. Nutrition and healthy aging. Clin Geriatr Med. 2020;36(4):655-69.
18. Strasser B, Wolters M, Weyh C, Krüger K, Ticinesi A. The effects of lifestyle and diet on gut microbiota composition, inflammation and muscle performance in our aging society. Nutrients. 2021;13:2045.
19. Rémond D, Shahar DR, Gille D, Pinto P, Kachal J, Peyron MA, et al. Understanding the gastrointestinal tract of the elderly to develop dietary solutions that prevent malnutrition. Oncotarget. 2015;6(16):13858-98.
20. Gopinath B, Russell J, Sue CM, Flood VM, Burlutsky G, Mitchell P. Olfactory impairment in older adults is associated with poorer diet quality over 5 years. Eur J Nutr. 2016;55(3):1081-7.
21. Amarya S, Singh K, Sabharwal M. Changes during aging and their association with malnutrition. J Clin Gerontol Geriatr. 2015;6(3).
22. Shlisky J, Bloom DE, Beaudreault AR, Tucker KL, Keller HH, Freund-Levi Y, et al. Nutritional considerations for healthy aging and reduction in age-related chronic disease. Adv Nutr. 2017;8(1):17-26.
23. Fontana L, Partridge L. Promoting health and longevity through diet: from model organisms to humans. Cell. 2015;161(1):106-18.
24. Aiello A, Farzaneh F, Candore G, Caruso C, Davinelli S, Gambino CM, et al. Immunosenescence and its hallmarks: how to oppose aging strategically? A review of potential options for therapeutic intervention. Front Immunol. 2019;10:2247.
25. Berding K, Vlckova K, Marx W, Schellekens H, Stanton C, Clarke G, et al. Diet and the microbiota-gut-brain axis: sowing the seeds of good mental health. Adv Nutr. 2021;12(4):1239-85.
26. Rahman I, Biswas SK, Kirkham PA. Regulation of inflammation and redox signaling by dietary polyphenols. Biochem Pharmacol. 2006;72(11):1439-52.
27. Campisi J, Kapahi P, Lithgow GJ, Melov S, Newman JC, Verdin E. From discoveries in ageing research to therapeutics for healthy ageing. Nature. 2019;571(7764):183-92.
28. Latz E, Duewell P. NLRP3 inflammasome activation in inflammaging. Semin Immunol. 2018;40: 61-73.
29. Maggini S, Pierre A, Calder PC. Immune function and micronutrient requirements change over the life course. Nutrients. 2018;10(10):1531.
30. Bauer ME, de la Fuente M. The role of oxidative and inflammatory stress and persistent viral infections in immunosenescence. Mech Ageing Dev. 2016;158:27-37.
31. Traber MG, Atkinson J. Vitamin E, antioxidant and nothing more. Free Radic Biol Med. 2007;43(1): 4-15.
32. Lee G, Han S. The role of vitamin E in immunity. Nutrients. 2018;10(11):1614.

33. Carr A, Maggini S. Vitamin C and immune function. Nutrients. 2017;9(11):1211.
34. De la Fuente M, Sánchez C, Vallejo C, Díaz-Del Cerro E, Arnalich F, Hernanz Á. Vitamin C and vitamin C plus E improve the immune function in the elderly. Exp Gerontol. 2020;142:111118.
35. Calder PC. Feeding the immune system. Proc Nutr Soc. 2013;72(3):299-309.
36. Maggini S, Wintergerst ES, Beveridge S, Hornig DH. Selected vitamins and trace elements support immune function by strengthening epithelial barriers and cellular and humoral immune responses. Br J Nutr. 2007;98(S1):S29-S35.
37. Mora JR, Iwata M, von Andrian UH. Vitamin effects on the immune system: vitamins A and D take centre stage. Nat Rev Immunol. 2008;8(9):685-98.
38. Lynch HE, Goldberg GL, Chidgey A, Van den Brink MR, Boyd R, Sempowski GD. Thymic involution and immune reconstitution. Trends Immunol. 2009;30(7):366-73.
39. Mucida D, Park Y, Kim G, Turovskaya O, Scott I, Kronenberg M, et al. Reciprocal TH17 and regulatory T cell differentiation mediated by retinoic acid. Science. 2007;317(5835):256-60.
40. Coombes JL, Siddiqui KR, Arancibia-Cárcamo CV, Hall J, Sun CM, Belkaid Y, et al. A functionally specialized population of mucosal CD103+ DCs induces Foxp3+ regulatory T cells via a TGF-beta and retinoic acid-dependent mechanism. J Exp Med. 2007;204(8):1757-64.
41. Höhn A, Weber D, Jung T, Ott C, Hugo M, Kochlik B, et al. Happily (n)ever after: aging in the context of oxidative stress, proteostasis loss and cellular senescence. Redox Biology. 2017;11:482-501.
42. Alam I, Almajwal AM, Alam W, Alam I, Ullah N, Abulmeaaty M, et al. The immune-nutrition interplay in aging – facts and controversies. Nutr Healthy Aging. 2019;5(2):73-95.
43. Hariharan S, Dharmaraj S. Selenium and selenoproteins: it's role in regulation of inflammation. Inflammopharmacology. 2020;28(3):667-95.
44. Aranow C. Vitamin D and the immune system. J Investig Med. 2011;59(6):881-6.
45. Dankers W, Colin EM, van Hamburg JP, Lubberts E. Vitamin D in autoimmunity: molecular mechanisms and therapeutic potential. Front Immunol. 2017;7:697.
46. Kiecolt-Glaser JK, Epel ES, Belury MA, Andridge R, Lin J, Glaser R, et al. Omega-3 fatty acids, oxidative stress, and leukocyte telomere length: a randomized controlled trial. Brain Behav Immun. 2013;28:16-24.
47. Madison AA, Belury MA, Andridge R, Renna ME, Rosie Shrout M, Malarkey WB, et al. Omega-3 supplementation and stress reactivity of cellular aging biomarkers: an ancillary substudy of a randomized, controlled trial in midlife adults. Mol Psychiatry. 2021;26(7):3034-42.
48. Balić A, Vlašić D, Žužul K, Marinović B, Bukvić Mokos Z. Omega-3 versus omega-6 polyunsaturated fatty acids in the prevention and treatment of inflammatory skin diseases. Int J Mol Sci. 2020;21(3):741.
49. Leitão C, Mignano A, Estrela M, Fardilha M, Figueiras A, Roque F, et al. The effect of nutrition on aging-a systematic review focusing on aging-related biomarkers. Nutrients. 2022;14(3):554.
50. Zoncu R, Efeyan A, Sabatini DM. mTOR: from growth signal integration to cancer, diabetes and ageing. Nat Rev Mol Cell Biol. 2011;12(1):21-35.
51. Kroemer G, Mariño G, Levine B. Autophagy and the integrated stress response. Molecular Cell. 2010;40(2):280-93.
52. Antonangeli F, Zingoni A, Soriani A, Santoni A. Senescent cells: living or dying is a matter of NK cells. J Leukoc Biol. 2019;105(6):1275-83.
53. Dorshkind K, Höfer T, Montecino-Rodriguez E, Pioli PD, Rodewald HR. Do haematopoietic stem cells age? Nat Rev Immunol. 2020;20(3):196-202.
54. Kovtonyuk LV, Fritsch K, Feng X, Manz MG, Takizawa H. Inflamm-aging of hematopoiesis, hematopoietic stem cells, and the bone marrow microenvironment. Front Immunol. 2016;7:502.
55. Le Garff-Tavernier M, Béziat V, Decocq J, Siguret V, Gandjbakhch F, Pautas E, et al. Human NK cells display major phenotypic and functional changes over the life span. Aging Cell. 2010;9(4):527-35.

56. Huijskens MJ, Walczak M, Sarkar S, Atrafi F, Senden-Gijsbers BL, Tilanus MG, et al. Ascorbic acid promotes proliferation of natural killer cell populations in culture systems applicable for natural killer cell therapy. Cytotherapy. 2015;17(5):613-20.
57. Vrolijk MF, Opperhuizen A, Jansen EH, Godschalk RW, Van Schooten FJ, Bast A, et al. The shifting perception on antioxidants: the case of vitamin E and β-carotene. Redox Biol. 2015;272-8.
58. Rodriguez-Amaya DB. Carotenes and xanthophylls as antioxidants. In: Shahidi F, editor. Handbook of antioxidants for food preservation. Oxford: Elsevier; 2015. p.17-50.
59. Faria AM, Gomes-Santos AC, Gonçalves JL, Moreira TG, Medeiros SR, Dourado LP, et al. Food components and the immune system: from tonic agents to allergens. Front Immunol. 2013;4:102.
60. Brown CC, Esterhazy D, Sarde A, London M, Pullabhatla V, Osma-Garcia I, et al. Retinoic acid is essential for Th1 cell lineage stability and prevents transition to a Th17 cell program. Immunity. 2015;42(3):499-511.
61. Medeiros SR, Pinheiro-Rosa N, Lemos L, Loli FG, Pereira AG, Santiago AF, et al. Vitamin A supplementation leads to increases in regulatory CD4+Foxp3+LAP+ T cells in mice. Nutrition. 2015;31(10):1260-5.
62. Xu Y, Cheng Y, Baylink DJ, Wasnik S, Goel G, Huang M, et al. In vivo generation of gut-homing regulatory T cells for the suppression of colitis. J Immunol. 2019;202(12):3447-57.
63. De la Fuente M, Miquel J. An update of the oxidation-inflammation theory of aging: the involvement of the immune system in oxi-inflamm-aging. Curr Pharm Des. 2009;15(26):3003-26.
64. Bektas A, Schurman SH, Sen R, Ferrucci L. Human T cell immunosenescence and inflammation in aging. J Leukoc Biol. 2017;102(4):977-88.
65. Universidade Federal de Campinas (Unicamp). Núcleo de Estudos e Pesquisas em Alimentação (NEPA). Tabela Brasileira de Composição de Alimentos (TACO). São Paulo: Unicamp; 2019.
66. Raase H, Rink L. The immune system and the impact of zinc during aging. Immun Ageing. 2009;6:9.
67. Li M, Yao D, Zeng X, Kasakovski D, Zhang Y, Chen S, et al. Age related human T cell subset evolution and senescence. Immun Ageing. 2019;16:24.
68. Vasto S, Carruba G, Lio D, Colonna-Romano G, Di Bona D, Candore G, et al. Inflammation, ageing and cancer. Mech Ageing Dev. 2009;130(1-2):40-5.
69. Cantorna MT, Yu S, Bruce D. The paradoxical effects of vitamin D on type 1 mediated immunity. Mol Aspects Med. 2008;29(6):369-75.
70. Maijo M, Ivory K, Clements SJ, Dainty JR, Jennings A, Gillings R, et al. One-year consumption of a Mediterranean-like dietary pattern with vitamin D3 supplements induced small scale but extensive changes of immune cell phenotype, co-receptor expression and innate immune responses in healthy elderly subjects: results from the United Kingdom Arm of the NU-AGE Trial. Front Physiol. 2018;9:997.
71. Radzikowska U, Rinaldi AO, Çelebi Sözener Z, Karaguzel D, Wojcik M, Cypryk K, et al. The influence of dietary fatty acids on immune responses. Nutrients. 2019;11(12):2990.
72. Weyh C, Krüger K, Strasser B. Physical activity and diet shape the immune system during aging. Nutrients. 2020;12(3):622.
73. Menezes JS, Mucida DS, Cara DC, Alvarez-Leite JI, Russo M, Vaz NM, et al. Stimulation by food proteins plays a critical role in the maturation of the immune system. Int Immunol. 2003;15(3):447-55.
74. Wolfe RR, Miller SL, Miller KB. Optimal protein intake in the elderly. Clin Nutr. 2008;27(5):675-84.
75. Mirzaei H, Suarez JA, Longo VD. Protein and amino acid restriction, aging and disease: from yeast to humans. Trends Endocrinol Metab. 2014;25(11):558-66.
76. Souza AL, Fiorini Aguiar SL, Gonçalves Miranda MC, Lemos L, Freitas Guimaraes MA, Reis DS, et al. Consumption of diet containing free amino acids exacerbates colitis in mice. Front Immunol. 2017;8:1587.
77. Nacarelli T, Azar A, Sell C. Aberrant mTOR activation in senescence and aging: a mitochondrial stress response? Exp Gerontol. 2015;68:66-70.

78. Calçada D, Vianello D, Giampieri E, Sala C, Castellani G, de Graaf A, et al. The role of low-grade inflammation and metabolic flexibility in aging and nutritional modulation thereof: a systems biology approach. Mech Ageing Dev. 2014;136-137:138-47.
79. Franceschi C, Garagnani P, Parini P, Giuliani C, Santoro A. Inflammaging: a new immune-metabolic viewpoint for age-related diseases. Nat Rev Endocrinol. 2018;14(10):576-90.
80. Santoro A, Pini E, Scurti M, Palmas G, Berendsen A, Brzozowska A, et al.; NU-AGE Consortium. Combating inflammaging through a Mediterranean whole diet approach: the NU-AGE project's conceptual framework and design. Mech Ageing Dev. 2014;136-137:3-13.
81. Ostan R, Lanzarini C, Pini E, Scurti M, Vianello D, Bertarelli C, et al. Inflammaging and cancer: a challenge for the Mediterranean diet. Nutrients. 2015;7(4):2589-621.
82. Bach-Faig A, Berry EM, Lairon D, Reguant J, Trichopoulou A, Dernini S, et al.; Mediterranean Diet Foundation Expert Group. Mediterranean diet pyramid today. Science and cultural updates. Public Health Nutr. 2011;14(12A):2274-84.
83. Jennings A, Berendsen AM, de Groot LCPGM, Feskens EJM, Brzozowska A, Sicinska E, et al. Mediterranean-style diet improves systolic blood pressure and arterial stiffness in older adults. Hypertension. 2019;73(3):578-86.
84. Gensous N, Garagnani P, Santoro A, Giuliani C, Ostan R, Fabbri C, et al. One-year Mediterranean diet promotes epigenetic rejuvenation with country- and sex-specific effects: a pilot study from the NU-AGE project. Geroscience. 2020;42(2):687-701.
85. Cena H, Calder PC. Defining a healthy diet: evidence for the role of contemporary dietary patterns in health and disease. Nutrients. 2020;12(2):334.
86. Ley RE, Peterson DA, Gordon JI. Ecological and evolutionary forces shaping microbial diversity in the human intestine. Cell. 2006;124(4):837-48.
87. Thursby E, Juge N. Introduction to the human gut microbiota. Biochem J. 2017;474(11):1823-36.
88. Ragonnaud E, Biragyn A. Gut microbiota as the key controllers of "healthy" aging of elderly people. Immun Ageing. 2021;18(1):2.
89. Lozupone CA, Stombaugh JI, Gordon JI, Jansson JK, Knight R. Diversity, stability and resilience of the human gut microbiota. Nature. 2012;489(7415):220-30.
90. Nicholson JK, Holmes E, Kinross J, Burcelin R, Gibson G, Jia W, et al. Host-gut microbiota metabolic interactions. Science. 2012;336(6086):1262-7.
91. Bosco N, Noti M. The aging gut microbiome and its impact on host immunity. Genes Immun. 2021;22:289-303.
92. Yatsunenko T, Rey F, Manary M, Trehan I, Dominguez-Bello MG, Contreras M, et al. Human gut microbiome viewed across age and geography. Nature. 2013;486:222-7.
93. Maier L, Pruteanu M, Kuhn M, Zeller G, Telzerow A, Anderson EE, et al. Extensive impact of non--antibiotic drugs on human gut bacteria. Nature. 2018;555(7698):623-8.
94. Kho ZY, Lal SK. The human gut microbiome - a potential controller of wellness and disease. Front Microbiol. 2018;9:1835.
95. Topping DL, Clifton PM. Short-chain fatty acids and human colonic function: roles of resistant starch and nonstarch polysaccharides. Physiol Rev. 2001;81(3):1031-64.
96. Furusawa Y, Obata Y, Fukuda S, Endo TA, Nakato G, Takahashi D, et al. Commensal microbe-derived butyrate induces the differentiation of colonic regulatory T cells. Nature. 2013;504:446-50.
97. Yoo JY, Groer M, Dutra SVO, Sarkar A, McSkimming DI. Gut microbiota and immune system interactions. Microorganisms. 2020;8(10):1587.
98. Martinez JE, Kahana DD, Ghuman S, Wilson HP, Wilson J, Kim SCJ, et al. Unhealthy lifestyle and gut dysbiosis: a better understanding of the effects of poor diet and nicotine on the intestinal microbiome. Front Endocrinol. 2021;12:667066.
99. Molinero N, Ruiz L, Sánchez B, Margolles A, Delgado S. Intestinal bacteria interplay with bile and cholesterol metabolism: implications on host physiology. Front Physiol. 2019;10:185.

100. Belkaid Y, Harrison OJ. Homeostatic immunity and the microbiota. Immunity. 2017;46(4):562-76.
101. Biagi E, Rampelli S, Turroni S, Quercia S, Candela M, Brigidi P. The gut microbiota of centenarians: signatures of longevity in the gut microbiota profile. Mech Ageing Dev. 2017;165(Pt B):180-4.
102. Santoro A, Ostan R, Candela M, Biagi E, Brigidi P, Capri M, et al. Gut microbiota changes in the extreme decades of human life: a focus on centenarians. Cell Mol Life Sci. 2018;75(1):129-48.
103. Kong F, Hua Y, Zeng D, Ning R, Li Y, Zhao J. Gut microbiota signatures of longevity. Curr Biol. 2016;26(18):R832-R833.
104. Claesson MJ, Jeffery IB, Conde S, Power SE, O'Connor EM, Cusack S, et al. Gut microbiota composition correlates with diet and health in the elderly. Nature. 2012;488(7410):178-84.
105. Ghosh TS, Rampelli S, Jeffery IB, Santoro A, Neto M, Capri M, et al. Mediterranean diet intervention alters the gut microbiome in older people reducing frailty and improving health status: the NU-AGE 1-year dietary intervention across five European countries. Gut. 2020;69(7):1218-28.
106. Broussard JL, Devkota S. The changing microbial landscape of Western society: diet, dwellings and discordance. Mol Metab. 2016;5(9):737-42.
107. Haran JP, McCormick BA. Aging, frailty, and the microbiome-how dysbiosis influences human aging and disease. Gastroenterology. 2021;160(2):507-23.
108. Sharma R, Padwad Y. Probiotic bacteria as modulators of cellular senescence: emerging concepts and opportunities. Gut Microbes. 2020;11:335-49.
109. Setbo E, Campbell K, O'Cuiv P, Hubbard R. Utility of probiotics for maintenance or improvement of health status in older people: a scoping review. J Nutr Health Aging. 2019;23:364-72.
110. Teichman EM, O'Riordan KJ, Gahan CGM, Dinan TG, Cryan JF. When rhythms meet the blues: circadian interactions with the microbiota-gut-brain axis. Cell Metabol. 2020;31(3):448-71.
111. Ikeda T, Yasui C, Hoshino K, Arikawa K, Nishikawa Y. Influence of lactic acid bacteria on longevity of Caenorhabditis elegans and host defense against salmonella enterica serovar enteritidis. Appl Environ Microbiol. 2007;73:6404-9.
112. Jeong JJ, Kim KA, Hwang YJ, Han MJ, Kim DH. Anti-inflammaging effects of Lactobacillus brevis OW38 in aged mice. Benef Microbes. 2016;7:707-18.
113. Chen LH, Huang SY, Huang KC, Hsu CC, Yang KC, Li LA, et al. Lactobacillus paracasei PS23 decelerated age-related muscle loss by ensuring mitochondrial function in SAMP8 mice. Aging (Albany NY). 2019;11:756-70.
114. Li B, Evivie SE, Lu J, Jiao Y, Wang C, Li Z, et al. Lactobacillus helveticus KLDS1.8701 alleviates d-galactose-induced aging by regulating Nrf-2 and gut microbiota in mice. Food Funct. 2018;9:6586-98.
115. Woo JY, Gu W, Kim KA, Jang SE, Han MJ, Kim DH. Lactobacillus pentosus var. plantarum C29 ameliorates memory impairment and inflammaging in a D-galactoseinduced accelerated aging mouse model. Anaerobe. 2014;27:22-6.
116. Peng X, Meng J, Chi T, Liu P, Man C, Liu S, et al. Lactobacillus plantarum NDC 75017 alleviates the learning and memory ability in aging rats by reducing mitochondrial dysfunction. Exp Ther Med. 2014;8:1841-6.
117. Miller LE, Lehtoranta L, Lehtinen MJ. The effect of Bifidobacterium animalis ssp. Lactis HN019 on cellular immune function in healthy elderly subjects: systematic review and meta-analysis. Nutrients. 2017;9:9.
118. Hwang YH, Park S, Paik JW, Chae SW, Kim DH, Jeong DG, et al. Efficacy and safety of Lactobacillus plantarum C29-fermented soybean (DW2009) in individuals with mild cognitive impairment: a 12-week, multi-center, randomized, double-blind, placebo controlled clinical trial. Nutrients. 2019;11(2):305.
119. Tsai YC, Cheng LH, Liu YW, Jeng OJ, Lee YK. Gerobiotics: probiotics targeting fundamental aging processes. Biosci Microbiota Food Health. 2021;40(1):1-11.

10

Alergias

Ana Paula Beltran Moschione Castro
Juliana de Lima Alves

INTRODUÇÃO

As alergias figuram entre as doenças não comunicáveis ou não contagiosas que mais acometem a humanidade. Dados da Organização Mundial da Alergia (OMA) estimam que até 40% da população mundial padeça de alguma afecção alérgica.[1] Na Europa, estima-se que, em 2025, um contingente imenso de pessoas apresente pelo menos uma alergia.[2] São milhões de pessoas que enfrentam desafios que comprometem a qualidade de vida ou podem colocar suas vidas em risco. No Brasil, o grande estudo epidemiológico de prevalência de doenças alérgicas ocorreu na faixa etária pediátrica: o estudo ISAAC (*International Study of Asthma, Allergy in Childhood*) avaliou a prevalência de asma, rinite e dermatite atópica na população pediátrica entre 6 e 7 anos e entre 13 e 14 anos, como ilustrado na Tabela 1, percebe-se a grande prevalência de doenças alérgicas no Brasil.[3]

DEFINIÇÃO

Ainda que intuitivamente tenhamos uma definição sobre alergia, há certa dificuldade no entendimento e adequada nomeação das situações que envolvem alergias. Nesse contexto, é importante saber que:

- A **alergia** é uma reação de hipersensibilidade que envolve mecanismos imunológicos e pode ou não ser mediada por imunoglobulina E (IgE). Nas hipersensibilidades não mediadas por IgE, células que compõem o sistema imunológico e anticorpos da classe imunoglobulina G (IgG) podem estar

• **TABELA 1.** Prevalência de sintomas relacionados a asma, rinite e eczema atópico em crianças entre 6 e 7 anos e entre 13 e 14 anos em diferentes centros brasileiros – estudo ISAAC[3]

Centro	Latitude Sul	Altitude (m)	T média	n	Asma ativa*	Asma grave[†]	Asma diag.[‡]	Rinite[§]	Rinoconj[#]	Rinite grave[¶]	Ecz**	Ecz flex[††]	Ecz grave[‡‡]
Manaus[§§]	3,06	92	32	3.011	24,4	6,6	20,8	19,5	10,6	13,2	12,0	8,0	4,7
Norte – total				3.011	24,4	6,6	20,8	19,5	10,6	13,2	12,0	8,0	4,7
Natal	5,47	30	28	855	29,0	7,8	16,1	23,3	13,3	20,8	13,1	13,0	8,5
Maceió[§§]	9,39	16	25	1.990	24,3	7,4	9,6	24,7	11,3	14,3	10,6	7,6	4,7
Aracaju[§§]	10,54	4	25	2.443	16,5	4,5	11,3	19,9	10,3	16,3	13,0	11,4	9,1
Feira de Santana	12,16	235	24,1	440	20,7	5,2	6,4	35,9	15,5	24,3	7,3	8,2	7,3
Salvador[§§]	12,58	8	24	998	17,2	3,0	7,7	39,8	17,4	26,0	8,6	7,3	5,7
Vitória da Conquista	14,51	923	20	399	24,3	8,5	11,5	31,3	17,3	21,8	10,5	8,3	7,8
Nordeste – total				7.125	21,0	5,8	10,6	26,1	12,7	18,5	11,2	8,2	6,4
Nova Iguaçu[§§]	22,45	25	21,8	3.249	26,3	7,0	10,4	24,8	12,2	16,6	13,3	9,8	6,0
São Paulo – oeste[§§]	23,30	760	20	3.312	31,2	8,4	7,1	28,9	15,1	19,7	12,4	9,5	5,2
São Paulo – sul[§§]	23,32	760	20	3.047	24,4	4,8	6,3	28,2	12,7	17,6	11,0	7,3	3,2
Santo André[§§]	23,39	755	23	2.167	23,9	2,9	4,9	30,9	13,2	16,5	8,1	5,3	2,1

(continua)

• **TABELA 1.** Prevalência de sintomas relacionados a asma, rinite e eczema atópico em crianças entre 6 e 7 anos e entre 13 e 14 anos em diferentes centros brasileiros – estudo ISAAC[3] (continuação)

Centro	Latitude Sul	Altitude (m)	T média	n	Asma ativa*	Asma grave[†]	Asma diag.[‡]	Rinite[§]	Rinoconj[#]	Rinite grave[¶]	Ecz**	Ecz flex[††]	Ecz grave[‡‡]
Sudeste – total				11.775	26,7	6,0	7,3	27,9	13,3	17,7	11,6	8,3	4,4
Itajaí[§§]	26,54	1	21	1.511	20,6	6,8	10,3	19,3	13,3	14,5	10,7	8,7	3,4
Sul – total				1.511	20,6	6,8	10,3	19,3	13,3	14,5	10,7	8,7	3,4
Total geral				23.422	24,3	6,1	10,3	25,7	12,6	17,1	11,5	8,2	5,0

T: temperatura; n: número de participantes.
* Sibilos nos últimos 12 meses.
[†] Asma diagnosticada: sibilância tão intensa capaz de impedir duas palavras seguidas nos últimos 12 meses.
[‡] Alguma vez na vida teve asma.
[§] Espirros, coriza ou entupimento nasal alguma vez nos últimos 12 meses.
[#] Rinoconjuntivite: problema nasal com prurido e lacrimejamento ocular nos últimos 12 meses.
[¶] Rinite intensa capaz de interferir nas atividades diárias.
** Eczema: rash cutâneo pruriginoso que aparece e desaparece nos últimos 12 meses.
[††] Eczema flexural: esse mesmo rash em lugares característicos (dobras etc.).
[‡‡] Eczema grave: distúrbio de sono pelo rash cutâneo nos últimos 12 meses.
[§§] Centros oficiais do ISAAC fase 3.

envolvidos. As reações alérgicas podem ser desencadeadas por gatilhos específicos e conhecidos, como alimentos, medicamentos ou substâncias do ambiente (epitélio de animais, ácaros, fungos). A resposta imunológica se traduz em um sintoma clínico, como broncoespasmo, hipotensão, diarreia, urticária ou angioedema.[4]

- A **sensibilização** é a reação imunológica resultante do contato do indivíduo com o alérgeno e a ativação de mecanismos variados. Esses mecanismos podem ser documentados por meio de exames laboratoriais *in vivo* ou *in vitro*. Vale ressaltar que a alteração laboratorial de maneira isolada, sem uma correspondência com sintoma clínico compatível, não caracteriza uma alergia, apenas uma sensibilização.[4]
- **Atopia** é um conjunto de sinais que aumenta o risco de a pessoa que o possui desenvolver doenças alérgicas. Destacam-se antecedentes familiares de doenças alérgicas e a presença de IgE específica para algum alérgeno.[4]
- **Doenças atópicas** são as doenças alérgicas que ocorrem em pacientes atópicos. Nesses pacientes há um maior risco de associação de diversas doenças e comportamentos diferentes, que podem variar ao longo da vida.[4]

PRINCIPAIS DOENÇAS ALÉRGICAS

- **Rinite alérgica:** a rinite alérgica em todo o mundo afeta de 10 a 30% da população. Ocorre, na imensa maioria dos casos, por um mecanismo mediado pelo anticorpo IgE. Pode ser perene ou intermitente. Em países com elevadas taxas de polinização, 7,5% dos adultos e 9% das crianças relataram sintomas na estação polínica. Os sintomas incluem congestão nasal e crises de espirro.[5]
- **Asma:** cerca de 3 a 9% da população apresenta asma alérgica, também um mecanismo IgE-mediado, mas que apresenta um infiltrado celular capitaneado por linfócitos T auxiliares do tipo 2 (Th2), mastócitos, eosinófilos, basófilos e células linfoides da imunidade inata. Estima-se que 40% da população que tenha rinite alérgica desenvolva asma. Os sintomas incluem tosse, broncoconstrição, sibilos e dispneia.[5]
- **Dermatite atópica:** pode acometer até 20% da população pediátrica. Trata-se de uma alergia de mecanismo misto à semelhança da asma, com importante disfunção da barreira cutânea. A lesão fundamental é o eczema e o sintoma cardinal, o prurido. Compromete a qualidade de vida dos pacientes e de seus familiares.[5]
- **Alergia alimentar:** um conjunto amplo de doenças, assim agrupadas por apresentarem manifestações clínicas após a ingestão de alimentos, desencadeadas pela ativação do sistema imunológico. Manifestações clínicas

envolvem pele (urticária ou eczema), sistema respiratório (broncoespasmo) e gastrintestinal (diarreia, vômitos e disenteria).[5]

Há ainda as reações adversas a medicamentos, as alergias a picadas ou ferroadas de insetos, a conjuntivite alérgica, entre outras.[5]

BASES FISIOPATOLÓGICAS DA ALERGIA: UMA DESREGULAÇÃO DA RESPOSTA IMUNOLÓGICA

O sistema imunológico é um sistema fundamental à proteção a processos infecciosos, e, através de uma rede muito ordenada de células, proteínas e barreiras físicas, é possível impedir ou minimizar a gravidade de processos infecciosos. Entretanto, outra função fundamental do sistema imunológico é regulação e tolerância, ou seja, a possibilidade de reconhecer um antígeno como não próprio e tolerá-lo. A tolerância é um fenômeno, em sua maioria, ativo, que mobiliza componentes da imunidade inata, mas culmina com o envolvimento de células da imunidade adaptativa como linfócitos T e B. Nesse contexto, proteínas estranhas que atingem as mucosas, mas que não são patógenos – como alimentos –, são reconhecidas, internalizadas e toleradas. A doença alérgica é resultado de uma série de fatores que resultam na quebra desses mecanismos de tolerância e culminam na produção de anticorpos ou células direcionadas a proteínas externas, os alérgenos. A doença alérgica gera um processo inflamatório, dano tecidual e sintomas característicos que podem, em situações extremas, levar à morte.[6,7]

A construção da doença alérgica se dá pela associação de fatores genéticos e ambientais. A importância dos fatores genéticos é indubitável, especialmente quando se documenta a elevada prevalência de doenças alérgicas entre famílias de pais alérgicos.[6,7] Estima-se que a prevalência de alergia aumenta quatro vezes quando um dos pais é alérgico e até sete vezes quando ambos apresentam alguma alergia.[6,7] Entretanto, ampliar esse conhecimento e definir o papel de alguns genes no desenvolvimento das doenças alérgicas é tarefa bastante árdua.

Estudos que envolveram a avaliação do genoma de maneira ampla (*genome-wide association studies* – GWAS) para tentar estabelecer uma correlação entre variantes gênicas e desenvolvimento de doenças alérgicas contribuíram muito pouco para o entendimento das alergias. Sabe-se que as doenças alérgicas são poligênicas, com ativações multifatoriais que combinam uma complexa interação de genes que sofrem a modulação do ambiente. De fato, talvez os grandes avanços no entendimento das bases fisiopatológicas das doenças alérgicas estejam ancorados nessa interação entre os genes e o ambiente, por isso o grande destaque dos estudos que envolvem a epigenética das doenças alérgicas. Afinal, a expressão gênica pode ser modificada por mudanças no ambiente, e talvez seja essa a principal razão da explosão das doenças alérgicas. Fatores epigenéticos podem induzir alterações na expressão dos genes de maneira pontual ou persistente, podem ocorrer intraútero e permanecer ao longo de toda a vida e alterações nas células germinativas podem inclusive ser herdadas.[6,7]

Há três maneiras possíveis de interferir na expressão dos genes por fatores ambientais:

- Metilação do DNA, definida pela adição de um grupo metil em citosinas. Este grupamento forma enzimas (DNA metiltransferases) que podem estimular regiões do DNA sensíveis à metilação. Em geral, são regiões ricas na sequência de nucleotídeos CG. Esses dinucleotídeos se localizam especialmente à frente de regiões promotoras da expressão gênica e são sensíveis à metilação, denominadas regiões CpG sensíveis a metilação. O aumento da metilação nessas regiões pode causar a inibição da transcrição desses genes.[6,8,9]
- Modificação das histonas, proteínas responsáveis por interagir com o DNA. Tais proteínas podem ser modificadas por diversos processos como fosforilação, ubiquitinização, acetilação ou metilação. Estas modificações controlam o acesso ao DNA, comprimem ou descomprimem a cromatina e, nesse contexto, atingem um nível diferente de regulação da expressão gênica.[6,8,9]
- De maneira indireta, os microRNA também podem atuar interferindo na modificação das histonas. De fato, essas sequências não codificáveis de RNA interagem com o RNA mensageiro e impedem a tradução do RNA transcrito, interferindo na gênese de proteínas. Além do mais, esses microRNA podem afetar modificações nas histonas e na metilação do DNA, interferindo no perfil de proteínas a serem transcritas.[6,8,9]

O entendimento de quais fatores ambientais podem contribuir para o desenvolvimento das doenças alérgicas estimulou a produção científica dos últimos anos, e, ainda que não se tenha um mapa completo das interações entre ambiente e genética, diversos fatores parecem contribuir para a modulação da expressão de genes e facilitar o surgimento das doenças alérgicas, incluindo fatores nutricionais. Antes da abordagem de alguns desses fatores de maneira mais específica, é importante destacar o caráter multifatorial de quaisquer doenças alérgicas, suas semelhanças – em especial quanto ao tipo de inflamação imunológica – e diferenças conforme o sítio acometido. Nesse contexto, é muito importante compreender que uma interação epigenética não afeta de maneira semelhante todas as doenças alérgicas, o que é fundamental no delineamento das estratégias de prevenção de doenças e dos resultados.[6-9]

FATORES EPIGENÉTICOS QUE PODEM INTERFERIR NA TRANSCRIÇÃO GÊNICA E MODULAR A RESPOSTA ALÉRGICA

Vitamina D

Sabe-se hoje que o papel da vitamina D na homeostase do organismo transcende a saúde óssea. A presença do receptor de vitamina D intracitoplasmático em várias células do organismo (VDR, do inglês *vitamin D receptor*), inclusive as que compõem o sistema imunológico, reforça essa premissa. Há descrições que reforçam que a forma ativa de vitamina D tem efeitos diretos e indiretos sobre a função das células imunes, como linfócitos T, incluindo os T reguladores (Treg), e células dendríticas. Isso é conseguido por meio da modulação de mediadores imunes, como citocinas pró e anti-inflamatórias e IgE.

A vitamina D pode atuar nos níveis celular, molecular, genético e epigenético para regular a alergia alimentar. Sabe-se que a ligação da vitamina D ao seu receptor (VDR) dentro das células T e de células apresentadoras de antígenos modula vários genes envolvidos na resposta imune e modula de maneira variável a expressão de genes relevantes, como os que transcrevem os interferons, fator de necrose tumoral alfa (TNF-α) e interleucina 10 (IL-10). Além disso, a ativação do VDR por 1,25(OH)2D produz reprogramação de genes derivados em células dendríticas para um fenótipo tolerogênico.

Ainda que não se tenham escancarados os mecanismos epigenéticos da vitamina D, sabe-se que há interações relevantes entre a vitamina D e citocinas cruciais na fisiopatologia das doenças alérgicas, como a linfopoietina estromal tímica (TSLP, do inglês *thymic stromal lymphopoietin*). Níveis mais altos de 25(OH)D3 correlacionaram-se com níveis mais baixos de metilação na região do gene de TSLP, resultando em maior expressão dessa citocina, em estudos que envolveram amostras de sangue de cordão ou da primeira infância. Um importante estudo revelou que a suplementação materna de vitamina D durante a gravidez e a lactação altera a metilação do DNA em mães e bebês amamentados.

O importante papel da vitamina D na metilação do DNA foi observado em células Treg. É bem conhecido que os números estáveis de Treg dependem da metilação de FOXP3; consequentemente, baixos níveis de vitamina D reduzem a população de Treg por alteração na metilação no FOXP3, aumentando, portanto, o risco de alergia alimentar. O desafio é correlacionar esses achados com desfechos biológicos, o que nem sempre se observa nos estudos clínicos que correlacionam os níveis de vitamina D com maior ou menor chance de desenvolver alergia.[8]

Nutrientes da dieta materna

Além da vitamina D, há outros fatores nutricionais maternos que podem atuar como disruptores e interferir no desenvolvimento das doenças alérgicas, e a obesidade é um deles. O aumento das taxas de obesidade, um estado inflamatório crônico, na gravidez, pode influenciar a programação fetal e contribuir para o aumento das taxas de inflamação e desregulação imunológica na próxima geração. Os mesmos hormônios que regulam apetite, armazenamento de gordura e metabolismo também regulam a função imune. A leptina, membro da família IL-6, é um hormônio importante envolvido no metabolismo da gordura. Em estudos experimentais, a leptina aumenta tanto respostas imunes inatas como adaptativas, induzindo proliferação e secreção de citocinas. Já a vitamina A parece exercer papel no amadurecimento dos linfócitos Treg e na modulação de sua resposta.

Estudos envolvendo ácidos graxos de cadeia longa, como ácidos graxos poli-insaturados (Pufa, do inglês *polyunsaturated fatty acids*), parecem mostrar efeitos favoráveis no desenvolvimento do sistema imunológico, tanto no útero quanto no período pós-natal, reduzindo a carga e o risco de doenças alérgicas.[6,8,9]

Microbioma

A correlação entre o microbioma e o desenvolvimento imunológico é conhecida de todos. São clássicos os estudos que demonstram que camundongos criados em ambiente livre de germes apresentam comprometimento no desenvolvimento do sistema imunológico. Outro aspecto a ser destacado é a correlação de alergia com diminuição da diversidade do microbioma. Um dos produtos da interação dos microrganismos comensais com os nutrientes de nossa alimentação é o butirato, um ácido graxo de cadeia curta (SCFA, do inglês *short-chain fatty acid*) formado pela fermentação microbiana de substratos dietéticos como a fibra. Portanto, é produzido no cólon como fonte de carboidrato para nossas células epiteliais dessa porção do trato gastrintestinal.

O butirato é absorvido no cólon proximal e distal por difusão passiva e transporte ativo. Também é importante para a absorção de eletrólitos pelo intestino grosso e desempenha um papel crítico na integridade da mucosa e na função metabólica local e sistêmica, estimulando respostas imunes reguladoras. Nas alergias, pode estar envolvido por meio de mecanismos epigenéticos. O butirato promove acetilação de histonas no gene *FOXP3*, inibindo a lisina deacetilase e protege a proteína FOXP3 (uma marcadora da atividade da T reguladora).[6,8,9]

Ainda que seja claro o papel epigenético no desenvolvimento das células do sistema imunológico, os mecanismos de interação ainda não são claros. Vale destacar estudos que apontam o papel do sistema imunológico na construção do microbioma, ou seja, pelo fato de um indivíduo já apresentar um perfil imunológico geneticamente determinado, suas interações com a microbiota resultarão em um microbioma diferente.[6]

Poluição atmosférica

Conhecido fator irritante, a poluição atmosférica também interage com o sistema imunológico e parece aumentar o risco de doenças alérgicas. Partículas de escapamento de diesel, material particulado e ozônio podem atuar como adjuvantes da mucosa e promover sensibilização alérgica a antígenos no trato respiratório. Em estudos experimentais, observou-se que a exposição ao material particulado pode alterar a permeabilidade e o microbioma intestinal, o que pode modificar as respostas imunes aos antígenos ingeridos.

Em uma metanálise composta por 11 estudos de coorte de nascimento foi demonstrado que o aumento da exposição ao particulado durante a primeira infância estava associado à sensibilização a alérgenos alimentares aos 4 e 8 anos de vida. Como houve um aumento substancial de vida *indoor*, a exposição a poluentes do ar interno é uma preocupação significativa. Fontes de poluição do ar interno incluem fumaça ambiental de tabaco, fogões de cozinha e outros poluentes que podem vir pelo sistema de tubulação da casa e que também devem ser considerados. Mas os mecanismos pelos quais esses poluentes se relacionam à maior prevalência de alergia em crianças, em especial a alergia alimentar, não são claros.[8]

Produtos químicos

O desenvolvimento trouxe consigo maior exposição a uma série de substâncias estranhas ao organismo e à natureza. Com os avanços tecnológicos, foram criados produtos alimentícios e embalagens com elevada durabilidade, os quais, ainda que incialmente liberados como seguros, têm se mostrado motivo de preocupação, em especial em pacientes pediátricos. Falamos de bisfenóis, ftalatos, parabenos e triclosan, encontrados em alimentos, plásticos e produtos de higiene pessoal. Algumas dessas substâncias podem atuar como facilitadores da desregulação do sistema endócrino e podem interagir com receptores ativados por proliferadores do peroxissoma (PPAR, do inglês *peroxisome proliferator--activated receptors*), que, por sua vez, interagem com o sistema imunológico.

Foi descrito que essas substâncias podem interferir na diferenciação e na função de várias células do sistema imunológico. Estudos em animais e humanos sugeriram um possível papel dessas substâncias no desenvolvimento de alergia alimentar. O triclosan, agente bacteriostático, em um modelo experimental, mostrou-se facilitador da sensibilização a amendoim, mas vale destacar que estudos populacionais mostraram resultados controversos. Níveis maternos elevados de metabólitos de ftalatos foram associados a números reduzidos de células T reguladoras no sangue do cordão umbilical e no sangue periférico de crianças aos 2 anos de idade, o que pode facilitar a sensibilização alérgica.[7-9]

FISIOPATOLOGIA DAS DOENÇAS ALÉRGICAS

As alergias são um grupo heterogêneo de doenças, mas sua base fisiopatológica guarda em comum a presença de um processo inflamatório crônico, especialmente nas mucosas e na pele, resultado da desregulação do sistema imunológico.[5]

A presença dos alérgenos leva à ativação do sistema imunológico e linfócitos T auxiliares são estimulados a responder não com tolerância, mas sim com inflamação, a qual é, na maior parte das vezes, capitaneada por linfócitos T auxiliares do tipo 2 (Th2). Como consequência, há a produção de IL-4, IL-5 e IL-13, características dessa resposta, que têm como função estimular a síntese de IgE, amadurecer eosinófilos e propiciar a produção de muco.[5]

A fase inicial do processo alérgico, denominada sensibilização, inicia-se com a captação do alérgeno por células dendríticas, células apresentadoras de antígenos. As células fagocitam o antígeno e o apresentam na superfície através de moléculas de MHC-II. O linfócito T auxiliar reconhece o antígeno apresentado no MHC II e direciona a resposta de maneira anômala, produzindo citocinas características do perfil tipo 2 (Th2) de linfócitos T auxiliares. Essas interleucinas interagem com linfócitos B por meio de receptores específicos e por meio de transduções de sinal para a produção de IgE. A célula B, agora um plasmócito, produz grande quantidade de IgE que circulam no sangue e, ao atingir os basófilos e mastócitos, se ligam aos seus receptores de membrana específicos na superfície celular. O receptor FcεR1 tem alta afinidade para a porção constante da IgE (Fcε), fazendo com que o indivíduo esteja sensibilizado àquele alérgeno. Não se observa inflamação ou aparecimento de sintomas alérgicos durante essa fase de sensibilização.[5]

A fase aguda da resposta alérgica ocorre após contatos subsequentes com o alérgeno, que levam à liberação de grânulos presentes em mastócitos, basófilos e eosinófilos que albergam em suas membranas as IgE específicas. Se pelo menos duas IgE são estimuladas com o mesmo antígeno, há alterações conformacionais na membrana que leva à liberação de grânulos; esses contêm principalmente histamina, que leva a vasodilatação, alteração da permeabilidade vascular e broncoconstrição, caracterizando a fase aguda da resposta alérgica. Mediadores neoformados, como leucotrienos e prostaglandinas, ampliam essa resposta, atuam como fatores quimiotáticos para outras células do sistema imunológico e constituem a fase tardia da resposta alérgica. Componentes da imunidade inata também participam da amplificação da resposta alérgica, com destaque às células linfoides da imunidade inata (ILC, do inglês *innate lymphoid cells*) tipo 2, que produzem citocinas sem necessariamente uma ativação antígeno--específica. Toda essa orquestração da resposta alérgica, denominada resposta inflamatória tipo 2, traz, além de inflamação e dano tecidual, sintomas clínicos das mais diversas manifestações de alergia, com destaque para dermatite atópica, alergia alimentar, asma e rinite alérgica.[5]

INTERAÇÃO ENTRE NUTRIÇÃO E SISTEMA IMUNOLÓGICO: O CONCEITO DE IMUNONUTRIÇÃO

É bem conhecido que uma nutrição adequada contribui para o bom desenvolvimento do sistema imunológico, mas o conceito de imunonutrição pode ir um pouco mais além. A imunonutrição pode geralmente ser definida como o estudo dos efeitos diretos e indiretos de nutrientes, macro e micronutrientes, como vitaminas, minerais e oligoelementos, no desenvolvimento do sistema imunológico, funcionalidade e capacidade de resposta.

Sabe-se que o comprometimento nutricional pode afetar o sistema imunológico, influenciar sua integridade, interferir no manejo das infecções, no controle da inflamação e dano tecidual e, como consequência, modular processos alérgicos.[10,11] O recente desenvolvimento das tecnologias "ômicas" está facilitando a análise da interação dos nutrientes com microbioma do hospedeiro, metabolismo, sistema imune e resultados de doenças, em uma resolução que anteriormente não era possível. Excessos de nutrientes (p. ex., gordura, padrões alimentares altamente processados ou suplementação excessiva de nutrientes) podem ter efeitos ainda mais dramáticos no sistema imunológico em comparação com as deficiências.

A produção de evidências nesta área é desafiadora; estudos experimentais, séries de casos e alguns estudos populacionais compõem a base de dados para essas afirmações, mas há escassez de estudos grandes e a necessidade de entender as diferenças culturais que compõem as diversas dietas. Por exemplo, quando se discute o aumento das alergias em países ocidentais que têm um tipo de dieta mais rico em ácidos graxos saturados e menor consumo de verduras e frutas, há que se considerar as variações dessa afirmação e como essas diferenças podem afetar os desfechos nas diversas populações. Mas a possibilidade de o hábito alimentar ou o *status* nutricional do paciente ofertar algum risco ou proteção no desenvolvimento de alergias é um capítulo a ser estudado e está em constante transformação.[10,11]

O que sabe hoje sobre a interação entre alimentos e sistema imunológico encontra-se no Quadro 1.

- **QUADRO 1.** Interação entre os nutrientes e o sistema imunológico

Nutrição e barreiras epiteliais	
Ácidos graxos (ômega-3), vitamina C e fibras	Melhoram a integridade da barreira
Ácidos graxos (ômega-6)	Reforçam a ação das junções oclusivas
Produtos de glicação tardia*	Comprometem a função de barreira
Vitamina A	Níveis normais: facilita a diferenciação dos tecidos de barreira Níveis reduzidos: integridade das barreiras comprometida

Nutrição e microbioma	
Diversidade dietética	Aumenta a diversidade do microbioma
Dieta saudável e diversa	Aumenta a produção de butirato
Carboidratos complexos, fibras, pré e probióticos	Aumentam a diversidade microbiana e produção de SCFA
Proteínas	Produção de aminoácidos de cadeias ramificadas e metabólitos do triptofano
Produtos de glicação tardia*	Reduzem a diversidade do microbioma
Polifenóis e prebióticos	Aumentam a diversidade do microbioma

Nutrição e sistema imunológico		
Nutriente	Imunidade inata	Imunidade adaptativa
Aminoácidos, vitamina C, ácidos graxos (ômega-3), fibras	Reduzem a inflamação	
Vitamina D	Melhora a função de macrófago e células dendríticas	Reduz IL-12 e aumenta IL-10, induz células T reguladoras
Ferro	Essencial para a transferência de elétrons, regulação gênica, ligação e transporte de proteínas, melhora a função de neutrófilos, ação bactericida, auxilia no crescimento e na diferenciação celular	Deficiência: direciona para a resposta Th2, perda da função celular com inversão CD4/CD8

(continua)

- **QUADRO 1.** Interação entre os nutrientes e o sistema imunológico (*continuação*)

Nutrição e sistema imunológico		
Nutriente	Imunidade inata	Imunidade adaptativa
Vitamina A	Deficiência: diminui a intensidade da resposta inata	Aumenta a resposta Th1 e diminui a resposta Th17
Vitamina C	Deficiência: afeta a atividade bactericida dos leucócitos	Regula a função de linfócitos T e B
Vitaminas B e E, selênio, Mg e Cu	Regulam as funções de linfócitos T e B	
Cobre e zinco		Deficiência: interferência na resposta celular

IL: interleucina; SCFA: ácidos graxos de cadeia curta.
* Produtos de glicação tardia (AGE, do inglês *advanced glycation end-products*): grupo heterogêneo de produtos formados após uma reação de Maillard – interação entre açúcares e proteína ou lipídios ou DNA.
Fonte: Venter; O'Mahony.[11]

INTERVENÇÕES ALIMENTARES E ALERGIAS

Hábitos alimentares podem influenciar no desfecho do desenvolvimento de doenças alérgicas, e uma evidência robusta vem dos estudos que avaliam a diversidade da dieta na população pediátrica. Em um documento produzido pela Academia Europeia de Alergia e Imunologia Clínica, observou-se que dietas com diversidade, no primeiro ano de vida, contribuíram para menor prevalência de doenças alérgicas. A diversidade da dieta é definida como o número de diferentes alimentos ou grupos de alimentos consumidos ao longo de um período de referência e, idealmente, deve incluir a frequência de consumo e o valor para a saúde dos alimentos. Essa diversidade de alimentos pode contribuir para um microbioma mais diverso e, nesse contexto, auxiliar no amadurecimento mais equilibrado do sistema imunológico.

Em uma compilação de estudos sobre desenvolvimento de asma e gravidade, observou-se que crianças e adolescentes que têm uma dieta mais rica em frutas e vegetais apresentaram asma de mais fácil controle, ou menor prevalência de asma, quando comparados a crianças e adolescentes com menor ingestão desses alimentos. Em um dos estudos houve inclusive correlação inversa entre o consumo de frutas e verduras e a quantidade de neutrófilos no escarro de pacientes com asma.

Por outro lado, o consumo de leite e derivados se relacionou a maior exacerbação das crises em pacientes com diagnóstico de asma. Alguns dos desfechos avaliados incluíam quantidade de *cream cheese* ou ricota no consumo diário desses pacientes. Vale destacar dois aspectos a serem considerados: muitos são estudos observacionais, nos quais nem sempre as conclusões são reprodutíveis e o hábito alimentar pode, na verdade, refletir um estilo de vida mais ou menos saudável, que pode incluir, por exemplo, vida mais próxima ao ar livre e tabagismo, entre outros fatores de confusão não totalmente esclarecidos nos estudos.

Estilos de dieta parecem influenciar no desfecho da asma. Dietas ocidentais são, em geral, pobres em frutas e vegetais, ricas em ácidos graxos saturados, gorduras e carboidratos. Há estudos na Austrália, América Latina e Estados Unidos mostrando que o consumo de gorduras saturadas se relaciona mais a inflamação pulmonar, maior infiltrado de eosinófilos e redução dos fluxos pulmonares. Já as dietas baseadas em vegetais podem trazer resultados mais positivos com relação ao controle da asma. Estudos europeus em crianças e adolescentes mostram que, ao adotar dietas vegetarianas ou veganas (*plant-based*), há redução na inflamação das vias aéreas e melhora dos volumes pulmonares.

Quando se consideram nutrientes de maneira isolada, alguns componentes da dieta foram estudados de maneira mais particular e pode-se observar que a reposição de ácidos graxos poli-insaturados durante a gestação, em especial em mães com baixos níveis de ômega-3, pode diminuir a prevalência de dermatite atópica em lactentes.[12]

Parece ficar claro que a ingestão de fibras, melhora dos níveis de vitamina D, redução do consumo de gorduras saturadas e manutenção de um peso adequado à idade e altura contribuem para um efeito antioxidante, reduzem a produção de citocinas e podem reduzir os sintomas alérgicos, mas são necessários estudos mais amplos e uniformes para que essas conclusões ganhem um corpo de evidência mais robusto.[12,13]

ALERGIA ALIMENTAR E O RISCO NUTRICIONAL

A alergia alimentar é uma situação especial, pois, ao demandar a exclusão de um alimento ou mais, pode-se estabelecer um risco nutricional quando as medidas de avaliação e controle das intervenções não são adotadas.[14]

Estima-se que 8% da população pediátrica e 3% da população adulta apresente alergia alimentar, definida como um grupo de sintomas e sinais clínicos que ocorrem pela ingestão de diversos alimentos e são desencadeados pela ação desregulada do sistema imunológico.[14]

O tratamento da alergia alimentar envolve a exclusão do alimento, mas um dos mantras dessa exclusão é não proporcionar nenhum déficit nutricional. Em uma revisão cuidadosa realizada em 2018, observou-se que, na maioria dos estudos, crianças com alergias alimentares têm parâmetros de crescimento mais baixos do que os grupos controle/geral da população, e especialmente a altura para a idade parece ser impactada negativamente na alergia alimentar. Ainda que não se consiga estabelecer muitos fatores de risco para isso, quando mais de três alimentos são excluídos e o leite está nesse grupo, o risco nutricional é maior.[14]

Crianças com múltiplas alergias alimentares, alergia ao leite de vaca e comorbidades atópicas, em particular dermatite atópica, requerem atenção especial para distúrbios do crescimento e devem ser sistematicamente avaliadas (peso exato e comprimento/altura) a cada consulta clínica.[14]

APLICAÇÃO CLÍNICA/PRÁTICA DE PROBIÓTICOS E PREBIÓTICOS PARA IMUNOMODULAÇÃO E TRATAMENTO DAS ALERGIAS

O trato gastrintestinal é um dos ecossistemas microbiologicamente mais ativos do corpo, e desempenha um papel crucial no funcionamento e desenvolvimento do sistema imune de mucosas. Nesse ecossistema, os probióticos e alimentos consumidos estimulam o sistema imune e induzem uma rede de sinais mediados pelos microrganismos comensais. Apresentar uma microbiota bem equilibrada em diversidade e quantidade é um dos principais parâmetros para o desenvolvimento do sistema imune. Estudos demonstram que camundongos *germ-free* (estéreis ou livres de germes) apresentam sistema imune deficiente e o timo (tecido linfoide primário) atrofiado em razão da ausência de microbiota. Por essa razão, sabe-se que as alergias têm se relacionado estritamente com o desequilíbrio da microbiota intestinal. Estudos demonstram que a disbiose está presente em pacientes com diversos tipos de alergias, o que indica que seu tratamento é uma estratégia de suma importância para obter melhoras nos parâmetros clínicos desses pacientes.

Probióticos são definidos como microrganismos vivos que, quando administrados em doses corretas, conferem benefício à saúde do hospedeiro.[15] Muitos probióticos são membros da microbiota intestinal, como várias bactérias dos gêneros *Lactobacillus* e *Bifidobacteria*.[16] Nem todas as bactérias podem ser probióticas, e elas precisam ser cepa-específicas. A maioria dos probióticos tem sido estudada para tratar doenças inflamatórias intestinais, mas atualmente também se tem estudado seu efeito nas alergias.[17]

Para serem considerados probióticos, os microrganismos devem apresentar benefícios para a saúde do hospedeiro e uma série de critérios e condições, como ter capacidade de sobreviver ao suco gástrico do estômago e aos sais biliares até chegar ao intestino, de sobreviver e colonizar o intestino exercendo suas funções benéficas, e de aderir às células epiteliais.[18] Um estudo demonstrou que *Lactobacillus casei* CRL 431 e *Lactobacillus paracasei* CNCM I-1518 aderem ao epitélio intestinal através dos receptores do tipo Toll (TLR, do inglês *Toll-like receptors*) e medeiam a estimulação imune. Após essa interação, há um aumento na produção de citocinas, como IL-6, e ocorre a produção da proteína quimiotática de monócitos 1 (MCP-1, do inglês *monocyte chemoattractant protein-1*) secretada pelas células epiteliais, sem alterar a barreira intestinal, estimulando células imunes da lâmina própria.[19]

Além disso, é importante que os probióticos também tenham a capacidade de suprimir o crescimento de bactérias patogênicas, induzindo, de maneira direta, sua morte por competição. No ambiente intestinal, os probióticos competem por nutrientes para crescimento e proliferação; dessa forma, os patógenos não sobreviveriam. Alguns estudos demonstraram que probióticos como *Lactobacillus rhamnosus* GG e *Lactobacillus plantarum* possuem a capacidade de inibir a ligação da *Escherichia coli* enteropatogênica ao epitélio intestinal.[20]

Outro estudo relatou que *Lactobacillus acidophilus* ou *L. casei* aumentaram o conteúdo de bactérias ácido-láticas (LAB, do inglês *lactic acid bacteria*) e geraram concomitante diminuição de coliformes fecais e bactérias anaeróbias no intestino.[21] Assim como possuem a capacidade de inibir o crescimento de algumas bactérias, os probióticos também podem estimular o crescimento de microrganismos benéficos por simbiose. Um estudo de Li et al. relatou que os probióticos causaram alterações na composição da microbiota intestinal para bactérias benéficas específicas, como *Prevotella* e *Oscillibacter*. Essas bactérias são conhecidas por produzir metabólitos anti-inflamatórios, que diminuem a polarização Th17 e favorecem a diferenciação de células Treg anti-inflamatórias (Tr1) no intestino.[22] Além disso, é descrito que mecanismos de *cross-feeding* podem acontecer no lúmen intestinal, ou seja, quando uma bactéria utiliza em seu metabolismo produtos finais originados do metabolismo de outra bactéria, existindo então uma relação mutualística.[23]

Os probióticos são eficientes em produzir diversos compostos benéficos ao hospedeiro, dentre eles os ácidos graxos de cadeia curta, que são bastante anti-inflamatórios, e os peptídios antimicrobianos chamados bacteriocinas, o que favorece a competição com outras bactérias e a saúde do hospedeiro. Estudos têm mostrado que a presença de ácidos orgânicos como acetato e lactato previne o crescimento de *Helicobacter pylori* no intestino. Já as bacteriocinas importantes são: lactacina B, produzida por *L. acidophilus*, bifidocina B, produzida por *Bifidobacterium bifidum* NCFB, plantaricina, produzida por *Lactobacillus plantarum*, e nisina, produzida por *Lactococcus lactis*. Essas bactérias auxiliam o papel das células de Paneth, especializadas em produzir peptídeos antimicrobianos como lisozima, fosfolipase A2, defensinas, peptídeos do tipo defensinas (elafina e inibidor da protease leucocitária secretora – SLPI, do inglês *secretory leukocyte peptidase inhibitor*) e catelicidinas.[24] Um estudo de Cazorla et al. demonstrou que a administração oral de probióticos estimulou o aumento no número de células de Paneth.[25] Outro estudo demonstrou aumento na produção de betadefensina-2 após a ingestão de probióticos em humanos.[26]

Probióticos previnem o aumento da permeabilidade do intestino mantendo a integridade de seu epitélio, pelo aumento de mucina, de células *goblet*, de células de Paneth e proteínas das junções oclusivas. Muitos *Lactobacillus* têm sido estudados por sua importância para o aumento da produção de muco no intestino.[27]

Fragmentos de bactérias probióticas têm a capacidade de interagir com células epiteliais, estimulando a produção de algumas citocinas, auxiliando na diferenciação de diversas células imunes e induzindo respostas anti-inflamatórias e imunomoduladoras no intestino.

A parede celular das bactérias probióticas tem a capacidade de ativar o sistema imune via receptores do tipo Toll. É importante dizer que o tempo de permanência de uma bactéria probiótica no lúmen intestinal é, em média, de 72 horas, o que é suficiente para induzir alterações nas células imunes pelo aumento no número de macrófagos e células dendríticas da lâmina própria, aumentando sua funcionalidade, refletindo na síntese de citocinas importantes.

Foi descrito que a ingestão de *L. casei* CRL431 induziu a secreção da citocina IL-10 produzida por linfócitos do tipo Th2 e macrófagos, auxiliando na manutenção da homeostase intestinal.[28]

As células dendríticas são as primeiras células imunes que entram em contato com os probióticos e as bactérias comensais. Elas são células especiais que possuem dendritos capazes de captar antígenos e são especializadas em apresentar esses antígenos aos linfócitos T e B nos tecidos linfoides. Por meio dessa apresentação e na presença de algumas citocinas específicas, os linfócitos TCD4$^+$ podem se diferenciar em Th1, Th2, Th17 ou Treg, dependendo da composição da microbiota.

Os linfócitos T também têm um papel protetor contra microrganismos patogênicos. A imunidade adaptativa é profundamente modulada pela microbiota intestinal, o que inclui aumento no número e no tamanho dos centros germinativos das placas de Peyer, no número de plasmócitos secretores de IgA, de linfócitos TCD4$^+$ da lâmina própria, principalmente Treg, e de linfócitos TCD8$^{\alpha\beta+}$.[29]

É descrito que os probióticos estimulam os plasmócitos secretores de IgA na lâmina própria, aumentando a concentração de SIgA (IgA secretória) solúvel no lúmen intestinal. A SIgA tem um papel importante, não só no lúmen intestinal, mas também no tecido subjacente, translocando-se via células M, para as placas de Peyer, para preservar a homeostase local. A SIgA é secretada em forma dimérica ou trimérica em secreções mucosas, bem como em lágrimas, saliva, suor e leite materno, e desempenha um papel crítico na proteção contra infecções e no controle de bactérias comensais nas mucosas.[30] A SIgA se liga a antígenos, toxinas e bactérias (comensais ou patogênicas) no muco e as bloqueia por meio de um processo não inflamatório, chamado "exclusão imune", protegendo, assim, o epitélio intestinal.

Estudos demonstraram que a ingestão de probióticos, principalmente *Bifidobacterium* e as LAB, aumentou o número de plasmócitos produtores de IgA na lâmina própria, nos brônquios e nas células mamárias. Esses estudos evidenciam papéis sistêmicos dos probióticos, ou seja, são essenciais não só no intestino, mas também em outros locais distantes do intestino.[31] O aumento da secreção de IgA pode ser importante na prevenção da invasão das barreiras mucosas por patógenos.

Estudos demonstram que camundongos *germ-free* ou desnutridos apresentam o timo atrofiado e, após a ingestão de probióticos, a integridade do timo é restaurada, modulando a produção de linfócitos e citocinas.[32]

Os efeitos benéficos dos probióticos em processos de alergias são bem descritos, já que estimulam respostas imunes anti-inflamatórias que previnem e tratam a alergia. A ingestão de probióticos tem sido eficaz em reduzir a concentração de IgE no soro de pacientes alérgicos, assim como o alívio dos sintomas de alergias. Em modelo de alergia respiratória experimental, foi demonstrado que probióticos induzem um claro balanço de linfócitos Th1, favorecendo a produção da imunoglobulina IgG em vez de IgE, e aumentando os níveis de citocinas anti-inflamatórias IL-10 (Figura 1).

Foi descrito que a ativação das células imunes por probióticos envolve a produção de células Treg que mantêm o ambiente tolerogênico, o que é importante contra as alergias. Esse fato garante a segurança do consumo de probióticos por longos períodos sem efeitos adversos.

Atualmente, algumas bactérias probióticas têm sido incorporadas à alimentos fermentáveis para conferir saúde intestinal ao hospedeiro, principalmente as LAB. Probióticos presentes em produtos alimentícios fermentados são mais completos em nutrientes, substratos, vitaminas, proteínas, aminoácidos essenciais e ácidos orgânicos como acetato, propionato e butirato. Por isso, produtos como leites fermentados, iogurtes, kombucha e kefir têm ganhado grande espaço na conduta clínica e têm auxiliado os pacientes.[19]

A longo prazo, a ingestão de produtos probióticos fermentados tem demonstrado efeito imunomodulador da homeostase intestinal, principalmente pela produção de citocinas anti-inflamatórias, como IL-10, e indução de células Treg, além de aumentar a capacidade fagocítica e microbicida dos macrófagos do peritônio e do baço.[27]

É aceitável que produtos probióticos tenham uma concentração mínima de 10^6 UFC por mL ou por grama de alimento, e que a dose recomendada de in-

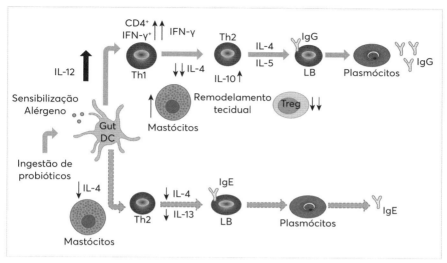

- **FIGURA 1.** Mecanismos imunes mediados pela ingestão de probióticos em indivíduos alérgicos. A administração oral de probióticos induz a ativação de células dendríticas (DC) no intestino, com a liberação de IL-12, que vai modular a resposta adaptativa para o perfil Th1. O aumento na expressão de CD4 e IFN-γ nas células de perfil Th1 leva ao aumento de produção de IgG em vez de IgE. O efeito regulador exercido pelos probióticos parece ser mediado pela produção de IL-10 pelas células Th1 e Th2. Mastócitos também aumentam em número para mediar o reparo tecidual. Em paralelo, a resposta Th2 é diminuída por meio da redução da produção de IL-4, IL-13 e IgE.
Fonte: adaptação de Maldonado Galdeano et al.[19]

gestão de probióticos em sachês ou cápsulas seja entre 10^8 e 10^9 microrganismos probióticos por dia.[33]

Apesar de a definição de probióticos estar relacionada à função de bactérias vivas, foi descrito que as bactérias mortas também possuem efeito anti-inflamatório e imunomodulador.[30] Bactérias mortas expõem todos os antígenos presentes em sua superfície, o que é suficiente para gerar a modulação da resposta imune no hospedeiro.[34] A administração de probióticos mortos é indicada para pacientes que apresentam flatulências e desconforto abdominal gerados por fermentação excessiva da microbiota.

Por outro lado, os alimentos também podem ter efeito tanto nas células imunes quanto na microbiota intestinal, fornecendo modulação da imunidade do hospedeiro contra infecções, suprimindo as alergias e inflamações, como os prebióticos.

Os prebióticos são ingredientes alimentares que induzem o crescimento ou a atividade de microrganismos benéficos no ambiente intestinal. Os prebióticos dietéticos são tipicamente compostos de fibras não digeríveis que passam não digeridos pela parte superior do trato gastrintestinal e estimulam o crescimento ou a atividade de bactérias específicas que colonizam o intestino, agindo como substratos para elas. As alterações resultantes na microbiota intestinal e seus metabólitos alteram o ambiente intestinal e favorecem a função dos probióticos, como descrito anteriormente. Existem vários tipos de prebióticos, como os fruto-oligossacarídeos (FOS), que são sacarídeos não digeríveis, compostos principalmente de 1-kestose (GF2) e nistose (GF3). Os FOS são usados por bactérias específicas (p. ex., *Bifidobacterium* e *Bacteroides*) como fontes de energia para a proliferação no intestino.[30] Foi demonstrado que a administração oral de FOS em modelo de alergia alimentar atenuou a indução intestinal de citocinas do tipo Th2 (IL-4, IL-10 e IL-13), regulando a ativação precoce de células T CD4$^+$ *naïve*, que produzem citocinas Th1 e Th2.[35]

Outro modelo murino de alergia respiratória ao alérgeno *Dermatophagoides farinae*, presente no ácaro, demonstrou que, após administração oral de FOS, os níveis séricos de IgG1 (equivalente ao IgG4 em humanos) específicos para o alérgeno foram reduzidos. Além disso, o FOS tende a suprimir a produção pulmonar de IL-5 e eotaxina, que é potencializado por alérgenos de ácaros, sugerindo que FOS pode prevenir ou melhorar a inflamação das vias aéreas induzida por alérgenos de ácaros.[36]

Outra categoria de prebióticos com atividade imunomoduladora importante é composta por polissacarídeos, dentre eles o betaglucano. Foi relatado que o betaglucano derivado de leveduras e cogumelos, como o shiitake, tem a capacidade de aumentar a proteção contra infecções por bactérias e vírus patogênicos.[37] Já o betaglucano derivado da aveia tem sido utilizado para proteger camundongos da infecção pelo vírus do herpes[38] e infecções bacterianas.[39] Esses betaglucanos são reconhecidos pela dectina-1, uma lectina do tipo C expressa em macrófagos, monócitos, células dendríticas e células B, que funciona como um receptor de reconhecimento de padrões.[40] Os betaglucanos ativam esses tipos de células para produzir citocinas pró-inflamatórias, incluindo IL-6, TNF-α e a citocina IL-12 indutora de linfócitos Th1. A IL-12 promove a atividade das células NK e de fagócitos por meio da regulação positiva das células Th1, e esse processo é semelhante ao processo induzido pelos componentes derivados de bactérias probióticas, como descrito anteriormente. Os efeitos antialérgicos do betaglucano também foram relatados em um modelo de camundongo[41] e em um ensaio clínico em pacientes japoneses com alergia ao pólen.[42]

Em um modelo experimental murino de alergia alimentar a ovalbumina, a administração da rafinose (oligossacarídeo não digerível) suprimiu significativamente a elevação de IgE e inibiu a resposta Th2 característica do início da alergia alimentar.[43]

De acordo com a ingestão diária recomendada (DRI, do inglês *dietary reference intakes*), um indivíduo adulto deve ingerir entre 25 e 35 g de fibras diariamente, dependendo da sua faixa etária e sexo. É sugerido que o profissional nutricionista inclua dentro dessa quantidade os diversos tipos de fibras, como FOS, polissacarídeos, rafinose e betaglucanos, para favorecer a imunomodulação e prevenção de alergias.

CONSIDERAÇÕES FINAIS

A associação entre nutrição e doenças alérgicas tem como importante interface o sistema imunológico. É um grande desafio entender as nuances dessa associação, mas o desenvolvimento de tecnologias nunca esteve tão promissor para que se possa entender essas interações e, como consequência, propor intervenções que tragam mais saúde a todos.

REFERÊNCIAS

1. Pawankar R, Holgate ST, Canonica GW, Lockey RF, Blaiss MS. WAO White Book on Allergy 2013 Update. Disponível em: https://www.worldallergy.org/wao-white-book-on-allergy. Acesso em: 14 ago. 2022.
2. The European Academy of Allergy and Clinical Immunology (EAACI). Advocacy manifesto. Tackling the allergy crisis in Europe: concerted policy action needed. 2016. Disponível em: https://www.veroval.info/-/media/diagnostics/files/knowledge/eaaci_advocacy_manifesto.pdf. Acesso em: 14 ago. 2022.
3. Solé D, Wandalsen GF, Camelo-Nunes IC, Naspitz CK; ISAAC – Brazilian Group. Prevalence of symptoms of asthma, rhinitis, and atopic eczema among Brazilian children and adolescents identified by the International Study of Asthma and Allergies in Childhood (ISAAC) – Phase 3. J Pediatr (Rio J). 2006;82(5):341-6.
4. Tanno LK, Calderon MA, Smith HE, Sanchez-Borges M, Sheikh A, Demoly P; Joint Allergy Academies. Dissemination of definitions and concepts of allergic and hypersensitivity conditions. World Allergy Organ J. 2016;9:24.
5. Pramod SN. Immunological basis for the development of allergic diseases-prevalence, diagnosis and treatment strategies. In: Singh B, editor. Cell interaction – molecular and immunological basis for disease management [Internet]. London: IntechOpen; 2021. Disponível em: https://www.intechopen.com/chapters/74922. Acesso em: 14 ago. 2022.
6. Campbell DE, Boyle RJ, Thornton CA, Prescott SL. Mechanisms of allergic disease: environmental and genetic determinants for the development of allergy. Clin Exp Allergy. 2015;45(5):844-58.
7. Agache I, Cojanu C, Laculiceanu A, Rogozea L. Genetics and epigenetics of allergy. Curr Opin Allergy Clin Immunol. 2020;20(3):223-32.
8. Cañas JA, Núñez R, Cruz-Amaya A, Gómez F, Torres MJ, Palomares F, et al. Epigenetics in food allergy and immunomodulation. Nutrients. 2021;13(12):4345.
9. Potaczek DP, Harb H, Michel S, Alhamwe BA, Renz H, Tost J. Epigenetics and allergy: from basic mechanisms to clinical applications. Epigenomics. 2017;9(4):539-71.

10. Zapatera B, Prados A, Gómez-Martínez S, Marcos A. Immunonutrition: methodology and applications. Nutr Hosp. 2015;31 Suppl 3:145-54.
11. Venter C, O'Mahony L. Immunonutrition: the importance of a new European Academy of Allergy and Clinical Immunology working group addressing a significant burden and unmet need. Allergy. 2021;76(7):2303-5.
12. Venter C, Eyerich S, Sarin T, Klatt KC. Nutrition and the immune system: a complicated tango. Nutrients. 2020;12(3):818.
13. Alwarith J, Kahleova H, Crosby L, Brooks A, Brandon L, Levin SM, et al. The role of nutrition in asthma prevention and treatment. Nutr Rev. 2020;78(11):928-38.
14. Meyer R. Nutritional disorders resulting from food allergy in children. Pediatr Allergy Immunol. 2018;29(7):689-704.
15. Hill C, Guarner F, Reid G, Gibson GR, Merenstein DJ, Pot B, et al. Expert consensus document. The international scientific association for probiotics and prebiotics consensus statement on the scope and appropriate use of the term probiotic. Nat Rev Gastroenterol Hepatol. 2014;11:506-14.
16. Kerry RG, Patra JK, Gouda S, Park Y, Shin HS, Das G. Benefaction of probiotics for human health: a review. J Food Drug Anal. 2018;26:927-39.
17. Nelson HS. Allergen immunotherapy now and in the future. Allergy Asthma Proc. 2016;37:268-72.
18. Wan ML, Forsythe SJ, El-Nezami H: Probiotics interaction with foodborne pathogens: a potential alternative to antibiotics and future challenges. Crit Rev Food Sci Nutr. 2018:1-14.
19. Maldonado Galdeano C, Cazorla SI, Lemme Dumit JM, Vélez E, Perdigón G. Beneficial effects of probiotic consumption on the immune system. Ann Nutr Metab. 2019;74(2):115-24.
20. Wilson KH, Perini F. Role of competition for nutrients in suppression of Clostridium difficile by the colonic microflora. Infect Immun. 1988;56:2610-4.
21. Maldonado Galdeano C, Novotny Nuñez I, Perdigón G. Malnutrition: role of the diet on the microbiota and in the functioning of the gut immune system. SM J Public Health Epidemiol. 2016;2:1023-9.
22. Li J, Sung CY, Lee N, Ni Y, Pihlajamäki J, Panagiotou G, et al. Probiotics modulated gut microbiota suppresses hepatocellular carcinoma growth in mice. Proc Natl Acad Sci U S A. 2016;113:E1306-E1315.
23. Belenguer A, Duncan SH, Calder AG, Holtrop G, Louis P, Lobley GE, et al. Two routes of metabolic cross-feeding between Bifidobacterium adolescentis and butyrate-producing anaerobes from the human gut. Appl Environ Microbiol. 2006;72(5):3593-9.
24. Sankaran-Walters S, Hart R, Dills C. Guardians of the gut: enteric defensins. Front Microbiol. 2017;8:647.
25. Cazorla SI, Maldonado-Galdeano C, Weill R, De Paula J, Perdigón GDV. Oral administration of probiotics increases Paneth cells and intestinal antimicrobial activity. Front Microbiol. 2018;9:736.
26. Habil N, Abate W, Beal J, Foey AD. Heat-killed probiotic bacteria differentially regulate colonic epithelial cell production of human β-defensin-2: dependence on inflammatory cytokines. Benef Microbes. 2014;5:483-95.
27. de Moreno de LeBlanc A, Chaves S, Carmuega E, Weill R, Antóine J, Perdigón G. Effect of long-term continuous consumption of fermented milk containing probiotic bacteria on mucosal immunity and the activity of peritoneal macrophages. Immunobiology. 2008;213:97-108.
28. Lemme-Dumit JM, Polti MA, Perdigón G, Maldonado Galdeano C. Probiotic bacteria cell walls stimulate the activity of the intestinal epithelial cells and macrophage functionality. Benef Microbes. 2018;9:153-64.
29. Hooper LV, Macpherson AJ. Immune adaptations that maintain homeostasis with the intestinal microbiota. Nat Rev Immunol. 2010;10:159-69.
30. Hachimura S, Totsuka M, Hosono A. Immunomodulation by food: impact on gut immunity and immune cell function. Biosci Biotechnol Biochem. 2018;82(4):584-99.

31. Fábrega MJ, Rodríguez-Nogales A, Garrido-Mesa J, Algieri F, Badía J, Giménez R, et al. Intestinal anti-inflammatory effects of outer membrane vesicles from Escherichia coli nissle 1917 in DSS-experimental colitis in mice. Front Microbiol. 2017;8:1274.
32. Núñez IN, Galdeano CM, Carmuega E, Weill R, de Moreno de LeBlanc A, Perdigón G. Effect of a probiotic fermented milk on the thymus in BALB/c mice under non-severe protein-energy malnutrition. Br J Nutr. 2013;110:500-8.
33. Sanders ME. Probiotics: definition, sources, selection, and uses. Clin Infect Dis. 2008;46(suppl 2):S58-S61; discussion S144-S151.
34. Adams CA. The probiotic paradox: live and dead cells are biological response modifiers. Nutr Res Rev. 2010;23(1):37-46.
35. Tsuda M, Arakawa H, Ishii N, Ubukata C, Michimori M, Noda M, et al. Dietary fructooligosaccharides attenuate early activation of CD4+ T cells which produce both Th1 and Th2 cytokines in the intestinal lymphoid tissues of a murine food allergy model. Int Arch Allergy Immunol. 2017;174:121-32.
36. Yasuda A, Inoue KI, Sanbongi C, Yanagisawa R, Ichinose T, Yoshikawa T, et al. Dietary supplementation with fructooligosaccharides attenuates airway inflammation related to house dust mite allergen in mice. Int J Immunopathol Pharmacol. 2010;23:727-35.
37. Shi SH, Yang WT, Huang KY, Jiang YL, Yang GL, Wang CF, et al. β-glucan from Coriolus versicolor protect mice against S. typhimurium challenge by activation of macrophages. Int J Biol Macromol. 2016;86:352-61.
38. Davis JM, Murphy EA, Brown AS, Carmichael MD, Ghaffar A, et al. Effects of moderate exercise and oat beta-glucan on innate immune function and susceptibility to respiratory infection. Am J Physiol Regul Integr Comp Physiol. 2004;286:R366-R372.
39. Yun CH, Estrada A, Van Kessel A, Park BC, Laarveld B. β-Glucan, extracted from oat, enhances disease resistance against bacterial and parasitic infections. FEMS Immunol Med Microbiol. 2003;35:67-75.
40. Kakutani R, Adachi Y, Kajiura H, Takata H, Kuriki T, Ohno N. The effect of orally administered glycogen on anti-tumor activity and natural killer cell activity in mice. Int Immunopharmacol. 2012;12(1):80-7.
41. Kimura Y, Sumiyoshi M, Suzuki T, Suzuki T, Sakanaka M. Inhibitory effects of water-soluble low--molecular-weight β-(1,3–1,6) d-glucan purified from Aureobasidium pullulans GM-NH-1A1 strain on food allergic reactions in mice. Int Immunopharmacol. 2007;7:963-72.
42. Yamada J, Hamuro J, Hatanaka H, Hamabata K, Kinoshita S. Alleviation of seasonal allergic symptoms with superfine beta-1,3-glucan: a randomized study. J Allergy Clin Immunol. 2007;119:1119-26.
43. Nagura T, Hachimura S, Hashiguchi M, Ueda Y, Kanno T, Kikuchi H, et al. Suppressive effect of dietary raffinose on T-helper 2 cell-mediated immunity. Br J Nutr. 2002;88:421-6.

11

Bases imunológicas da tolerância oral e das alergias alimentares

Marcos Andrade-Oliveira
Juliana de Lima Alves

TOLERÂNCIA – UM PROCESSO FISIOLÓGICO DE PREVENÇÃO DE ALERGIAS

O sistema imune é capaz de responder de forma não inflamatória a antígenos externos com os quais entra em contato diariamente, através da dieta e da microbiota, que coloniza diversos compartimentos do corpo humano. Esse mecanismo é chamado de tolerância e é um dos fenômenos críticos que garantem a homeostase do organismo. A partir dela, o organismo consegue tolerar antígenos em vez de reagir de forma inflamatória contra eles.[1]

A supressão de respostas imunes humorais e celulares contra antígenos específicos, gerada pela administração prévia desses antígenos por via oral (ingestão), é chamada tolerância oral (TO).[2,3] Em outras palavras, a TO é um mecanismo fisiológico e natural do corpo, responsável pela tolerância a diversos antígenos que entram em contato com o indivíduo por via oral, como os antígenos da dieta e da microbiota. A TO se inicia no trato gastrintestinal e previne a reatividade patológica contra esses antígenos, o que desencadearia hipersensibilidades e alergias alimentares.

Milhares de antígenos entram no corpo diariamente através da superfície das mucosas, principalmente através do trato gastrintestinal.[4] É descrito que o intestino delgado entra em contato com 30 kg de proteínas, provenientes da dieta, por ano, e absorve cerca de 130 a 190 g delas por dia.[5] Além disso, o intestino está em contato constante com milhares de patógenos e contém de 10 a 100 trilhões de microrganismos comensais de mais de mil espécies diferentes.[6] Isso explica o motivo pelo qual é necessário que o sistema imune possua um mecanismo de tolerância, para manter a homeostase do corpo perante o contato constante com antígenos externos provenientes da dieta e da microbiota.

A TO é caracterizada como um evento imunológico que envolve a ação supressora por linfócitos T reguladores (Treg).[7] Estudos demonstraram que a tolerância é um processo ativo que depende da atividade de Treg capazes de suprimir os linfócitos T efetores na periferia.[8,9]

A TO é gerada principalmente pela indução de células Treg, que produzem e secretam citocinas anti-inflamatórias, como TGF-β e IL-10.[2] Essas células circulam no corpo atuando de forma local e sistêmica, e desempenham o importante papel de prevenir o processo de reatividade inflamatória aos antígenos externos e provenientes do intestino.

Os efeitos locais e sistêmicos das células Treg previnem reações de hipersensibilidade danosas aos antígenos inofensivos originados do intestino, por isso tais células são cruciais para a homeostase imune.[10] Além disso, as células Treg induzidas pela administração oral de antígenos induzem tolerância sistêmica e são capazes de inibir respostas imunes em todo o corpo.

A falha em estabelecer a TO ou a quebra de um estado de tolerância já existente pode provocar a indução de reações de hipersensibilidade aos antígenos da dieta ou da microbiota e desencadear alergias alimentares e doenças inflamatórias intestinais.[11]

Portanto, as alergias ocorrem quando há uma falha na tolerância, ou seja, o sistema imune reage de forma inflamatória contra antígenos externos, que podem estar presentes no ar, em alimentos, dentre outros.

Esses antígenos são chamados de alérgenos quando se tornam nocivos, causando reações alérgicas e uma variedade de sintomas ao entrar em contato com o indivíduo através da inalação, ingestão e pele. Não se sabe ao certo como ocorre essa falha na tolerância, mas sabe-se que isso depende da predisposição individual e de interações genético-ambientais. Dependendo da via de entrada no hospedeiro e das reações manifestadas, percebem-se vários tipos de alergias, como asma alérgica, rinite alérgica, alergias alimentares e alergias dermatológicas, como dermatite atópica. Atualmente é estimado que a prevalência de alergias em adultos está entre 1 e 3% e em crianças, entre 4 e 6%, de acordo com a Organização Mundial da Saúde.[12]

Estudos demonstram que em crianças os alérgenos mais importantes estão presentes em ovos, amendoim, leite, peixe e castanhas, enquanto nos adultos os alérgenos mais importantes estão presentes em frutas, vegetais, castanhas e amendoim.

Apesar de a TO ser um mecanismo fisiológico do corpo, estudos têm demonstrado a indução de TO experimentalmente, como estratégia para prevenir reações de hipersensibilidade contra antígenos alimentares e contra antígenos da microbiota presentes na mucosa intestinal.

A indução da TO é uma alternativa importante, mas ainda apresenta problemas reais para sua utilização como tratamento, como a dose do antígeno, que deve ser alta para atingir a tolerização. Além disso, não se consegue tolerizar bem indivíduos já sensibilizados (que tiveram contato com o antígeno alguma vez na vida) e que já desenvolveram a doença. Portanto, é importante o desenvolvimento de mais estudos que estabeleçam protocolos otimizados para potencializar a indução de TO.

MECANISMOS IMUNES DA TOLERÂNCIA ORAL

Sob condições fisiológicas, a microbiota e os antígenos alimentares são fontes naturais de estimulação do tecido linfoide associado ao intestino (GALT, do inglês *gut-associated lymphoid tissues*).[6] O GALT é composto pelas placas de Peyer (PP), pelos folículos linfoides isolados e pelo apêndice. Juntos, o GALT, os linfócitos intraepiteliais (IEL, do inglês *intraepithelial lymphocytes*) e os linfócitos da lâmina própria[4] representam o maior órgão linfoide do corpo. Associado ao GALT, uma cadeia de linfonodos mesentéricos (MLN, do inglês *mesenteric lymph nodes*) drena os vários segmentos do intestino delgado e grosso, funcionando como sítio de migração, diferenciação e expansão de linfócitos ativados na mucosa intestinal.[13,14] Essas estruturas são essenciais para o reconhecimento imune de antígenos do lúmen, e os MLN são essenciais para o desenvolvimento da TO.[15,16]

Está claro que a captação e a apresentação de antígenos pelas células dendríticas (CD) presentes na lâmina própria (LP) do intestino são importantes para o desenvolvimento de tolerância a antígenos solúveis no intestino delgado. As CD que expressam CD103 são fundamentais para a TO, pois possuem a habilidade de produzir ácido retinoico, um metabólito gerado a partir da oxidação de vitamina A proveniente da dieta.[17] Tal função deve-se à capacidade das CD CD103$^+$ de expressar enzimas responsáveis pelo metabolismo da vitamina A, como a ALDH, que oxida vitamina A em retinaldeído, e a RALDH, que oxida o retinaldeído em ácido retinoico. A capacidade de produzir ácido retinoico juntamente com a citocina TGF-β torna essa população de CD capaz de induzir a diferenciação de Treg CD4$^+$ FOXP3$^+$ (*forkhead box P3*), células que iniciarão o processo de TO.[18-20] A citocina TGF-β é secretada principalmente pelas CD CD103$^+$ expressando mRNA para *TGFB1*, bem como o ativador do plasminogênio tecidual (tPA, do inglês *tissue plasminogen activator*) e a LTBP (do inglês *latent TGF-β binding protein 3*), que são capazes de ativar o TGF-β latente. As CD CD103$^+$ migram para os linfonodos mesentéricos de maneira dependente de CCR7, induzem a diferenciação de células Treg CD4$^+$ FOXP3$^+$, que expressam moléculas direcionadoras da sua migração para a mucosas, como o receptor de quimiocina CCR9 e a integrina α4β7, estimulados pela presença de ácido retinoico. Essas Treg tornam-se capazes de migrar para a LP, onde elas se expandem sob a influência de macrófagos residentes CX3CR1+ produtores de IL-10 e outras células produtoras de IL-10 e TGF-β, auxiliando no fenômeno da TO.[21] Macrófagos residentes CX3CR1+ absorvem antígenos luminais solúveis e podem transferir esses antígenos para CD CD103+,[21,22] que migram para os MLN, onde apresentam antígenos para células T *naïve*. A produção de ácido retinoico e TGF-β pelas CD CD103+ também permite a elas conduzir a produção de IgA pelas células B.[19,20]

Dentre as células Treg CD4+ FOXP3+, as Treg induzidas (iTreg) pela periferia que expressam Foxp3 são essenciais para a indução de TO.[23]

A população de iTreg envolvida na indução de TO é heterogênea. Além das iTreg clássicas CD4+CD25+ FOXP3+, outro subtipo de Treg que é abundante na mucosa intestinal é a CD4+ LAP+, que expressa o peptídeo associado à latência (LAP, do inglês *latency-associated peptide*), chamado TGF-β de membrana.[24] Essas células exercem seu papel supressor de maneira dependente de TGF-β,[25] e sua neutralização por administração intravenosa do anticorpo anti-LAP impede a indução de TO em modelos murinos de encefalomielite autoimune experimental (EAE)[26,27] e artrite.[28] Foi proposto que o mecanismo principal desencadeado pela ação das iTreg é a produção de citocinas inibitórias, como IL-10, TGF-β e IL-35.[3,29] A IL-10 é uma citocina crítica para a homeostase intestinal, já que camundongos geneticamente deficientes para IL-10 desenvolvem colite espontânea.[30,31] Já a citocina TGF-β é crucial para a diferenciação de iTreg, que exerce papel importante na TO.[32]

Sabe-se que os mecanismos que ocorrem nos MLN também são cruciais para o desenvolvimento de TO. Um estudo demonstrou que a remoção cirúrgica dos MLN prejudicou a indução de TO.[16] Outro estudo demonstrou que camundongos deficientes em CCR7, um receptor essencial para a migração celular do intestino para os linfonodos, falham em desenvolver TO.[33]

Recentemente, foi descrito que a cadeia de MLN é dividida em linfonodos que drenam cada parte do intestino e orquestram as respostas imunes diferenciadas aos antígenos luminais. Esses linfonodos são imunologicamente distintos e suportam diferentes respostas imunológicas, dependendo do segmento intestinal que eles drenam.[14,34] Essa descoberta gerou a classificação dos linfonodos específicos que drenam cada compartimento do intestino: duodeno, jejuno, íleo e cólon. Os MLN que drenam regiões proximais do intestino, como o duodeno e o jejuno, locais onde ocorrem a absorção e o processamento dos alimentos, estão mais relacionados ao desenvolvimento da TO.[14] Tais linfonodos proximais possuem maior frequência de CD tolerogênicas CD103⁺CD11b⁻ e de Treg FOXP3⁺ após a administração de antígeno oral. Por outro lado, os linfonodos que drenam regiões distais do intestino, íleo e cólon, onde a maior parte da microbiota intestinal está localizada, abriga altas frequências de células dendríticas pró-inflamatórias, linfócitos Th17 efetores e células relacionadas ao receptor órfão relacionado ao ácido retinoico gama 2 (RORγt, do inglês *RAR-related orphan receptor gamma t*). Logo, conclui-se que o local de ocorrência das respostas mais importantes para indução de TO se concentra nos linfonodos proximais, enquanto os linfonodos distais favorecem as respostas pró-inflamatórias.[14]

Portanto, a captação de antígenos pelas CD e pelos macrófagos residentes CX3CR1⁺ no GALT, a migração de CD para os MLN e a indução de células Treg com a participação de citocinas anti-inflamatórias parecem ser etapas fundamentais durante as quais a TO é induzida.[10,21]

MECANISMOS DA ALERGIA ALIMENTAR MEDIADA POR IgE

A resposta fisiológica do sistema imune mediante o contato inicial com proteínas de alimentos potencialmente alergênicos (ovo, leite, peixes, crustáceos, amendoim, castanhas do grupo das oleaginosas, soja, gergelim etc.) é o desenvolvimento de tolerância. No entanto, em alguns indivíduos, fatores genéticos, somados a condições ambientais, estilo de vida, composição da microbiota e características intrínsecas desses alimentos, entre outros fatores, podem contribuir para o desenvolvimento de uma atividade imunológica efetora em detrimento de uma atividade imunológica tolerante.[35-37]

Essa atividade efetora direcionada a uma ou mais proteínas de determinado alimento é conhecida como sensibilização, o primeiro passo para que a alergia alimentar ocorra. Na sensibilização, células apresentadoras de antígenos (APC, do inglês *antigen presenting cells*), principalmente as CD, capturam determinada proteína alergênica e migram para os linfonodos drenantes, onde, na presença de IL-4, induzirão a diferenciação de linfócitos Th2 relativos a essa proteína (em detrimento da diferenciação em linfócitos Treg). Esse desvio da geração de tolerância para a sensibilização parece estar vinculado ao estado de ativação das APC. Alterações teciduais que levam à maior expressão local de alarminas (IL-33, IL-25 e TSLP) e induzem a produção de citocinas do tipo 2 (IL-4, IL-5 e IL-13), a alta exposição a moléculas ativadoras dos receptores de reconhecimento de padrões (RRP), assim como características intrínsecas de algumas proteínas alergênicas, podem aumentar a expressão de MHC de classe II (do inglês, *major histocompatibility complex*), moléculas coestimuladoras e OX40L na superfície de CD.[35,38] Isso as torna mais ativadas e, consequentemente, mais habilitadas a induzir a formação de linfócitos Th2.

Os linfócitos Th2 são grandes produtores das citocinas do tipo 2.[39] Além deles, linfócitos Tfh (do inglês, *T follicular helper*) produtores de IL-4 e IL-13 também são gerados nos linfonodos.[40] Os linfócitos Tfh, na presença de IL-4 produzida por eles ou por linfócitos Th2, são responsáveis por interagir com linfócitos B e induzi-los a produzir IgE reativa à proteína alergênica, a principal imunoglobulina das alergias alimentares.[39-41] Além de linfócitos B IgE+, há também a geração de linfócitos B produtores de IgG1. A indução dessas células é de extrema importância, visto que os linfócitos B IgG1+ parecem ser mais propícios a sofrerem maturação de afinidade nos linfonodos (processo que aumenta a afinidade do anticorpo para a proteína alergênica).[42] Após passar por esse processo, também nos linfonodos, os linfócitos B IgG1+ podem sofrer troca de classe de anticorpo, deixando de produzir IgG1 de alta afinidade para produzir IgE de alta afinidade.[43] Assim, os linfócitos B IgG1+, por sofrerem troca de classe de anticorpo, têm sido propostos como mantenedores da memória e da alta afinidade das moléculas de IgE.[44]

Após serem gerados, os linfócitos B IgE+ se tornam células de memória ou plasmócitos (linfócitos B que produzem e secretam alta quantidade de anticorpos). Assim, as moléculas de IgE produzidas são liberadas na corrente sanguínea, chegando aos tecidos periféricos (incluindo o intestino e outras mucosas), onde se ligam a seus receptores de alta afinidade (FcεRI) expressos na superfície de mastócitos e basófilos.[35] Os linfócitos Th2 também migram para esses tecidos. A ligação de IgE em mastócitos e basófilos, assim como a formação e a circulação de linfócitos Th2 reativos às proteínas alergênicas, selam os eventos da sensibilização.

Apesar de a sintomatologia das alergias alimentares estar vinculada principalmente ao trato gastrintestinal, a sensibilização pode ocorrer não só no intestino, mas também em outros sítios corporais, como a pele e, menos comumente, o trato respiratório.[35,36] Alterações genéticas que prejudicam a permeabilidade da epiderme, assim como reações alérgicas que inflamam a pele, podem predispor bebês e crianças a sensibilizarem para proteínas alimentares presentes no ambiente, ao entrarem em contato com a pele.[35-38] Assim, pode-se postular que alterações na integridade do tecido que entra em contato com proteínas alimentares potencialmente alergênicas, seja o trato gastrintestinal, seja o trato respiratório ou a pele, podem gerar um microambiente propício para a ativação de APC, fazendo com que elas iniciem uma cascata de eventos efetores nos linfonodos drenantes da região de contato.

Após o estabelecimento da sensibilização, em um próximo contato com o alimento que contém a proteína para a qual se gerou uma resposta imune efetora, há o desenvolvimento da alergia alimentar, a qual se manifesta dentro de minutos e, por isso, é conhecida como hipersensibilidade imediata. As moléculas de IgE presentes na superfície de mastócitos teciduais e basófilos circulantes se ligam a epítopos da proteína alergênica proveniente do alimento ingerido. Nesse processo, mais de uma molécula de IgE se liga aos epítopos ao mesmo tempo, formando a chamada ligação cruzada. Essa interação forte dispara sinais intracelulares que levam à degranulação dessas células.[35,36] Os grânulos dos mastócitos possuem diversos mediadores inflamatórios, incluindo histamina, triptase, quimase e metabólitos lipídicos, que, na mucosa intestinal, iniciam alterações inflamatórias com repercussões locais e sistêmicas.[35] A contração da musculatura lisa e o aumento da produção de muco pelo epitélio intestinal são dois eventos marcantes nesse processo, os quais parecem contribuir para a expulsão e a limitação do contato, respectivamente, com a proteína alergênica presente no lúmen do intestino. As proteínas alergênicas também podem atravessar a barreira do epitélio intestinal, cair na circulação sanguínea e ativar mastócitos teciduais e basófilos circulantes em outros sítios corporais.[37] A rápida ativação dessas células causa a rápida apresentação dos sintomas após a ingestão do alimento, os quais vão desde angioedema, urticária, rinite e desconforto abdominal (sintomas leves), até diarreia, vômito, dispneia e taquicardia (sintomas graves).[35] Em reações severas, pode-se desenvolver anafilaxia, com queda da pressão arterial e iminente risco à vida.[35,36]

Além dos mastócitos e basófilos, várias outras células imunes participam dessa inflamação. A estimulação *in vitro* de células de pacientes alérgicos com a proteína alergênica leva à ativação de células mieloides como neutrófilos, monócitos e CD.[36] Além disso, a ativação de células linfoides como ILC2 e linfócitos Th2 leva à amplificação da resposta imune, visto que essas células produzem altos níveis de IL-4, IL-5, IL-13 e IL-9.[35,36] A IL-4 estimula a síntese de IgE e, com a IL-13, inibe a função de linfócitos Treg.[35-37] Em pacientes com alergia alimentar persistente, foi observada uma produção de IL-4 e IL-13 por linfócitos Treg, mostrando que, além de uma atividade supressora comprometida, essas células podem apresentar uma alteração em sua função natural.[36,38] Por último, a IL-9 desenvolve papel fundamental para a expansão de mastócitos, e estudos já mostraram uma expressão gênica aumentada dessa citocina no duodeno de pacientes com alergia alimentar.[36,38] É importante ressaltar que os próprios mastócitos e basófilos ativados são fontes de algumas dessas citocinas, como IL-4 e IL-13.[36] Assim, existe um *crosstalk* entre esses granulócitos e outras células imunes durante as reações alérgicas, evidenciando uma complexa rede de interações celulares que, sem dúvida, é mais profunda do que essa pequena parte explanada até aqui.

MECANISMOS DAS ALERGIAS ALIMENTARES NÃO MEDIADAS POR IgE

As alergias alimentares não mediadas por IgE ganharam esse nome em razão da dispensabilidade desse anticorpo para que a patologia aconteça. Ou seja, os eventos celulares e moleculares da sensibilização não necessariamente levam à produção de IgE. Nesse sentido, acredita-se que os eventos celulares (mediados por linfócitos T), assim como a ativação de células inatas por vias não relacionadas à IgE, são mais importantes do que os eventos humorais das alergias alimentares clássicas (mediados por linfócitos B produtores de IgE e IgG1).[45-47] Essa interpretação relaciona-se ao fato de que, frequentemente, os pacientes não possuem IgE reativa às proteínas do alimento. No entanto, em alguns casos, pacientes podem apresentar IgE reativa, mas com baixa contribuição para a patogênese da alergia. Esses casos são enquadrados nas alergias alimentares mistas, com eventos mediados ou não pela IgE.[45,47]

A patologia das alergias alimentares não mediadas por IgE acomete principalmente o trato gastrintestinal, em porções proximais e/ou distais, mas também pode manifestar-se em outros sítios, como a pele e o trato respiratório.[46] Em geral, diferentemente das alergias alimentares mediadas por IgE, os sintomas aparecem tardiamente após o contato com o alimento e, por isso, essas reações alérgicas se enquadram nas hipersensibilidades tardias. Como as alergias alimentares não mediadas por IgE variam em termos de sintomatologia e sítio de reação inflamatória, podem ser divididas em doença eosinofílica gastrointestinal (DEG), enterocolite induzida por proteína alimentar (EIPA), proctocolite alérgica induzida por proteína alimentar (PAIPA) e enteropatia induzida por proteína alimentar (EIA).

Doença eosinofílica gastrintestinal

A DEG é caracterizada por um grande infiltrado crônico de eosinófilos na mucosa do trato gastrintestinal, decorrente da ingestão de alimentos, e pode ser subdividida de acordo com a região acometida por essa inflamação: esofagite eosinofílica (EE), gastrite eosinofílica (GE) e colite eosinofílica (CE). Dentre elas, a EE é a mais estudada e, portanto, mais bem caracterizada. Nela, a persistência da infiltração de eosinófilos leva a uma inflamação crônica na mucosa esofágica, o que causa lesões no tecido (com presença de lacerações e edema), seguidas de alterações morfológicas, como sulcos longitudinais e estenoses.[45,46] Essas alterações relacionam-se à deposição de tecido fibroso durante os ciclos de reparo tecidual, característicos de inflamações crônicas. Assim, esses eventos podem, eventualmente, levar a uma disfunção do esôfago.

Os eosinófilos pertencem à classe dos granulócitos (células imunes ricas em grânulos citoplasmáticos). Eles são produzidos na medula óssea e migram para os tecidos periféricos quando atraídos por quimiocinas da família das eotaxinas.[48] No tecido, eles podem sobreviver por semanas, sendo a IL-5 um dos principais contribuintes para isso. Quando ativados, os eosinófilos podem degranular, liberando peroxidases e proteínas catiônicas na matriz extracelular, as quais são nocivas para as células adjacentes.[48] Por isso, em pacientes com EE, a degranulação de eosinófilos associa-se às lesões teciduais e, consequentemente, à deposição de tecido fibroso no esôfago.[46]

Os eventos imunológicos que iniciam o recrutamento e mantêm a população de eosinófilos na EE, assim como nos outros tipos de DEG, ainda não são totalmente compreendidos. No entanto, há evidências de um papel-chave das células epiteliais e dos linfócitos Th2. Pacientes com EE apresentam alteração na função de barreira do epitélio esofágico, assim como um desequilíbrio entre a expressão gênica de proteases e inibidores de proteases, o que pode ser um gatilho para o início de processos inflamatórios.[45,46] Curiosamente, os *locus* que conferem maior suscetibilidade à EE são o 2p23 e o 5p22, que codificam a protease calpaína 14 e a alarmina linfopoietina estromal tímica (TSLP, do inglês *thymic stromal lymphopoietin*), respectivamente.[49] A TSLP pode iniciar respostas imunes do tipo 2, caracterizadas por alta produção das citocinas IL-4, IL-5 e IL-13, as quais estão elevadas em biópsias do esôfago de pacientes com EE.[45,46] Os linfócitos Th2 parecem estar ativados em pacientes com EE decorrente da ingestão de leite de vaca e, após serem isolados, são facilmente estimulados *in vitro* com proteínas do leite.[46] A IL-13 pode induzir a expressão de eotaxina-3, quimioatraente para eosinófilos, e a IL-5 é fator de sobrevivência para essas células.[46,48] Assim, a disfunção epitelial e a ativação de linfócitos Th2 parecem estar intimamente relacionadas à inflamação eosinofílica na EE. No entanto, é importante ressaltar que um aumento de células e citocinas relacionadas a respostas imunes do tipo 1 também já foi encontrado no contexto da EE,[46] mostrando que as alterações imunológicas não se restringem ao que foi apresentado aqui.

Os mecanismos responsáveis pela inflamação nos outros tipos de DEG, como a gastrite e a colite eosinofílica, são menos explorados e, portanto, menos conhecidos. Sabe-se que há grande semelhança no que concerne à presença de linfócitos Th2 e de mediadores inflamatórios como as citocinas do tipo 2 e as eotaxinas.[45,46] No entanto, a assinatura gênica desses outros tipos de DEG parece se distinguir da EE,[45] apontando para peculiaridades nesse grupo de alergias, de acordo com a região do trato gastrintestinal acometida pela alta infiltração de eosinófilos.

Enterocolite induzida por proteína alimentar

A EIPA é uma alergia não mediada por IgE que acomete principalmente bebês no primeiro ano de vida, mas pode estar presente em crianças mais velhas e até mesmo em adultos.[45,46,50] Os principais sintomas são vômitos frequentes, letargia e palidez, os quais costumam aparecer cerca de 1 a 4 horas após a ingestão do alimento, além de diarreia tardia com possível hematoquezia. Esses sintomas desaparecem até 72 horas após a exclusão do alimento, mas se tornam crônicos caso o consumo persista, o que pode prejudicar o ganho de peso e o desenvolvimento dos bebês.[45,46] Leite de vaca, ovos, aveia, soja, arroz e aves são exemplos de alimentos que podem estar relacionados à EIPA. Em geral, esse tipo de alergia desaparece entre 3 e 5 anos de idade, mas pode permanecer, principalmente em casos nos quais há hipersensibilidade para mais de um alimento.[45,46]

Na EIPA, a inflamação pode acometer todo o trato gastrintestinal, podendo causar alterações teciduais significativas, como ulcerações e atrofia dos vilos.[50] Durante a manifestação da doença, percebe-se um aumento no número de leucócitos circulantes (leucocitose), com destaque para os neutrófilos (neutrofilia), assim como maior ativação de monócitos, eosinófilos, células NK e linfócitos.[46] Essas alterações sistêmicas provavelmente refletem as demandas dos sítios inflamatórios no trato gastrintestinal. Nesses locais são encontradas alterações no epitélio e na expressão de proteases advindas de granulócitos, o que sugere lesão e disfunção da barreira epitelial, assim como alta expressão de diversos mediadores inflamatórios, incluindo as citocinas inatas TNF-α e IL-6, as citocinas do tipo 2 IL-4 e IL-5, e a quimiocina IL-8 (responsável pela quimiotaxia de neutrófilos).[45,46]

Apesar de uma expressiva atividade imune inata nesse cenário, os linfócitos T também desenvolvem papel importante, mas ainda não bem definido. Enquanto há evidência de que a estimulação *in vitro* de células mononucleares isoladas de bebês com EIPA leva à ativação de linfócitos com um perfil Th2, outros estudos com metodologias semelhantes apontam para um perfil Th17 mais expressivo.[46] De fato, o acompanhamento de pacientes durante a manifestação da doença revelou alta atividade de linfócitos Th17 produtores das citocinas IL-17 e IL-22, e da quimiocina CCL-20 (quimioatraente de linfócitos).[51] Estudos que avaliaram a expressão de IFN-γ, característico de uma atividade imune do tipo 1, não encontraram resultados consistentes.[52] Assim, é possível que o perfil de linfócitos ativados durante a EIPA seja heterogêneo, ou varie dependendo de características intrínsecas desconhecidas nas diferentes populações estudadas. Além disso, existem evidências sobre o papel dos linfócitos B nessa doença. Em alguns indivíduos com EIPA, a presença de IgE reativa à proteína alergênica pode ser detectada, o que caracteriza uma alergia mista e se relaciona à persistência da doença.[46] Em relação ao papel da SIgA (IgA secretória), ainda não há um consenso, visto que diferentes estudos reportaram aumento ou ausência de alteração nos níveis dessa imunoglobulina nas fezes após desafio oral com o alimento.[52]

Proctocolite alérgica induzida por proteína alimentar

A PAIPA é um tipo de alergia alimentar comumente observada nos primeiros meses de vida, ainda que o bebê esteja em período de amamentação exclusiva (nos primeiros 6 meses de idade). No entanto, ela pode ser observada com menor frequência em crianças acima de 12 meses de idade.[50] O principal e muitas vezes único sintoma é a presença de sangue e/ou muco nas fezes, o que raramente leva à anemia.[45,46] No entanto, também podem ocorrer episódios de diarreia.[50] Essa condição não coloca em risco o desenvolvimento do bebê, rapidamente se resolve após a exclusão do alimento da dieta da mãe ou do bebê, e costuma ser autorresolutiva (desaparece em torno dos 12 ou 24 meses de vida).[45,46,50] O leite de vaca é o principal alimento relacionado à PAIPA, mas outros alimentos, como a soja, o milho e o trigo, também podem estar envolvidos.[50]

Os eventos inflamatórios na PAIPA são restritos ao reto e ao cólon sigmoide. Tanto em amostras de biópsia da área inflamada quanto em ensaios com células estimuladas *in vitro*, percebe-se um aumento na produção de TNF-α e uma diminuição na produção de TGF-β, sugerindo um desequilíbrio entre estímulos pró e anti-inflamatórios, respectivamente.[46] O TNF-α, além de ter efeito direto em células imunes, pode alterar as junções oclusivas entre os enterócitos, contribuindo para alterações na permeabilidade da região intestinal afetada.[46] O TGF-β, além de possuir efeitos anti-inflamatórios, é essencial para a geração de tolerância para proteínas alimentares. Logo, sua baixa expressão pode estar relacionada a uma dificuldade de induzir tolerância para as proteínas que ativam linfócitos efetores na mucosa intestinal.[53] Além disso, análises histológicas evidenciam a formação de núcleos linfoides na mucosa intestinal, assim como um importante infiltrado eosinofílico.[46] Essas células podem até mesmo estar presentes nas fezes.[50] Por isso, um estudo recente tem proposto a utilização da neurotoxina derivada de eosinófilo, componente dos grânulos dessa célula, como biomarcador da doença a partir de amostras de *swab* retal ou biópsia.[54]

Enteropatia induzida por proteína alimentar

A EIA é uma rara condição alérgica restrita ao intestino delgado que também acomete bebês no primeiro ano de vida.[46] Após algumas semanas de introdução de alimentos como a soja, o ovo e, principalmente, o leite na dieta do bebê, aparecem sintomas como diarreia prolongada sem a presença de sangue e distensão abdominal.[46] Em virtude das alterações na mucosa da região proximal do intestino, essa doença está relacionada à má absorção de nutrientes, com perda de proteínas e baixos níveis de albumina no sangue, os quais podem causar prejuízos no desenvolvimento do bebê.[46]

As alterações inflamatórias no intestino delgado parecem estar intimamente ligadas à presença de linfócitos Th2 e linfócitos intraepiteliais CD8[+] reativos às proteínas do alimento relacionado à alergia.[46] Eosinófilos ativados também podem estar presentes, e a expressão aumentada de citocinas como IFN-γ em amostras do tecido inflamado sugere uma atividade imune mista, com componentes dos tipos 1 e 2.[46] Os danos causados pela inflamação alteram a morfologia da mucosa, com diminuição do tamanho dos vilos, o que indica menor área de absorção e, consequentemente, prejuízo no desenvolvimento dessa função.[46]

CONSIDERAÇÕES FINAIS

A importância da IgE na inflamação das alergias alimentares tem sido o principal diferenciador das alergias mediadas ou não por essa imunoglobulina. No primeiro caso, a rápida ativação dos mastócitos e basófilos ajuda a explicar as reações alérgicas de hipersensibilidade imediata. No segundo caso, a ativação dos mecanismos celulares parece ser mais lenta, explicando as reações alérgicas de hipersensibilidade tardia. No entanto, é possível observar que alguns eventos-chave, como a expressão de alarminas envolvidas em respostas imunes do tipo 2, a presença de linfócitos Th2 e a alta expressão de IL-4, IL-5 e IL-13, são compartilhados entre esses dois grandes grupos de alergias alimentares. Além disso, os eosinófilos, bem explorados nas DEG, também estão envolvidos na patologia das alergias alimentares mediadas por IgE. Assim, muitos dos mecanismos imunológicos dessas alergias se sobrepõem.

Isso dificulta a diferenciação dos eventos celulares e moleculares das alergias alimentares mediadas ou não por IgE, configurando um grande desafio para imunologistas e outros profissionais que tentam entender a complexidade dessas condições patológicas. Questionamentos como o porquê da ausência da produção de IgE em contextos nos quais há presença de linfócitos Th2 e alta produção de IL-4, como em alergias não mediadas por IgE, ainda permanecem não respondidos. Além disso, o estabelecimento de modelos experimentais que sejam representativos das características clínicas dos diferentes subtipos de alergias alimentares não mediadas por IgE é um grande desafio. Assim, apesar dos importantes avanços no entendimento das alergias alimentares nas últimas três décadas, ainda há muito a ser desvendado e compreendido.

REFERÊNCIAS

1. Rezende RM, Weiner HL. History and mechanisms of oral tolerance. Semin Immunol. 2017;30:3-11.
2. Faria AM, Weiner HL. Oral tolerance: therapeutic implications for autoimmune diseases. Clin Dev Immunol. 2006;13(2-4):143-57.
3. Faria AMC, Weiner HL. Oral tolerance Immunological activities in the gut mucosa. Immunol Rev. 2005;206:232-59.
4. Mowat AM. Anatomical basis of tolerance and immunity to intestinal antigens. Nat Rev Immunol. 2003;3(4):331-41.
5. Brandtzaeg P. Development and basic mechanisms of human gut immunity. Nutr Rev. 1998;56.
6. Faria AM, Gomes-Santos AC, Gonçalves JL, Moreira TG, Medeiros SR, Dourado LPA, et al. Food components and the immune system: from tonic agents to allergens. Front Immunol. 2013;4:102.
7. Faria AM, Weiner HL. Oral tolerance: mechanisms and therapeutic applications. Adv Immunol. 1999;73:153-264.
8. Cohen IR, Young DB. Autoimmunity, microbial immunity and the immunological homunculus. Immunol Today. 1991;12:105-10.
9. Sakaguchi S. Naturally arising CD4+ regulatory t cells for immunologic self-tolerance and negative control of immune responses. Annu Rev Immunol. 2004;22:531-62.
10. Pabst O, Mowat AM. Oral tolerance to food protein. Mucosal Immunol. 2012;5(3):232-9.
11. Saurer L, Mueller C. T cell-mediated immunoregulation in the gastrointestinal tract. Allergy. 2009;64(4):505-19.
12. Solé D, Silva LR, Rosário NA, Sarni ROS, Pastorino AC, Jacob CMA, et al. Consenso Brasileiro sobre Alergia Alimentar: 2007 – Documento conjunto da Associação Brasileira de Alergia e Imunopatologia e Sociedade Brasileira de Pediatria. Rev Bras Alerg Imunopatol. 2008;31:64-89.
13. Brandtzaeg P. Mucosal immunity: induction, dissemination, and effector functions. Scand J Immunol. 2009;70:505-15.
14. Esterházy D, Canesso MC, Mesin L, Muller PA, Castro TB de, Lockhart A, et al. Compartmentalized gut lymph node drainage dictates adaptive immune responses. Nature. 2019;569:126-30.
15. Spahn TW, Weiner HL, Rennert PD, Lügering N, Fontana A, Domschke W, et al. Mesenteric lymph nodes are critical for the induction of high-dose oral tolerance in the absence of Peyer's patches. Eur J Immunol. 2002;32(4):1109-13.
16. Worbs T, Bode U, Yan S, Hoffmann MW, Hintzen G, Bernhardt G, et al. Oral tolerance originates in the intestinal immune system and relies on antigen carriage by dendritic cells. J Exp Med. 2006;203(3):519-27.
17. Kelsall B. Recent progress in understanding the phenotype and function of intestinal dendritic cells and macrophages. Mucosal Immunol. 2008;1(6):460-9.
18. Coombes JL, Siddiqui KRR, Arancibia-Cárcamo CV, Hall J, Sun CM, Belkaid Y, et al. A functionally specialized population of mucosal CD103+ DCs induces Foxp3+ regulatory T cells via a TGF-beta and retinoic acid-dependent mechanism. J Exp Med. 2007;204:1757-64.
19. Mucida D, Cheroutre H. TGFbeta and retinoic acid intersect in immune-regulation. Cell Adh Migr. 2007;1(3):142-4.
20. Scott CL, Aumeunier AM, Mowat AM. Intestinal CD103+ dendritic cells: master regulators of tolerance? Trends Immunol. 2011;32(9):412-9.
21. Mazzini E, Massimiliano L, Penna G, Rescigno M. Oral tolerance can be established via gap junction transfer of fed antigens from CX3CR1+ macrophages to CD103+ dendritic cells. Immunity. 2014;40(2):248-61.
22. Takada Y, Hisamatsu T, Kamada N, Kitazume MT, Honda H, Oshima Y, et al. Monocyte chemoattractant protein-1 contributes to gut homeostasis and intestinal inflammation by composition of IL-10-producing regulatory macrophage subset. J Immunol. 2010;184(5):2671-6.

23. Mucida D, Kutchukhidze N, Erazo A, Russo M, Lafaille JJ, Curotto de Lafaille MA. Oral tolerance in the absence of naturally occurring Tregs. J Clin Invest. 2005;115(7):1923-33.
24. Oida T, Weiner HL. TGF-β induces surface LAP expression on murine CD4 T cells independent of Foxp3 induction. PLoS One. 2010;5(11):e15523.
25. Ochi H, Abraham M, Ishikawa H, Frenkel D, Yang K, Basso AS, et al. Oral CD3-specific antibody suppresses autoimmune encephalomyelitis by inducing CD4+ CD25- LAP+ T cells. Nat Med. 2006;12(6):627-35.
26. Rezende RM, Oliveira RP, Medeiros SR, Gomes-Santos AC, Alves AC, Loli FG, et al. Hsp65-producing Lactococcus lactis prevents experimental autoimmune encephalomyelitis in mice by inducing CD4+LAP+ regulatory T cells. J Autoimmun. 2013;40:45-57.
27. Da Cunha AP, Wu HY, Rezende RM, Vandeventer T, Weiner HL. In Vivo anti-LAP mAb ehances IL-17/IFN-γ responses and abrogates anti-CD3-induced oral tolerance. Int Immunol. 2015;27:73-82.
28. Gusmao-Silva G, Aguiar SLF, Miranda MCG, Guimarães MA, Alves JL, Vieira AT, et al. Hsp-65-producing Lactococcocus lactis prevents antigen-induced arthritis in mice. Front Immunol. 2020;11:562905.
29. Cao X, Cai SF, Fehniger TA, Song J, Collins LI, Piwnica-Worms DR, et al. Granzyme B and perforin are important for regulatory t cell-mediated suppression of tumor clearance. Immunity. 2007;27:635-46.
30. Rizzo LV, Morawetz RA, Miller-Rivero NE, Choi R, Wiggert B, Chan CC, et al. IL-4 and IL-10 are both required for the induction of oral tolerance. J Immunol. 1999;162(5):2613-22.
31. Gomes-Santos AC, Moreira TG, Castro-Junior AB, Horta BC, Lemos L, Cruz DN, et al. New insights into the immunological changes in IL-10-deficient mice during the course of spontaneous inflammation in the gut mucosa. Clin Dev Immunol. 2012;2012:560817.
32. Edwards JP, Thornton AM, Shevach EM. Release of active TGF-β1 from the latent TGF-β1/GARP complex on T regulatory cells is mediated by integrin β 8. J Immunol. 2014;193:2843-9.
33. Förster R, Davalos-Misslitz AC, Rot A. CCR7 and its ligands: balancing immunity and tolerance. Nat Rev Immunol. 2008;8(5):362-71.
34. Houston SA, Cerovic V, Thomson C, Brewer J, Mowat AM, Milling S. The lymph nodes draining the small intestine and colon are anatomically separate and immunologically distinct. Mucosal Immunol. 2016;9(2):468-78.
35. Renz H, Allen KJ, Sicherer SH, Sampson HA, Lack G, Beyer K, et al. Food allergy. Nat Rev Dis Primers. 2018;4:17098.
36. Tordesillas L, Berin MC, Sampson HA. Immunology of food allergy. Immunity. 2017;47(1):32-50.
37. Chinthrajah RS, Hernandez JD, Boyd SD, Galli SJ, Nadeau KC. Molecular and cellular mechanisms of food allergy and food tolerance. J Allergy Clin Immunol. 2016;137(4):984-997.
38. Sicherer SH, Sampson HA. Food allergy: A review and update on epidemiology, pathogenesis, diagnosis, prevention, and management. J Allergy Clin Immunol. 2018;141(1):41-58.
39. Chu DK, Mohammed-Ali Z, Jiménez-Saiz R, Walker TD, Goncharova S, Llop-Guevara A, et al. T helper cell IL-4 drives intestinal Th2 priming to oral peanut antigen, under the control of OX40L and independent of innate-like lymphocytes. Mucosal Immunol. 2014;7(6):1395-404.
40. Gowthaman U, Chen JS, Zhang B, Flynn WF, Lu Y, Song W, et al. Identification of a T follicular helper cell subset that drives anaphylactic IgE. Science. 2019;365(6456):eaaw6433.
41. Kobayashi T, Iijima K, Dent AL, Kita H. Follicular helper T cells mediate IgE antibody response to airborne allergens. J Allergy Clin Immunol. 2017;139(1):300-313.e7.
42. Erazo A, Kutchukhidze N, Leung M, Christ AP, Urban JF Jr, Curotto de Lafaille MA, et al. Unique maturation program of the IgE response in vivo. Immunity. 2007;26(2):191-203.
43. Xiong H, Dolpady J, Wabl M, Curotto de Lafaille MA, Lafaille JJ. Sequential class switching is required for the generation of high affinity IgE antibodies. J Exp Med. 2012;209(2):353-64.
44. Saunders SP, Ma EGM, Aranda CJ, Curotto de Lafaille MA. Non-classical B cell memory of allergic IgE responses. Front Immunol. 2019;10:715.

45. Cianferoni A. Non-IgE mediated food allergy. Curr Pediatr Rev. 2020;16(2):95-105.
46. Zhang S, Sicherer S, Berin MC, Agyemang A. Pathophysiology of non-IgE-mediated food allergy. Immunotargets Ther. 2021;10:431-46.
47. Caio G. Non-IgE/mixed food allergies and functional gastrointestinal disorder: a common thread between childhood and adulthood. Nutrients. 2022;14(4):835.
48. Simon HU, Yousefi S, Germic N, Arnold IC, Haczku A, Karaulov AV, et al. The cellular functions of eosinophils: Collegium Internationale Allergologicum (CIA) Update 2020. Int Arch Allergy Immunol. 2020;181(1):11-23.
49. Kottyan LC, Parameswaran S, Weirauch MT, Rothenberg ME, Martin LJ. The genetic etiology of eosinophilic esophagitis. J Allergy Clin Immunol. 2020;145(1):9-15.
50. Labrosse R, Graham F, Caubet JC. Non-IgE-mediated gastrointestinal food allergies in children: an update. Nutrients. 2020;12(7):2086.
51. Berin MC, Lozano-Ojalvo D, Agashe C, Baker MG, Bird JA, Nowak-Wegrzyn A. Acute FPIES reactions are associated with an IL-17 inflammatory signature. J Allergy Clin Immunol. 2021;148(3):895-901.e6.
52. Nowak-Węgrzyn A, Jarocka-Cyrta E, Moschione Castro A. Food protein-induced enterocolitis syndrome. J Investig Allergol Clin Immunol. 2017;27(1):1-18.
53. Mennini M, Fiocchi AG, Cafarotti A, Montesano M, Mauro A, Villa MP, et al. Food protein-induced allergic proctocolitis in infants: literature review and proposal of a management protocol. World Allergy Organ J. 2020;13(10):100471.
54. de Boer J, Deb C, Bornstein J, Horvath K, Mehta D, Smadi Y. Using eosinophil biomarkers from rectal epithelial samples to diagnose food protein-induced proctocolitis: a pilot study. J Pediatr Gastroenterol Nutr. 2020;71(4):e109-e112.

12
Câncer

Daniela Caetano Gonçalves
Simone Correa-Silva

INTRODUÇÃO

O câncer é considerado um dos principais problemas de saúde pública no mundo e a segunda maior causa de mortalidade. Em 2020, o câncer foi responsável por cerca de 10 milhões de óbitos, ou seja, por 1 em cada 6 mortes no mundo.[1] A estimativa é de que em 2030 haja cerca de 27 milhões de novos casos da doença no mundo.

No Brasil, em 2020, a incidência estimada de câncer foi de aproximadamente 226 mil novos casos no sexo masculino e 316 mil novos casos no sexo feminino. Dentre os tipos de câncer mais incidentes, de acordo com sua localização primária, destacam-se: próstata, cólon e reto e pulmão no sexo masculino e mama, cólon e reto e colo de útero no sexo feminino.[2]

Cerca de um terço das mortes por câncer estão associadas a cinco principais fatores de risco comportamentais: índice de massa corporal elevado, baixa ingestão de frutas e vegetais, atividade física reduzida, uso de tabaco e o consumo de álcool.[1] Por se tratar de uma doença multifatorial, reduzir os fatores de risco comportamentais é de extrema importância para a redução de sua incidência.

DEFINIÇÃO E GÊNESE

Câncer é o nome dado a um conjunto de mais de 100 doenças que têm em comum o crescimento desordenado de células (tumor maligno) que invadem tecidos e órgãos, podendo espalhar-se (metástase) para outras regiões do corpo. O surgimento desses tumores sólidos pode ocorrer em tecidos epiteliais, como pele e mucosas, recebendo o nome de carcinomas. Os tumores derivados de tecidos conjuntivos, como osso, músculo e cartilagem, são denominados sarcomas.[2]

A gênese do câncer se dá a partir do estímulo de agentes iniciadores e agentes promotores em células saudáveis do organismo, iniciando o processo de multiplicação descontrolada de células (tumor) e modificação das características primárias da célula (malignidade), como alteração de seu metabolismo, produção de proteínas com características diferenciadas da célula-mãe, invasão, migração e desenvolvimento em tecidos diferentes do seu tecido de origem (metástase).[3]

Os agentes iniciadores e promotores podem ser fatores intrínsecos (fatores genéticos) ou extrínsecos (exposição à radiação, estresse, fumo, poluição, alimentação, ingestão de álcool, sedentarismo, uso crônico de medicamentos, estilo de vida em geral, entre outros). As causas intrínsecas relacionadas ao câncer, como os fatores genéticos, contribuem em 10 a 20% para a formação de tumores malignos, enquanto os fatores extrínsecos correspondem a 80 a 90% das causas para gênese do câncer.[2]

Os fatores extrínsecos relacionados ao surgimento de células tumorais malignas podem ser denominados fatores carcinogênicos. Dentre os fatores já citados, a alimentação exerce importante influência na gênese do câncer. Os compostos presentes nos alimentos ou advindos de seu processamento podem desempenhar papel direto como agente carcinogênico, ou podem, de forma indireta, promover a carcinogênese a partir de alterações no metabolismo celular. Da mesma forma, alguns fatores extrínsecos podem proporcionar efeitos anticarcinogênicos, revertendo ou impedindo tais alterações metabólicas. Dentre os fatores anticarcinogênicos, podem-se destacar o exercício físico realizado de forma crônica e a alimentação balanceada, rica em compostos bioativos naturais antioxidantes.[3]

O câncer é uma doença multifatorial, portanto o surgimento de células cancerosas a partir dos agentes iniciadores e promotores depende de diversos fatores associados, como:

- Intensidade da exposição a fatores carcinogênicos.
- Duração da exposição a fatores carcinogênicos.
- Constância da exposição a fatores carcinogênicos.
- Exposição de diversos fatores carcinogênicos (intensidade e duração).
- Intensidade, duração e constância de fatores anticarcinogênicos.
- Correlação e balanço entre fatores genéticos, fatores carcinogênicos e fatores anticarcinogênicos ao longo da vida.

CÂNCER E SISTEMA IMUNE

A presença de células imunes inflamatórias em tumores humanos nos fez refletir sobre uma questão fundamental: como as células cancerosas evitam a destruição pelo ataque imunológico? A princípio, o desenvolvimento do tumor pode ser controlado por células imunes inatas e adaptativas citotóxicas; porém, as células cancerosas desenvolvem diferentes mecanismos que mimetizam a tolerância imunológica periférica para evitar o ataque ao tumor.[4]

A inflamação associada ao câncer, que está presente em diferentes estágios da tumorigênese, contribui para instabilidade, modificação epigenética, indução de proliferação celular, ativação das vias antiapoptóticas, estimulação da angiogênese e, eventualmente, disseminação do câncer.[5] Estudos realizados nas últimas duas décadas têm demonstrado que as células imunes inflamatórias são essenciais na inflamação relacionada ao câncer. Os esforços se concentram na compreensão de como essas células afetam o destino do tumor em diferentes estágios da doença: transformação neoplásica precoce, tumores clinicamente detectados, disseminação metastática e intervenção terapêutica.

Atualmente, é aceito que uma anomalia da resposta imune inata e adaptativa contribui para a tumorigênese, selecionando clones agressivos, induzindo imunossupressão e estimulando a proliferação de células cancerosas e metástases. Durante os estágios iniciais do desenvolvimento do tumor, células imunes citotóxicas, como *natural killer* (NK) e T CD8+, reconhecem e eliminam as células cancerígenas mais imunogênicas.[4,6] Essa primeira fase de eliminação seleciona a proliferação de variantes de células cancerosas que são menos imunogênicas e, portanto, invisíveis à detecção imunológica. Enquanto o tecido neoplásico evolui para um tumor clinicamente detectável, diferentes subconjuntos de células inflamatórias afetam o destino do tumor. Por exemplo, altos níveis de células T infiltradas por tumor se correlacionam com bom prognóstico em muitos cânceres sólidos; por outro lado, altos níveis de infiltração de macrófagos se correlacionam com um pior prognóstico.[4]

DIAGNÓSTICO

A investigação médica a respeito do câncer é feita normalmente a partir de algum tipo de queixa do paciente. Como os tumores malignos podem se desenvolver em qualquer local do corpo, alguns sintomas podem ser inicialmente confundidos com queixas comuns a muitas pessoas, como cansaço, dor nas costas e na barriga, dor de cabeça, entre outros. Dessa forma, torna-se difícil, em grande parte dos casos, realizar um diagnóstico precoce do câncer. Para evitar diagnóstico tardio, recomenda-se investigação periódica, a partir de exames de rotina determinados pelo médico, de acordo com idade, histórico clínico e familiar. Cânceres de próstata, mama e colo do útero podem ser precocemente diagnosticados, aumentando as chances de sucesso no tratamento, quando são periodicamente investigados a partir de exames de rotina.[2]

A União Internacional para o Controle do Câncer[7] divulgou uma lista de sintomas que devem ser investigados quando forem recorrentes ou persistirem por longo período, pois podem indicar a presença de câncer. São eles:

- Tosse por mais de três semanas, escarro com sangue e dores torácicas (câncer de pulmão).
- Rouquidão persistente (câncer de laringe).
- Sensação de empachamento depois das refeições e/ou eliminação de fezes semelhantes à borra de café (câncer de estômago).
- Dificuldade e/ou dor para engolir (câncer de esôfago).
- Diarreia que se alterna com prisão de ventre e/ou presença de sangue vivo nas fezes (câncer de cólon e reto).
- Presença de sangue na urina (câncer de rim, ureter ou bexiga).
- Sangramento vaginal excessivo — especialmente quando ocorre na menopausa (câncer uterino).
- Lesões de pele que sangram e/ou demoram muito para cicatrizar (câncer de pele).
- Pintas que crescem, coçam, mudam de cor ou sangram (melanoma).
- Convulsões, dor de cabeça persistente, visão dupla, alteração da fala e confusão mental (tumores cerebrais).
- Linfonodos (gânglios ou ínguas) aumentados nas axilas, no pescoço ou nas virilhas (diversos tipos de câncer).
- Dor em faixa na parte alta do abdome que se irradia para as costas, acompanhada de perda de apetite e emagrecimento (câncer de pâncreas).
- Nódulos (caroços) endurecidos que crescem no tecido subcutâneo de qualquer região do corpo (diversos tipos de câncer).

O diagnóstico do câncer pode ser complexo e depender de investigações múltiplas para ser realizado. Para esse processo, informações provenientes do histórico familiar e clínico dos pacientes são norteadores importantes para determinar os exames que devem ser solicitados. Há vários tipos de exames que podem ser realizados, de acordo com a suspeita, como exames bioquímicos de sangue e urina e exames de imagem (ultrassonografia, radiografia, tomografia computadorizada, ressonância magnética, cintilografia). Esses exames apontam a presença de tumores ou marcadores tumorais. Após a confirmação, há a retirada do tumor sólido por processo cirúrgico ou retirada de um fragmento do tumor para análise histopatológica. Essa análise será importante para determinar o estágio tumoral, a classificação que determinará o prognóstico e o tratamento do câncer (Quadro 1).

- **QUADRO 1.** Classificação do estadiamento tumoral, de acordo com análise histopatológica

Estágio tumoral	Significado
Estágio 0	Carcinoma *in situ*, ou seja, restrito à área inicial
Estágio I	Tumor restrito a uma parte do corpo, sem comprometimento linfático
Estágio II	Localmente avançado, com comprometimento do sistema linfático ou espalhado por mais de um tecido
Estágio III	Localmente avançado, espalhado por mais de um tecido e causando comprometimento linfático
Estágio IV	Metástase a distância, ou seja, espalhando-se para outros órgãos ou todo o corpo

Fonte: adaptação de Inca.[2]

Para a determinação do estadiamento tumoral, o sistema TNM é o mais utilizado de forma geral (Quadro 2). Sua classificação é feita com base em três fatores relacionados ao câncer: tumor primário, linfonodos e metástase a distância. Trata-se de uma classificação mais completa e que permite a classificação em subestágios.

TRATAMENTO

O tratamento do câncer é determinado por equipe médica constituída por oncologistas, além de outros médicos, como cirurgiões e especialistas da região/tecido/órgão do local do tumor. O tratamento será definido a partir do tipo de tumor, localização, estádio tumoral, relação benefício/segurança para o paciente. Dessa forma, o tratamento tanto pode ser simples, como retirada cirúrgica do tumor, quanto combinado a diversas terapias, com a presença de quimioterapia, cirurgia, tratamentos de radioterapia e iodoterapia, entre outros. Para pacientes aos quais os tratamentos existentes não proporcionarão melhora do quadro e podem causar mais injúrias, serão indicados cuidados paliativos, que promoverão redução da dor e melhor conforto.[2]

- **QUADRO 2.** Sistema TNM para estadiamento tumoral

Tumor primário (T)	Linfonodos (N)
Tx: tumor provado pela presença de células neoplásicas, mas de extensão desconhecida **T0:** nenhuma evidência de tumor primário **Tis:** carcinoma *in situ* **T1:** tumor com menos de 7 cm no seu maior diâmetro, porém bastante restrito **T2:** tumor com mais de 7 cm no maior diâmetro ou invadindo tecidos próximos, causando comprometimento moderado **T3:** tumor de qualquer dimensão invadindo tecidos próximos, causando sério comprometimento **T4:** tumor de qualquer tamanho invadindo e comprometendo órgãos vitais	**Nx:** metástases linfonodais não identificadas **N0:** ausência de metástases linfonodais **N1:** metástases linfonodais leves **N2:** metástases linfonodais moderadas **N3:** metástases linfonodais graves
Metástases a distância (M) **Mx:** metástases não identificadas **M0:** ausência de metástases **M1:** presença de metástases a distância	**Estadiamento final** **Carcinoma oculto:** Tx No Mo **Estágio 0:** T1s No Mo **Estágio IA:** T1 No Mo **Estágio IB:** T2 No Mo **Estágio IIA:** T1 N1 Mo **Estágio IIB:** T2 N1 Mo ou T3 N2 Mo **Estágio IIIA:** T3 N1 Mo ou T1/3 N2 Mo **Estágio IIIB:** T1-4 N3 Mo ou T4 N1/3 Mo **Estágio IV:** T1/4 N1/3 M1

Fonte: adaptação de Inca.[2]

CAQUEXIA ASSOCIADA AO CÂNCER

A caquexia associada ao câncer é uma síndrome caracterizada pela perda de peso acentuada, relacionada à perda não só de massa gorda, mas também de massa magra. Além da perda de peso, característica marcante nos pacientes com câncer, outros sintomas estão correlacionados com a caquexia: anorexia, fraqueza, astenia, hipoalbunemia, hipermetabolismo, perda de peso, perda e atrofia muscular, anemia e alteração no metabolismo de carboidratos, lipídios e proteínas. Embora comum no câncer, a síndrome não se restringe a ele: muitos pacientes desenvolvem caquexia, como aqueles com infecções graves, síndrome da imunodeficiência adquirida (Aids), insuficiência cardíaca congestiva, fibrose cística, artrite reumatoide, tuberculose, doença de Crohn e doença pulmonar obstrutiva crônica. A caquexia está presente na grande maioria (mais de dois terços) dos pacientes com câncer avançado,[8] sendo responsável direta por até 40% de todas as mortes associadas à doença. Sua presença no paciente com câncer está diretamente associada a redução da sobrevida e prognose adversa, além de maior morbidade relacionada ao tratamento quimio e radioterápico.

O atual diagnóstico de caquexia propõe uma classificação associada ao câncer em três estágios de relevância clínica: pré-caquexia, caquexia e caquexia refratária (Figura 1).[8] Para que a classificação seja possível, ela se baseia em alguns marcadores bioquímicos importantes, como PCR e albumina.[8]

A caquexia não tem cura e sua reversão só ocorre após sucesso no tratamento contra o câncer. Entretanto, identificar a caquexia no paciente com câncer é de extrema importância, não apenas para identificar um prognóstico ruim, mas também para nortear a terapia nutricional utilizada na tentativa de diminuir sua progressão, uma vez que essa síndrome está diretamente relacionada com a resposta ao tratamento e à qualidade de vida dos pacientes.

TERAPIA NUTRICIONAL

A terapia nutricional no paciente com câncer está diretamente associada ao diagnóstico nutricional. Para tanto, os consensos nacionais e internacionais de nutrição e câncer aconselham a realização de triagem e avaliação nutricionais do paciente de forma periódica e de acordo com a fase do tratamento proposto, para que a estratégia nutricional seja realizada de forma adequada.

Dentre os objetivos da terapia nutricional no paciente com câncer, podem-se destacar:

Estágios da caquexia (adaptado de Fearon et al., 2011)		
Pré-caquexia	Caquexia	Caquexia refratária
Perda de peso < 5% Anorexia e alterações metabólicas	Perda de peso > 5% ou IMC < 20 e perda de peso > 2% ou sarcopenia e perda de peso > 2% Redução da ingestão alimentar/inflamação sistêmica	Catabolismo não responsivo ao tratamento anticâncer Baixo escore de desempenho Expectativa de vida < 3 meses → Morte

- **FIGURA 1.** Estágios de caquexia.

IMC: índice de massa corporal.
Fonte: Melo et al.[9]

- Recuperar ou manter o estado nutricional do paciente.
- Evitar imunossupressão do paciente em quimioterapia.
- Oferecer alimentos antioxidantes e anti-inflamatórios para retardar a progressão tumoral.

A manutenção ou recuperação do estado nutricional do paciente com câncer é fator decisivo para o sucesso do tratamento e melhora de sua qualidade de vida. Pacientes com câncer são indivíduos em risco nutricional, pois apresentam diversas condições adversas que podem levar à desnutrição. Dessa forma, independentemente das condições nutricionais do paciente, o acompanhamento nutricional deve se iniciar com a confirmação do diagnóstico. O Quadro 3 apresenta os principais fatores que estão associados ao risco nutricional em pacientes com câncer.

- **QUADRO 3.** Fatores que contribuem para risco nutricional no câncer

Localização do tumor	Pacientes com câncer no trato digestório e glândulas anexas podem apresentar obstrução do trato, dor, desconforto, dificuldade de mastigação, deglutição, digestão e absorção, entre outros. Tumores no pulmão e vias respiratórias podem promover fadiga, cansaço e falta de apetite
Tratamento quimioterápico e radioterápico	Os tratamentos propostos podem causar enjoos, náuseas, vômitos, diarreia, estomatite, mucosite, disgeusia, odinofagia, intolerância ao sabor metálico de alimentos, especialmente os ricos em zinco e ferro
Caquexia	A presença da caquexia interfere no metabolismo em geral, podendo levar a sarcopenia, anorexia, anemia, fadiga, astenia
Fatores psicossociais, ambientais, culturais	Sintomas como depressão e ansiedade são fatores importantes que podem promover anorexia. Além disso, muitos tabus relacionados à alimentação e ao câncer podem tornar a escolha dos alimentos muito seletiva. Aversões alimentares, restrições por religião ou por orientação de profissional da saúde podem dificultar a escolha e variedade dos alimentos

Fonte: adaptação de Waitzberg;[10] Braspen;[11] Cuppari.[12]

As necessidades energéticas e proteicas dos pacientes são determinadas de acordo com o estado nutricional de cada paciente. Pacientes idosos apresentam maior risco nutricional e, portanto, também podem apresentar necessidades especiais. O Quadro 4 apresenta as necessidades energéticas e proteicas dos pacientes com câncer.

- **QUADRO 4.** Recomendação energética e proteica para pacientes em tratamento de câncer

	Energia	Proteínas
Paciente adulto e idoso	25-30 kcal/kg/dia	> 1 g/kg peso/dia e, em caso de inflamação sistêmica: 1,2-2 g/kg/dia
Paciente idoso com IMC < 18,5 kg/m²	32-38 kcal/kg/dia	1,2-1,5 g/kg/dia
Pacientes obesos	20-25 kcal/kg/dia	> 1 g/kg peso/dia e, em caso de inflamação sistêmica, 1,2-2 g/kg/dia
Pacientes com caquexia ou desnutridos	30-35 kcal/kg/dia	1,2-1,5 g/kg/dia

IMC: índice de massa corporal.
Fonte: adaptação de Braspen.[10]

Os suplementos nutricionais podem ser associados à dieta via oral para facilitar a ingestão energética e proteica dos pacientes. Pacientes que apresentam maior risco nutricional possuem indicação de início imediato de suplementação nutricional. Dentre esses pacientes, podem-se destacar:

- Pacientes desnutridos (IMC < 18,5 kg/m²) ou com perda de peso superior a 5% do peso corporal nos últimos seis meses.
- Aceitação da dieta oral inferior a 75% da recomendação.
- Sintomas que afetem o estado nutricional, como disfagia e anorexia.

Para os pacientes que porventura não responderem à terapia nutricional via oral, por apresentarem anorexia, disfagia ou obstrução do trato digestório pelo tumor, recomenda-se a via enteral parcial ou total imediata, para reabilitação nutricional.

Paciente crítico

Pacientes com câncer que necessitem de internação em unidades de terapia intensiva (UTI) são considerados críticos e, dessa forma, necessitam de terapia nutricional específica. Para tanto, a identificação do estado nutricional é essencial, além de outros fatores que devem ser acompanhados, como presença de caquexia, resposta inflamatória, presença de infecção ou sepse e falência orgânica. Dessa forma, a terapia nutricional no paciente crítico tem como objetivo:

- Manter o estado nutricional.
- Manter a homeostase.

- Diminuir complicações metabólicas.
- Melhorar o estresse metabólico e oxidativo.
- Diminuir tempo de internação e mortalidade.

As recomendações nutricionais podem variar de acordo com o estágio de cada paciente e o estado nutricional (Quadro 5). Para a obtenção de necessidade energética do paciente, o ideal é a utilização da calorimetria indireta, mas, caso não seja possível, pode-se utilizar a fórmula de bolso, a partir do peso corporal. Caso o paciente apresente edema ou anasarca, utilizar o peso seco ou peso usual.

- **QUADRO 5.** Recomendação energética e proteica para pacientes críticos em tratamento de câncer

	Energia	Proteínas
Fase aguda ou sepse	1º ao 4º dia: 15-20 kcal/kg/dia Após: 20-25 kcal/kg/dia	1,5-2 g/kg/dia
Fase de recuperação	25-30 kcal/kg/dia	1,5-2 g/kg/dia
Pacientes obesos (IMC até 50 kg/m^2)	11-14 kcal/kg/dia	2 g/kg de peso ideal/dia (IMC até 40 kg/m^2)
Pacientes obesos (IMC acima de 50 kg/m^2)	22-25 kcal/kg/dia	2,5 g/kg de peso ideal/dia (IMC até 40 kg/m^2)

IMC: índice de massa corporal.
Fonte: adaptação de Waitzberg;[10] Braspen;[11] Cuppari.[12]

A via oral deve ser preferida em pacientes capazes de se alimentar, mas, se a ingestão alimentar por via oral não for possível, deve-se iniciar a alimentação por via enteral imediatamente. A ingestão hídrica deve estar em torno de 30 a 35 mL/kg peso/dia.

Aconselhamento nutricional

Como descrito anteriormente, pacientes com câncer possuem maior propensão à desnutrição por diversos fatores relacionados à doença e ao tratamento. Algumas estratégias nutricionais são importantes para prevenir recusas alimentares ocorridas por esses efeitos colaterais (Quadro 6).

- **QUADRO 6.** Estratégias nutricionais para evitar a baixa ingestão alimentar decorrente dos efeitos colaterais mais frequentes na terapia do câncer

Efeitos colaterais	Estratégias nutricionais
Anorexia e inapetência, saciedade precoce	• Ingerir alimentos com alta densidade energética • Utilizar os alimentos preferidos • Aumentar o fracionamento da dieta durante o dia • Proporcionar ambientes agradáveis e calmos para as refeições • Evitar alimentos com baixa densidade energética e que necessitem de mastigação excessiva • Introduzir suplementos hipercalóricos e/ou hiperproteicos nos intervalos das principais refeições • Evitar líquidos durante as refeições
Disgeusia	• Utilizar alimentos tolerados e mais agradáveis • Melhorar a apresentação dos pratos • Evitar alimentos muito quentes ou muito gelados • Dar preferência a talheres de plástico
Xerostomia	• Aumentar o consumo de líquidos de forma fracionada • Estimular o consumo de alimentos ácidos • Evitar refeições muito secas; preferir preparações com caldos e molhos • Se necessário, utilizar saliva artificial
Náuseas e vômitos	• Aumentar o fracionamento das refeições • Evitar ingestão de líquidos durante as refeições • Dar preferência a alimentos gelados e cítricos • Evitar alimentos muito gordurosos • Fazer as refeições em locais tranquilos, arejados e sem odores fortes, mastigando lentamente
Diarreia	• Aumentar a ingestão de líquidos • Dar preferência a alimentos ricos em fibra solúvel e pobres em fibra insolúvel • Evitar preparações muito condimentadas, ricas em gordura • Evitar alimentos ricos em açúcares, principalmente sacarose e lactose, e com glúten
Mucosite, estomatite e odinofagia	• Evitar os alimentos irritantes (muito secos, salgados, condimentados, picantes, cítricos) • Evitar os alimentos muito quentes ou gelados • Ajustar a consistência da dieta, conforme a necessidade • Indicar suplementação nutricional se necessário • Encaminhar para estomatologista
Constipação	• Aumentar a quantidade de fibras, água e alimentos laxativos • Aumentar a ingestão de líquidos • Fazer exercícios, se não houver contraindicação médica

Fonte: adaptação de Braspen;[10] Cupari.[11]

PROGRAMAS DE PREVENÇÃO AO CÂNCER

Apesar de se tratar de uma doença multifatorial, que inclui causas genéticas e erros no metabolismo celular, sabe-se que 80 a 90% dos casos de câncer estão associados a causas externas. Dessa forma, a prevenção primária está associada a uma mudança de estilo de vida importante, que atribui alimentação e exercícios físicos como os principais fatores de prevenção.

O INCA[2] relaciona os principais fatores ambientais que, quando modificados, podem auxiliar na prevenção do câncer. São eles: excesso de peso corporal, baixo consumo de fibras alimentares, inatividade física, falta de aleitamento materno, consumo de carne vermelha acima do recomendado, consumo de carne processada e consumo de bebida alcoólica.

ASPECTOS NUTRICIONAIS NA PREVENÇÃO DO CÂNCER E A IMPORTÂNCIA DO SISTEMA IMUNE

Atualmente já está bem estabelecido que o bom estado nutricional está diretamente relacionado com a prevenção ao câncer e com a melhora da resposta ao tratamento e prognóstico quando o tumor já se encontra instalado. O aporte adequado de macro e micronutrientes é essencial para a integridade celular e o bom desenvolvimento da resposta imune ao tumor.

Em geral, considera-se que, em longo prazo, um padrão alimentar consistente pode beneficiar a saúde humana, ou, inversamente, induzir inflamação e aumento do estresse oxidativo, no caso de uma dieta não saudável, podendo levar ao desenvolvimento de doenças crônicas. O uso de nutracêuticos (alimentos ou compostos bioativos presentes nos alimentos que proporcionam benefícios à saúde, incluindo a prevenção e/ou tratamento de doenças específicas) deve estar presente no contexto mais amplo da dieta composta. Alguns padrões dietéticos apresentam grande consumo de nutrientes e compostos bioativos importantes na prevenção e tratamento do câncer.[12]

Uma dieta rica em alimentos integrais, como frutas, vegetais, grãos integrais, gorduras saudáveis (fontes de ácidos graxos ômega-3), baixo teor de gorduras saturadas e gorduras trans e proteínas magras, pode prevenir o câncer. Por outro lado, o consumo de carnes processadas, carboidratos refinados, sal e álcool pode aumentar seu risco. Embora nenhuma dieta tenha tido eficácia comprovada para curar o câncer, as dietas à base de plantas e pobres em alimentos processados e ultraprocessados podem diminuir o risco de desenvolvimento do câncer ou beneficiar o tratamento quando a doença já existe. Padrões como esses ocorrem naturalmente em certas regiões do mundo e estão enraizados em tradição local/regional e fontes alimentares, como é o caso das tradicionais dietas asiática e mediterrânea. As dietas mediterrânea, Dash (dieta para controle da hipertensão) e a dieta tradicional asiática estão associadas ao menor desenvolvimento de condições crônicas, como as doenças cardiovasculares e câncer. O Quadro 7 compara os alimentos presentes nessas dietas.[13]

- **QUADRO 7.** Comparação de componentes nutricionais entre diferentes dietas consideradas saudáveis

Componente da dieta	Mediterrânea	Dash	Asiática tradicional
Frutas	1-2/refeição	4-5 porções/dia	Diariamente
Vegetais	≥ 2 porções/refeição	4-5 porções/dia	Diariamente
Grãos integrais	1-2 porções/dia	7-8 porções/dia	Diariamente
Laticínios	Sem gordura: 2 porções/dia	Pouco ou sem gordura, 2-3 porções/dia	Iogurte: diário a semanal
Oleaginosas, sementes e leguminosas	Azeitonas/ oleaginosas/ sementes: 1-2 porções/dia Leguminosas: 2 porções/semana	4-6 porções/semana	Diariamente
Carne bovina, suína, presunto, cordeiro, vitela, aves	Carne vermelha: < 2 porções/semana Carne processada: ≤ 1 porção/semana Carnes brancas: 2 porções/semana	Proteína magra ≤ 2 porções/dia	Carne vermelha: pouco frequente Aves: diária ou semanalmente
Peixes, frutos do mar	≥ 3 porções/semana	Proteína magra ≤ 2 porções/dia	2 porções/semana
Gorduras, óleos e tempero de saladas	Azeite de oliva: 1-2 porções/refeição	2-3 porções/dia	Óleo saudável para cozinhar: diária a semanalmente
Doces	≤ 2 porções/semana	≤ 5 porções/semana	Muito pouco frequente
Outros	Ovos: 2-4 porções/dia Batatas: ≤ 3 porções/dia	Sódio < 2.300 mg/dia	Ovos: diária ou semanalmente
Álcool	Vinho: com moderação	Mulheres: ≤ 1 drinque/dia Homens: ≤ 2 drinques/dia	Com moderação

Fonte: adaptação de Cena; Calder.[13]

A dieta mediterrânea é sem dúvida a mais estudada e estabelecida. Quando comparada com as outras dietas, ela sobressai em relação à totalidade de nutrientes que oferece, e são vários os estudos que ressaltam sua importância para a prevenção do câncer. A relação positiva (efeitos benéficos) entre dieta mediterrânea e câncer deve-se ao alto teor de antioxidantes e nutrientes anti-inflamatórios contidos em muitos alimentos (leguminosas, frutas frescas ou oleaginosas, vegetais, peixes e azeite de oliva, especialmente o extravirgem), que apresentam efeito protetor no combate à degeneração celular e proliferação de células cancerígenas. Os compostos bioativos e nutrientes protetores contra o câncer podem ser atribuídos à alta concentração de polifenóis contidos no azeite, vinho e vegetais, todos alimentos conhecidos por sua capacidade antioxidante e anti-inflamatória, ricos em nutrientes capazes de reduzir a proliferação de células cancerosas e proteger a membrana celular da metástase.

Frutas e hortaliças, que são abundantes na dieta mediterrânea, possuem alta concentração de carotenoides e vitaminas, como vitaminas C e E, além de folatos, que, juntamente com os flavonoides, são conhecidos pelas suas propriedades antioxidantes que permitem a prevenção de danos ao DNA. Finalmente, o ômega-3, contido em abundância nos peixes, especialmente na sardinha e na cavala (produtos típicos da dieta mediterrânea), e em oleaginosas (amêndoas, nozes e sementes de abóbora), ajudam a retardar o desenvolvimento do câncer afetando a proliferação celular, angiogênese, inflamações e metástases. O baixo consumo de carne contribui para evitar os efeitos nocivos de seu cozimento em alta temperatura, bem como para reduzir a ingestão de gorduras animais.

Determinar o mecanismo de interação entre alimentos da dieta mediterrânea e câncer requer um estudo aprofundado dos macro e microelementos contidos em cada alimento ou produzidos por cada um deles em resposta a certo método de cozimento. Na Figura 2 relatam-se os principais alimentos mediterrâneos, seus componentes bioquímicos e sua consequente ação biológica.

Em geral, polifenóis e fitoquímicos, contidos em muitos alimentos mediterrâneos, têm um efeito protetor e antioxidante, importante para proteger ácidos graxos contidos em alguns alimentos da dieta mediterrânea, como o azeite. As fibras presentes nos grãos integrais, vegetais, legumes e frutas, além de aumentarem o aporte de vitaminas antioxidantes e fitoquímicos, reduzem a resistência à insulina, inibem a absorção de colesterol no intestino e a síntese de colesterol no fígado.

CONSIDERAÇÕES FINAIS

Câncer é o termo utilizado para determinar um conjunto amplo de doenças que incluem a presença de células tumorais malignas capazes de se multipli-

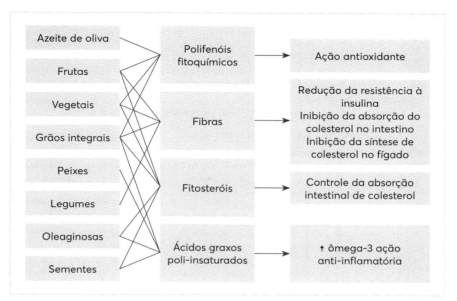

- **FIGURA 2.** Principais alimentos mediterrâneos, seus componentes bioquímicos e sua consequente ação biológica.

Fonte: adaptação de Mentella et al.[14]

car e fazer metástase. Apesar dessa descrição, os tipos de câncer são diversos, de acordo com sua localização, grau de agressividade, tipo e estádio tumoral. Dessa forma, o tratamento também é diverso de acordo com essas características. Pacientes com câncer apresentam risco nutricional por diversas questões relacionadas à doença, que incluem sua localização, tipo de tratamento, estado nutricional inicial e presença de caquexia.

A terapia nutricional precoce nesses pacientes é essencial para evitar a progressão da desnutrição, reverter o quadro de perda de peso ou frear a diminuição da massa muscular, que levam a um prognóstico negativo e baixa qualidade de vida. A nutrição também pode auxiliar na redução do risco para diversos tipos de câncer, pois, na maioria dos casos, trata-se de um dos principais fatores para seu desenvolvimento.

REFERÊNCIAS

1. World Health Organization (WHO). Cancer. Fev. 2022. Disponível em: www.who.int/news-room/fact-sheets/detail/cancer. Acesso em: 2 fev. 2023.
2. Instituto Nacional de Câncer (INCA). 2022. Disponível em: https://www.inca.gov.br/. Acesso em: 19 fev. 2022.

3. World Cancer Research Fund/American Institute for Cancer Research. Diet, nutrition, physical activity and cancer: a global perspective. World Cancer Research Fund International; 2018.
4. Gonzalez H, Hagerling C, Werb Z. Roles of the immune system in cancer: from tumor initiation to metastatic progression. Genes Dev. 2018;32(19-20):1267-84.
5. Hanahan D, Weinberg RA. Hallmarks of cancer: the next generation. Cell, 2011 Mar 4;144(5):646-74.
6. Teng MW, Galon J, Fridman WH, Smyth MJ. From mice to humans: developments in cancer immunoediting. J Clin Invest. 2015;125(9):3338-46.
7. Union for International Cancer Control (UICC). Disponível em: https://www.uicc.org/. Acesso em: 10 abr. 2022.
8. Fearon K, Strasser F, Anker SD, Bosaeus I, Bruera E, Fainsinger RL, et al. Definition and classification of cancer cachexia: an international consensus. Lancet Oncol. 2011;12(5):489-95.
9. Melo AGC, Coradazzi AL, Del Giglio A, Werle B, Moraes CA, Días CG, et al. Consenso Brasileiro de Caquexia/Anorexia em cuidados paliativos. Revista Brasileira de Cuidados Paliativos. 2011;3(3):1-42.
10. Waitzberg DL. Dieta, nutrição e câncer. São Paulo: Atheneu; 2017.
11. Horie LM, Barrére APN, Castro MG, Liviera AMB, Carvalho AMB, Pereira A, et al. Diretriz Braspen de Terapia Nutricional no Paciente com Câncer e BRASPEN recomenda: Indicadores de Qualidade em Terapia Nutricional. BRASPEN J. 2019;34(Supl 1).
12. Cuppari L. Nutrição nas doenças crônicas não transmissíveis. Barueri: Manole; 2018.
13. Soldati L, Di Renzo L, Jirillo E, Ascierto PA, Marincola, FM, De Lorenzo A. The influence of diet on anti-cancer immune responsiveness. Journal of Translational Medicine. 2018;16(75).
14. Cena H, Calder PC. Defining a healthy diet: evidence for the role of contemporary dietary patterns in health and disease. Nutrients. 2020;12(2):334.
15. Mentella MC, Scaldaferri F, Ricci C, Gasbarrini A, Miggiano GAD. Cancer and Mediterranean diet: a review. Nutrients. 2019;11(9):2059.

13
Diabetes

Ticiane Gonçalez Bovi
José Rodrigo Pauli
Dennys Esper Cintra

INTRODUÇÃO

O diabetes é um grave problema de saúde global, com significativo impacto econômico e social e consequentes cargas de morbidade e mortalidade na população acometida.[1,2] Atualmente, a Sociedade Brasileira de Diabetes (SBD) recomenda a classificação do diabetes *mellitus* considerando sua etiopatogenia, sendo indicados o diabetes tipo 1 (DM1), diabetes tipo 2 (DM2), diabetes gestacional (DMG) e os outros tipos de diabetes (Quadro 1). Classificações adicionais têm sido sugeridas, incluindo os subtipos de diabetes, levando em consideração alguns atributos clínicos, como o período de início do diabetes, história familiar, função residual das células beta, diferentes níveis de resistência à insulina, risco de complicações crônicas, grau de obesidade (principalmente elevado conteúdo de gordura centrípeta), presença de autoanticorpos e eventuais características sindrômicas.

Além disso, recentemente tem aumentado a incidência de DM2 em crianças e adolescentes, com uma miscelânea dos dois tipos de diabetes (DM1 e DM2). Essas pessoas apresentam obesidade e/ou sinais de resistência à insulina, bem como marcadores de autoimunidade às células beta. Esse fenótipo de diabetes sobreposto típico de DM1 e DM2 é denominado "*double diabetes*" ou diabetes híbrido.[3,4] Ademais, questões como obesidade sarcopênica[5,6] e resposta autoimune latente em fases mais avançadas da vida[7] têm sido alvo de estudos e estão na fronteira do conhecimento, permitindo diagnóstico mais amplo quanto ao tipo de diabetes e à escolha de melhores estratégias terapêuticas.

- **QUADRO 1** Tipos de diabetes

Diabetes tipo 1
Autoimune (com presença de autoanticorpos)
Idiopático
Diabetes tipo 2
Diabetes gestacional
Outros tipos de diabetes
Defeitos monogênicos na função da célula secretora de insulina (célula beta) pancreática
• MODY (*mature onset diabetes of the young*)
• Diabetes neonatal transitório ou permanente
• Diabetes mitocondrial
Defeitos genéticos na ação da insulina
• Síndrome de resistência à insulina tipo A
• Leprechaunismo
• Síndrome de Rabson-Mendenhall
• Diabetes lipoatrófico
Doenças do pâncreas exócrino
• Pancreatite
• Trauma ou pancreatectomia
• Neoplasia pancreática
• Fibrose cística
• Hemocromatose
• Pancreatopatia fibrocalculosa
Associado a endocrinopatias
• Acromegalia
• Síndrome de Cushing
• Glucagonoma
• Feocromocitoma
• Hipertireoidismo
• Satostatinoma
• Aldosteronoma
Secundário a drogas (quimicamente induzido)
• Vacor (piriminil – raticida com potencial para destruir células beta)
• Pentamidina
• Ácido nicotínico
• Glicocorticoides

(continua)

- **QUADRO 1** Tipos de diabetes (*continuação*)

Secundário a drogas (quimicamente induzido)
• Hormônio da tireoide
• Diazóxido
• Agonista beta-adrenérgico
• Tiazídicos
• Difenil-hidantoína
• Interferon-gama
Secundário a infecções
• Rubéola congênita
• Citomegalovírus
Formas incomuns de DM imunomediado
• Síndrome da pessoa rígida
• Síndrome de resistência à insulina tipo B (por anticorpos antirreceptor de insulina)
Outras síndromes genéticas associadas ao DM
• Síndrome de Down
• Síndrome de Klinefelter
• Síndrome de Turner
• Síndrome de Wolfram
• Síndrome de Prader-Willi
• Ataxia de Friedreich
• Coreia de Huntington
• Síndrome de Laurence-Moon-Biedl
• Distrofia miotônica
• Porfiria

Fonte: adaptação de Bertoluci.[67]

O tipo de DM mais prevalente é o tipo 2, representando 90% de todos os casos da doença. Sob o ponto de vista etiopatogênico, o DM2 é uma doença de características multifatoriais. No entanto, como principais fatores de risco para o desenvolvimento e agravamento do DM2, destacam-se obesidade, sedentarismo e má nutrição. Idade mais avançada e histórico familiar de diabetes completam a lista de fatores de risco significativos.[8,9] A adiposidade central exacerbada e a produção de biomoléculas provenientes dos adipócitos e macrófagos infiltrados com perfil mais pró-inflamatório desregulam o metabolismo, com destaque aos efeitos deletérios sobre o hormônio insulina.[10] Dessa maneira, aparece o termo "adiposopatia",[11] referindo-se à capacidade dos adipócitos hipertrofiados e suas moléculas secretadas de causar resistência à insulina e, consequentemente, o diabetes – daí o termo diabesidade.[12] Por ser uma doença insidiosa, o diagnóstico de DM2 na maioria das vezes é tardio, e na presença de perda de função da célula beta pancreática.

Por sua vez, o DM1 está relacionado ao processo autoimune, com indução inapropriada de células beta pancreáticas à morte.[13] Para essa forma de diabetes ainda não há consenso quanto à sua causa, que pode estar relacionada à maior suscetibilidade genética, em que as condições ambientais servem como gatilho para início do processo autoimune e falência das células beta pancreáticas, seguido por deficiência absoluta na produção endógena de insulina.[13] O DM1 é o segundo tipo de diabetes mais prevalente e representa cerca de 5% dos casos.

Neste capítulo, serão abordados aspectos relacionados à etiofisiopatologia e mecanismos relevantes relacionados ao desenvolvimento do diabetes, em especial das formas mais prevalentes, que são DM2 e DM1, buscando, sob a ótica fisiológica e molecular, contribuir para o entendimento e a atuação do profissional da área da saúde, visando sempre a uma atuação mais humanizada, segura e com o intuito de preservar a vida. Nesse contexto, a dietoterapia apresenta fundamental importância para impedir a progressão da doença, tratar e melhorar a condição de saúde do paciente com diabetes.

DIABETES *MELLITUS* TIPO 1

O segundo tipo mais prevalente de diabetes, o DM1, tem sido classificado em DM1A, DM1B (idiopático) e em outros subtipos de menor prevalência, como o DM1 do tipo diabetes autoimune latente do adulto (LADA, do inglês *latent autoimmune diabetes in adults*).[13] O DM1A é caracterizado pela presença da resposta autoimune específica das células beta pancreáticas e representa a maioria dos casos desse tipo de diabetes diagnosticados. Por outro lado, no DM1B não há evidências da presença da resposta imunológica contra as células produtoras de insulina, e a etiologia desse tipo de diabetes ainda é desconhecida. No diabetes do tipo LADA, a apoptose das células produtoras de insulina é mais lenta do que no DM1A, e, na maioria dos casos, o diagnóstico acontece em indivíduos acima dos 30 anos de idade. O grau de resistência à insulina e progressão da doença é variável.[7,14]

O DM1A pode ocorrer em qualquer idade e a destruição das células beta pancreáticas pode ser rápida e intensa, de acordo com a necessidade imediata de insulina exógena, ou lenta, com perda gradual da massa residual das células beta ao longo do tempo. O desenvolvimento do DM1, em geral, está atrelado a três pré-requisitos, sendo eles: 1) propagação de uma resposta autoimune específica às células beta pancreáticas; 2) deflagração de um processo inflamatório de alto grau; e 3) falha no mecanismo de controle da autoimunidade, o que permite que a resposta seja crônica. Portanto, pessoas geneticamente predispostas em contato com agentes infecciosos como vírus (p. ex., coksackie B, caxumba e rubéola), fatores ambientais (compostos nitrosos), elementos da dieta (albumina e nitrosamina), estresse psicológico, traumas físicos, mudanças climáticas, entre outros, podem desenvolver uma resposta autoimune seletiva às células beta pancreáticas. A exposição a esses fatores pode iniciar a propagação de um sinal inflamatório nas ilhotas pancreáticas conhecida como insulite e, posteriormente, pode levar à ativação e ao recrutamento de leucócitos, síntese de citocinas inflamatórias e desencadear o processo apoptótico das células beta pancreáticas.[14-17]

O diagnóstico precoce e a intervenção multiprofissional são de extrema importância para que o indivíduo obtenha conhecimento e realize o autocuidado com a doença. Adequações nutricionais, hábitos de vida ativa, o uso correto de insulina e a monitoração da glicemia são muito importantes para uma vida saudável e para afastar os riscos de complicações agudas e crônicas do diabetes.[18,19] Ao contrário, com o decorrer da vida, a pessoa com DM1 poderá apresentar aumento de adiposidade corporal, principalmente na região abdominal, resistência à insulina e necessidade de doses mais elevadas de insulina para conseguir manter a homeostase glicêmica. Quanto ao "*double diabetes*" (combinação de DM1 e DM2), a insulinização é bem peculiar: a pessoa apresenta significativa resistência à insulina e, dessa maneira, as estratégias de controle glicêmico deverão ser personalizadas.

Os avanços consideráveis obtidos nos últimos anos quanto às diferentes manifestações do diabetes, bem como importantes progressos na compreensão dos mecanismos relacionados à resistência à insulina, têm permitido uma intervenção mais pujante e segura. Para o DM2, inúmeros avanços ocorreram nas últimas décadas, em especial dos mecanismos de resistência à insulina.

RESISTÊNCIA À INSULINA E DIABETES *MELLITUS* TIPO 2

Estudos científicos prévios demonstraram claramente que o aumento do tecido adiposo no organismo interfere na ação do hormônio insulina. Indivíduos com obesidade apresentam concentrações elevadas (superótimas) de citocinas circulantes, como fator de necrose tumoral alfa (TNF-α), interferon-gama (IFNγ), interleucinas (IL) 6 e 1β, entre outras, adquirindo caráter pró-inflamatório.[20,21] Essas biomoléculas provenientes de adipócitos hipertrofiados, de macrófagos residentes e infiltrados, ou induzidas pelo excedente de certos tipos de nutrientes, apresentam ação nociva sobre a via de sinalização da insulina.[21]

Os macrófagos são a maior fonte de citocinas pró-inflamatórias no organismo. Eles podem atuar de duas formas, sendo transitoriamente mais ou menos pró-inflamatórios, havendo predominância dos pró-inflamatórios nas condições de sobrepeso e obesidade. Ao contrário, quando indivíduos com excesso de peso conseguem perder peso e reduzir a gordura corporal, verifica-se alteração no perfil macrofágico, em que os anti-inflamatórios ganham tônus mais robusto, acompanhados de aumento na sensibilidade à insulina. Dessa maneira, a expansão do tecido adiposo causa o aumento da infiltração de macrófagos pró-inflamatórios, com elevação da secreção de TNF-α ocasionando a liberação da proteína quimiotática de monócitos 1 (MCP-1, do inglês *monocyte chemoattractant protein-1*) para a circulação.[21,22] Esse agente quimioatraente sinaliza aos monócitos circulantes a região que carece de migração e diferenciação celular para macrófagos. Esse estado inflamatório de baixo grau prejudica diretamente a transdução do sinal da insulina. Outras células do sistema imune, como mastócitos, células *natural killer* e eosinófilos, também estão relacionadas à inflamação associada à obesidade.

Recentemente, outra estrutura pertencente ao contexto inflamatório foi descrita: o "complexo inflamassoma", que foi proposto como importante mecanismo complementar atrelado à inflamação na obesidade, junto ao desenvolvimento de resistência à insulina no organismo. O inflamassoma é formado pelo conjunto de três proteínas básicas, o NLRP3 (receptores intracitoplasmáticos do tipo NOD), a proteína adaptadora (ASC) e a pró-caspase 1 (Casp1). Essas proteínas, quando agregadas, formam o chamado inflamassoma, que é a estrutura responsável pela clivagem e maturação de algumas interleucinas inflamatórias, como IL1-β e IL-18, que então são liberadas para o meio extracelular.[23,24] Dessa maneira, tem sido considerado um importante mecanismo de controle do tônus inflamatório.

Nesse ambiente inflamatório e de expansão do tecido adiposo verifica-se que algumas adipocinas de efeito anti-inflamatório, como a adiponectina, encontram-se reduzidas. Contudo, células T reguladoras (Treg) têm participação relevante e efeito anti-inflamatório ao sintetizarem IL-10. A IL-10 tem se mostrado capaz de suprimir a inflamação por agir sobre a proteína IKKβ (do inglês *inhibitor kappa kinase beta*), que está envolvida negativamente com a transdução do sinal da insulina, como explicado a seguir. Pessoas obesas apresentam menor produção de IL-10 e, portanto, são mais expostas aos efeitos das citocinas pró-inflamatórias.[20-22]

Uma vez no meio circulante, as citocinas pró-inflamatórias se ligam a seus respectivos receptores de membrana e ativam mecanismos inflamatórios redundantes, promotores da resistência à insulina. O TNF-α é capaz de induzir resistência à insulina por se ligar ao seu receptor de membrana (TNFR) com ativação de serinas quinases, como a IKKβ e c-Jun N-terminal kinase (JNK). Essas serinas quinases são capazes de fosforilar em serina (resíduo 307) o receptor de insulina (IR, do inglês *insulin receptor*) e o substrato 1 do receptor de insulina (IRS1, do inglês *insulin receptor substrate 1*).[25]

Portanto, essa condição pró-inflamatória prejudica a cascata de sinalização do hormônio e seus efeitos biológicos. Por exemplo, a captação de glicose no músculo é dependente da ação da insulina. Após as refeições, a liberação de insulina pela célula beta e sua ligação ao seu receptor de membrana (IR) no miócito induz a sua autofosforilação, mas em resíduos que dão seguimento à cascata de sinalização, como os resíduos de tirosina. Consequentemente, ocorre subsequente fosforilação dos substratos subjacentes ao receptor de insulina, os IRS1 e IRS2. A fosforilação do IRS1 e IRS2 permite que eles se associem e ativem a enzima fosfatidilinositol-3-quinase (PI3K, do inglês *phosphoinositide 3-kinases*). Isso aumentará a fosforilação da proteína Akt, que é de fundamental importância para a translocação do transportador de glicose tipo 4 (Glut4) para a membrana da célula, permitindo a captação do nutriente para o músculo esquelético.[25] Esse mecanismo de captação de glicose é fundamental para que ocorra a homeostase glicêmica. Ao contrário, na condição de sobrepeso/obesidade, a inflamação de baixo grau promove aumento de TNF-α, que ativa essas serinas quinases (JNK e IKK) capazes de inibir a sinalização da insulina por fosforilar o IR e os IRS em serina 307, prejudicando a captação de hexose no músculo.[25] Esse mesmo mecanismo de resistência à insulina ocorre em outros tecidos-alvo da insulina, prejudicando o efeito biológico do hormônio, de forma tecido-específica.[26]

Outro mecanismo de resistência à insulina envolve a participação de fosfatases. A proteína tirosina fosfatase 1B (PTP1B) é capaz de se associar a elementos-chave da via de sinalização da insulina, como o IR e o IRS1, e provocar sua desfosforilação. Esse processo interrompe a cascata de eventos intracelulares, e o sinal da insulina não é propagado.[27] Pesquisas com roedores e humanos com sobrepeso e obesidade encontraram aumento da PTP1B, e isso foi relacionado com resistência à insulina.[27,28] Outros mecanismos de resistência à insulina têm sido desvendados e atrelados ao estado de estresse metabólico e excesso de peso em massa adiposa. Dessa maneira, a redução da adiposidade corporal é fundamental para que haja redução da inflamação de baixo grau e do quadro de resistência à insulina. No entanto, o gatilho para iniciar o evento inflamatório se dá mesmo antes do desenvolvimento do ganho de peso, processo esse que se deflagra mediante o banquete da mesa civilizada. Mas, antes da descrição desse mecanismo, cabe ressaltar que intervenções que envolvem múltiplas ações, como exercício físico, dietoterapia, fármacos e terapias psíquicas, possuem maior chance de sucesso no controle do DM2 e outras formas de manifestação da doença.

A situação que agrega o sistema imune ao metabolismo energético envolve, *per se*, os receptores do tipo Toll (TLR, do inglês *Toll-like receptors*). A descoberta desses receptores e seu envolvimento na condução da sinalização pró-inflamatória com o propósito de proteção é bastante peculiar e foi um grande achado no campo da ciência denominado imunometabolismo. Inicialmente vistos em drosófilas, os TLR foram identificados em mamíferos e são altamente conservados, sob o ponto de vista evolutivo. Em especial o TLR-4 desencadeia resposta inflamatória após o reconhecimento do lipopolissacarídeo (LPS) presente na membrana de bactérias Gram-negativas. A identificação da bactéria ocorre exatamente pelo reconhecimento da fração lipídica do LPS, ou seja, pela presença de ácidos graxos como o láurico (C12:0) e mirístico (C14:0). Contudo, esses e outros ácidos graxos saturados, como o palmítico (C16:0), estão amplamente distribuídos em alimentos gordurosos, capazes de deflagrar resposta inflamatória, com consequente ativação de serinas quinases e proteínas fosfatases que prejudicam a sinalização da insulina, resultando em metainflamação.[29,30]

Assim, o consumo exagerado de carnes, leites e derivados pode ativar TLR-4, que, em resposta, aumenta a sinalização e os mecanismos de defesa, interferindo na sensibilidade à insulina. Consequentemente, o TLR-4, quando ativado pela ligação do LPS ou lipídios provenientes de uma fonte alimentar rica em gordura saturada, ativa serinas quinases, como JNK e IKK, que, como previamente apresentado, são capazes de inibir a sinalização da insulina por fosforilar o IR e os IRS em serina 307, induzindo prejuízo na ação da insulina e comprometendo seus efeitos biológicos.[29,30] Esse processo ocorre, por exemplo, no tecido hipotalâmico, prejudicando a ação da insulina e, consequentemente, desregulando o controle da fome. Ao se tornar hiperfágico e com balanço energético positivo, o indivíduo tem acréscimo no peso e na adiposidade corporal. Em médio e longo prazo, ocorre propensão do desenvolvimento de obesidade e comorbidades. Por ser uma condição assintomática e progressiva, a inflamação se torna nefasta.

Dessa maneira, urge a necessidade de intervenções capazes de evitar o aumento da gordura corporal e o desenvolvimento de resistência à insulina. O envelhecimento *per se* também está associado ao aumento da inflamação de baixo grau, estado denominado *inflammaging*, o que, de certa maneira, explica a alta incidência de DM2 em idades mais avançadas.[31] Embora ainda seja necessário avançar no conhecimento, uma coisa muito bem estabelecida é que não há cura para o diabetes. O sucesso depende muito do paciente e de ações multidisciplinares mais efetivas, seja para prevenção, seja para o tratamento da doença. A Figura 1 ilustra os mecanismos de resistência à insulina, associados à condição de obesidade e inflamação.

Na fase em que a pessoa faz uso de insulina, os cuidados com a monitoração da glicemia e o uso adequado do hormônios se fazem necessários para evitar os distúrbios metabólicos agudos do diabetes. Além disso, o descontrole metabólico em longo prazo conduz a complicações crônicas da doença.

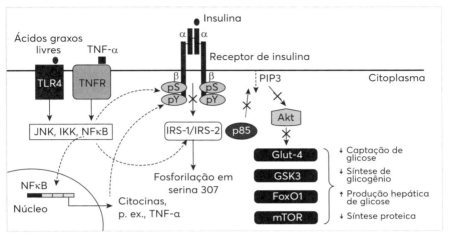

- **FIGURA 1** A ligação de ácidos graxos livres no receptor TLR4 e do TNF-α no seu receptor (TNFR) na membrana plasmática ativa serina quinases (JNK e IKK), as quais induzem resistência à insulina por meio do mecanismo de fosforilação em resíduos de serina 307 do receptor de insulina (IR) e dos substratos do receptor de insulina 1 e 2 (IRS-1 e IRS-2). Além disso, a ativação do IKK permite que o fator transcricional NFκB migre para o núcleo da célula promovendo a transcrição gênica de outras citocinas pro-inflamatórias, como, por exemplo, do TNF-alfa. Estes são alguns dos mecanismos que prejudicam a sinalização da insulina e seus efeitos biológicos.
TLR: *Toll-like receptor*; TNF-α: fator de necrose tumoral alfa.
Fonte: elaboração dos autores.

FISIOPATOLOGIA DO DIABETES

O diabetes é caracterizado pela presença de hiperglicemia atrelada à deficiência absoluta ou relativa de insulina. Alterações na homeostase glicêmica também ocorrem naqueles com sensibilidade à insulina reduzida.[8,33] O aumento de glicose circulante é decorrente de alterações metabólicas em tecidos periféricos como tecido adiposo, músculo esquelético e fígado. A lipólise (degradação do triacilglicerol) aumentada do tecido adiposo branco fornece em abundância ácidos graxos livres (AGL) e glicerol para o meio circulante. Os AGL no fígado são preferencialmente convertidos em corpos cetônicos, enquanto o glicerol é fonte fundamental para a conversão em piruvato e, consequentemente, em nova glicose (gliconeogênese), que será exportada à circulação pelo fígado. Cabe destacar que o aumento de ácidos graxos livres circulantes provenientes da lipólise também contribui para a deposição de gordura hepática e intramuscular, prejudicando a sinalização da insulina nesses tecidos.[8,32-34]

No músculo esquelético, a sinalização prejudicada da insulina está relacionada a proteólise muscular e deficiência na captação de glicose e na síntese de glicogênio. Com isso, o desequilíbrio na ressíntese de proteínas transforma aminoácidos como a alanina em fontes utilizadas pelo fígado para a produção de nova glicose. Com a capacidade reduzida na captação de glicose e na síntese proteica, ocorrem a quebra da homeostase glicêmica e o início da perda de massa muscular. Tal processo é alarmante, uma vez que o músculo esquelético se constitui no tecido mais abundante do organismo e de grande importância para a captação de glicose após as refeições. Consecutivamente, é possível que haja a intensificação da hiperglicemia, especialmente no período pós-prandial. A proteólise reduz a capacidade funcional do músculo e o indivíduo pode apresentar letargia e menor capacidade para realização de atividades de trabalho e da vida diária.[8,32-35]

A deficiência de insulina em nível central, em especial no hipotálamo, prejudica o controle da fome, induzindo hiperfagia e a busca por alimentos ricos em açúcares. Tal fato colabora para o ingresso de calorias e consecutivo aumento da glicemia. O hipotálamo exerce controle fino e complexo de regulação da ingestão alimentar, recebendo sinais advindos da periferia. A insulina é um dos hormônios-chave nesse processo, pois regula a produção de neuropeptídeos em neurônios orexigênicos do hipotálamo. Na ausência de insulina, ocorre aumento na síntese de neuropeptídeos que promovem a sensação de fome. Isso induz aumento da ingestão de calorias e colabora para o quadro de hiperglicemia.[26]

O prejuízo na sinalização celular da insulina no fígado acarreta degradação do glicogênio (glicogenólise) e um aumento na produção de nova glicose (gliconeogênese), acompanhada da produção de corpos cetônicos (cetoacidose). A insulina é um hormônio-chave para a síntese de glicogênio com ação sobre as enzimas glicogênio sintase quinase 3 (GSK3, do inglês *glycogen synthase kinase-3*) e glicogênio sintase (GS) e tem efeito inibitório sobre a transcrição de genes de enzimas primordiais regulatórias da via da gliconeogênese hepática (p. ex., glicose-6-fosfatase – G6-P, do inglês *glucose 6-phosphate* – e fosfoenolpiruvato carboxiquinase – PEPCK, do inglês *phosphoenolpyruvate carboxykinase*). A insulina também em efeito sobre a lipólise no tecido adiposo branco (reduzindo a degradação do triacilglicerol e a liberação de ácidos graxos livres para conversão em corpos cetônicos no fígado).[35-37] A hiperglicemia decorrente ou intensificada por esse processo culmina com o sinal clínico da glicosúria.

Na tentativa de eliminar o açúcar em excesso no sangue, ocorre eliminação de água em abundância, levando a um dos sintomas clássicos do diabetes, a poliúria. Portanto, nesse momento tem-se a definição do termo diabetes, que significa "escoamento de água através de um 'sifão'" (sistema urinário), sendo esse líquido adocicado, pela alta concentração de glicose, que lembra "a doçura do mel" – por isso o termo *mellitus*. Na Grécia antiga, o aparecimento de insetos nos locais de micção ou a experimentação da urina com a identificação do sabor doce permitia o diagnóstico dos acometidos pela doença. A perda de água através da urina provoca desidratação, com sensação de sede intensa (polidpsia). Mecanismos de controle hídrico corporal, como secreção de hormônio antidiurético (ADH) e ativação do sistema renina-angiotensina-aldosterona, tentam manter a volemia estável, e a angiotensina, através de sua ação no hipotálamo, aumenta a sede. Porém, a ausência de insulina ou a acentuada deficiência na sua ação, com reduzida capacidade do organismo em armazenar carboidratos, lipídios e proteínas em tecidos e órgãos, somada à eliminação deles através dos rins (glicosúria e microalbuminúria), causa significativa fraqueza e debilidade física ao paciente.[38]

Cabe reforçar que a condição de idade avançada (idosos) e a presença de neuropatia autonômica prejudicam ainda mais a percepção de sede e a ativação de mecanismos de proteção à desidratação. Em adição, a cetoacidose é um componente que prejudica a hidratação, uma vez que se trata de condição indutora de náuseas e vômitos. Além disso, o aumento da produção de corpos cetônicos (acetato e beta-hidroxibutirato) pelo fígado colabora para a acidose metabólica. Em estado de desidratação, a hiperosmolaridade pode provocar menor fluxo de água e capacidade reduzida de eliminar glicose pelos rins. Portanto, a hipovolemia estimula a secreção de hormônios contrarregulatórios, elevando ainda mais a glicemia, podendo ocorrer o coma hiperosmolar.[38]

Levando em consideração que indivíduos com diabetes são suscetíveis à aterogênese, a deficiência circulatória (disfunção endotelial) poderia trazer mais danos aos processos de oxidação e geração de energia, com aumento do metabolismo anaeróbio e, consequentemente, elevação da produção de ácido lático. Cabe destacar que o lactato é um subproduto do metabolismo anaeróbio que é utilizado para a produção de nova glicose pelo fígado (gliconeogênese). O aumento da produção de corpos cetônicos e da lactacidemia pode provocar acidose metabólica e conduzir ao coma por cetoacidose. Essa condição de cetoacidose promove desvio de íons de potássio (K^+) para o meio extracelular (induzindo um quadro de hipercalemia), em que a redução desse íon no coração altera o ritmo cardíaco (arritmias), por vezes de forma letal.[38]

Essas alterações destacadas até aqui são denominadas complicações agudas do diabetes e podem ser corrigidas, por recomendação médica, com a aplicação de insulina, soro e eletrólitos. Na condição de resistência à insulina ou no DM2, tais sinais e sintomas são mais raros, contudo, sem os cuidados necessários para o controle do diabetes, a progressão da doença poderá ocorrer, conduzindo à dependência de insulina exógena. Além disso, suas complicações agudas também serão realidade. Em se tratando de DM2, a resistência à insulina é um elo importante entre obesidade e diabetes, e o conhecimento dos mecanismos relacionados a essa condição é essencial para ações com o objetivo de dirimir os impactos sobre a saúde do paciente.[22,23] Além do uso devido de insulina ou fármacos pelos pacientes com DM2, a alimentação bem orientada e ajustada às necessidades individuais se torna imprescindível à manutenção da homeostase glicêmica e distante das complicações agudas da doença. A Figura 2 resume as alterações fisiológicas decorrentes da ausência ou deficiência na ação da insulina.

Quando não é feito o bom controle do diabetes, adicionalmente a esses eventos agudos, têm-se suas complicações crônicas. De progressão variada e fundamentalmente relacionada ao estilo de vida e cuidados com a doença, o diabetes pode causar danos e agravos substanciais ao já combalido estado de saúde dos acometidos. Nesse cenário, tanto eventos microvasculares (retinopatia, nefropatia e neuropatia periférica/autonômica) como alterações macrovasculares (aterosclerose, doença cardíaca e acidente vascular encefálico) estão relacionados a taxas elevadas de morbidade e mortalidade do diabetes. A hiperglicemia permanente conduz o indivíduo à glicotoxicidade e, portanto, a uma condição que exige intensa supervisão. O excesso de glicose circulante danifica células vasculares, neurônios e outros componentes celulares, devendo ser controlado de maneira eficiente. O metabolismo aumentado de carboidratos também está relacionado ao aumento do estresse oxidativo, com consequente produção elevada de radicais livres, com impacto direto e danoso aos tecidos. O exame de hemoglobina glicada (HbA1c), quando devidamente interpretado, pode nortear as estratégias de tratamento do diabetes, já que sinaliza uma média glicêmica dos últimos três meses, não sendo descartada a importância da avaliação das flutuações glicêmicas diárias.

As consequências desses processos são de alta gravidade, como a perda de sensibilidade em membros periféricos, avançando até mesmo à amputação do membro, redução progressiva da acuidade visual, podendo ser projetada à cegueira, lesões renais com a necessidade de diálise, acidente vascular encefálico com acometimentos imprevisíveis (motores e comunicação), hipotensão postural, arritmias, constipação ou diarreia, gastroparesia, artropatia de Charcot e impotência sexual, entre outras condições limitantes.

Se a ausência de tratamento adequado repercute em péssimo prognóstico, ao contrário, autocuidado, tratamento adequado e vida saudável (fisicamente ativa, associada à alimentação adequada) permitem às pessoas com diabetes uma vida bastante semelhante às de pessoas sem a doença. Além de afastar do risco de complicações agudas e crônicas, a morte, quando ocorrer, poderá não ser relacionada ao diabetes. Os avanços no controle da doença foram enormes nas últimas décadas, permitindo mensuração da glicemia em tempo real, de forma constante e em ambiente digital. Os diferentes tipos de fármacos e de insulina (ação ultrarrápida, rápida, intermediária, lenta e ultralenta) e os dispositivos de aplicação mais precisos e mais práticos (canetas e bombas de infusão automáticas) têm permitido controle mais satisfatório da doença. No entanto,

13 Diabetes 229

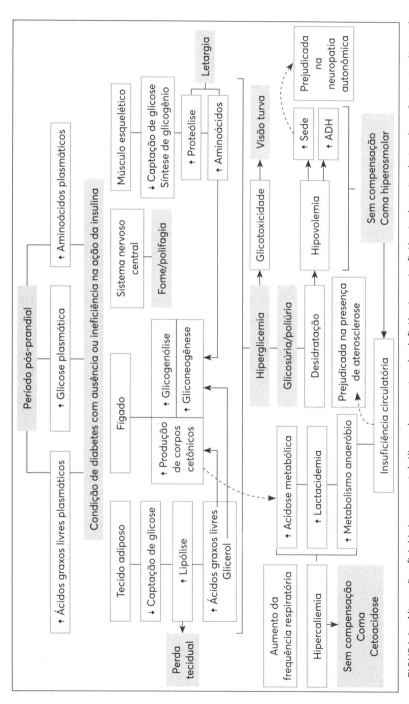

- **FIGURA 2** Alterações fisiológicas e metabólicas decorrentes da deficiência ou ineficiência da ação da insulina. Os sinais clínicos/clássicos do diabetes e as complicações agudas (hiperglicemia, coma por cetoacidose e hiperosmolar) estão destacados na cor cinza.
Fonte: elaboração dos autores.

é necessário fazer a ressalva de que nem sempre esses dispositivos tecnológicos estão nas mãos de todos. Especialmente a população mais carente ainda tem pouco conhecimento ou dificuldade de acesso a tudo isso. No entanto, o melhor caminho ainda é a prevenção e, quando necessário, o tratamento farmacológico associado a boa alimentação e hábitos de vida ativos. Nesse contexto, o campo da ciência dos alimentos e da dietoterapia teve grandes avanços, permitindo uma ação cada vez mais efetiva e baseada em evidência científica.

DIETOTERAPIA

Objetivos da terapia nutricional

Um dos principais objetivos da terapia nutricional (TN) no diabetes é o controle glicêmico, contudo este não é o único. Segundo o consenso *Nutrition Therapy for Adults with Diabetes or Prediabetes*, publicado pela American Diabetes Association (ADA),[39] a TN deve promover padrões alimentares saudáveis que visem: 1) à melhora dos níveis de HbA1c; 2) ao controle da pressão arterial; 3) ao controle do colesterol; 4) atingir metas adequadas de peso corporal; 5) à prevenção das complicações do diabetes; 6) atender a necessidades nutricionais individuais (promovendo crescimento e desenvolvimento em crianças e adolescentes, fornecendo energia e nutrientes suficientes para atender às demandas metabólicas do período gestacional, lactação ou exercício físico) com base em preferências pessoais, culturais, socioeconômicas; e 7) fornecer ao indivíduo com diabetes ferramentas práticas para o planejamento das refeições do dia a dia. Associado a esse conjunto de ações, é interessante que o profissional seja capaz de proporcionar e manter o prazer de comer do paciente, transmitindo mensagens positivas sobre as escolhas alimentares e apenas limitar tais escolhas quando houver embasamento científico.

Necessidades energéticas e recomendações nutricionais

Necessidades energéticas – calculando o valor energético total

A determinação de ferramentas, equações e métodos adaptados para estimar o gasto energético total em pacientes com DM ainda é pouco estudada. A literatura questiona se o gasto energético basal desses pacientes é diferente daqueles indivíduos que não apresentam diabetes.[40] Alguns estudos indicam que em pacientes com mau controle glicêmico o maior gasto energético basal seria atribuído à maior glicosúria, sugerindo equações que levassem em consideração as especificidades fisiológicas dos indivíduos com DM.[41] Outros estudos indicam que o gasto energético total entre indivíduos com e sem diabetes é ligeiramente diferente, portanto seria mais razoável aplicar as mesmas recomendações dietéticas da população geral aos pacientes com DM.[40]

Dessa forma, o cálculo das necessidades energéticas de pacientes com diabetes deve ser o mesmo utilizado para a população em geral, considerando diagnóstico nutricional, fase da vida (idade, período gestacional), estado metabólico, presença de doenças agudas ou crônicas, uso de medicamentos e atividade física, além dos hábitos alimentares e condições socioeconômicas. Cabe ao profissional nutricionista a execução de uma boa anamnese a fim de determinar as reais necessidades do paciente, avaliando as peculiaridades descritas, e escolher a fórmula mais adequada ao cálculo do valor energético total (VET) do paciente com diabetes.

Recomendações nutricionais

Até o advento da insulina para o tratamento do diabetes, a dieta era o único tratamento disponível. As orientações referentes à dieta eram baseadas em observações e respostas a tratamentos aplicados aos pacientes e sua sobrevida. Antes de 1994, ano da primeira publicação da ADA recomendando abordagem mais flexível e realista da terapia nutricional, as recomendações nutricionais se baseavam em porcentagens ideais e mais rígidas de carboidratos, proteínas e gorduras.[42] Desde a publicação da *Nutrition Recommendations and Principles for People With Diabetes Mellitus*,[43] em 1994, a ADA aponta que não há "padrão alimentar único" e efetivo para a prevenção ou o controle do diabetes, sendo uma expectativa irreal definir padrões, dada a diversidade de pessoas afetadas por tais condições.

Macronutrientes
Recomendações

Evidências propõem não haver porcentagem ideal para a distribuição de calorias provenientes de carboidratos, proteínas e gorduras para todas as pessoas com ou em risco de diabetes. Portanto, a distribuição de macronutrientes deve ser baseada em avaliação individualizada dos atuais padrões alimentares, preferências e metas metabólicas.[38]

Carboidratos

O carboidrato compreende a principal fonte de energia prontamente utilizada pelas células humanas,[39,44] sendo também a principal fonte de influência dietética na glicemia pós-prandial, além de ser determinante das doses de insulina pré-prandial.[42] A quantidade necessária de carboidratos a ser ingerida para a saúde ideal em humanos ainda é desconhecida. A recomendação de 130 g/dia, proposta pela ingestão dietética recomendada (RDA, do inglês *recommended dietary allowance*) para adultos e crianças, baseia-se na quantidade mínima média de glicose utilizada pelo cérebro. Mas essa quantidade pode ser excedida para atender às demandas energéticas.[44]

Considerando valores percentuais de representatividade no VET, a IOM (Institute of Medicine, atualmente NAM – National Academy of Medicine) propôs adequação da ingestão energética em macronutrientes, utilizando o conceito do espectro aceitável da distribuição de macronutrientes (AMDR, do inglês *acceptable macronutrients of distribution ranges*) de 45 a 65% de carboidratos para indivíduos sem diabetes, mas que também podem ser adotados para a população com a doença.[44,45] É fundamental lembrar que a determinação do percentual de carboidratos na dieta do paciente com diabetes também deve levar em consideração fatores como taxa de metabolismo basal, idade, atividade física e condições biológicas ou comorbidades associadas. Assim, após a determinação do percentual de carboidratos, define-se então o total de gramas de carboidratos a ser consumido. Sua distribuição nas refeições deve levar em consideração: preferências do paciente, rotina, flutuação glicêmica, sensibilidade à ação da insulina e atividade física.

Índice glicêmico
Brand-Miller et al.[46] definiram o índice glicêmico (IG) como a resposta da glicemia após o consumo de um alimento em relação à resposta produzida por um alimento de referência fornecido em quantidade equivalente de carboidrato. Para os autores, o IG produz um resumo da glicemia pós-prandial, uma vez que antevê a resposta do pico, ou a mais próxima do pico glicêmico, a flutuação máxima de glicose e outras características da curva de resposta à ingestão de alimento.

Os trabalhos são controversos quanto à efetividade do uso de IG, especialmente na redução da HbA1c. Enquanto há estudos que não identificaram resultados positivos da utilização do IG sobre a HbA1C,[47] resultados mistos na glicemia de jejum[48] ou no efeito significativo na sensibilidade à insulina e função das células beta em indivíduos com pré-DM,[49] outros apontam reduções de HbA1c de 0,2 a 0,5% após o consumo de dietas com baixo IG.[50,51] Mas a forma de preparo, a associação com outros macronutrientes, como fibras, proteína e gordura, e a ampla variabilidade intra e interindividual do IG são fatores que podem interferir na resposta glicêmica e, consequentemente, na aplicabilidade prática do método.[52]

Fibras
As fibras são de fundamental importância no manejo do diabetes, uma vez que atenuam a resposta à insulina[53] e previnem o diabetes tipo 2,[54] além

de desempenharem importante atividade prebiótica.[55] As principais fontes de fibra dietética, além dos cereais integrais, são os vegetais sem amido (verduras e legumes), frutas e leguminosas como feijão, ervilha e lentilha.

Estudos apontam que a ingestão adequada de fibras também está associada à menor mortalidade por todas as causas e diminui o risco de doenças cardiovasculares em pessoas com DM.[56,57] Uma revisão sistemática da Biblioteca Cochrane[58] avaliou que em pacientes sem DM o efeito das fibras na prevenção primária de doenças cardiovasculares (DCV) reduz o colesterol total e o LDL (7,7 e 8,5 mg/dL, respectivamente).

As fibras são classificadas em solúveis e insolúveis; estudos apontam que as fibras solúveis atenuam a resposta pós-prandial em pacientes com DM2. Essa resposta é provavelmente explicada pela viscosidade das fibras, que retardam o esvaziamento gástrico e a absorção de macronutrientes a partir do intestino delgado.[39,59-61] As fibras também atuam sobre o metabolismo dos lipídios, reduzindo especialmente o colesterol total através de processos como redução da absorção de colesterol provocada pela viscosidade, maior excreção fecal de colesterol e ácidos biliares, redução da atividade da 3-hidroxi-3-metilglutaril coenzima A (HMG-CoA) redutase, redução do colesterol hepático e alteração da microbiota intestinal, que leva à maior produção de ácidos graxos de cadeia curta e melhora na excreção de esteroides neutros e ácidos biliares.[62]

As fibras insolúveis, por sua vez, contribuem para a saúde intestinal e o controle do peso por aumentarem a necessidade de mastigação (promovendo a secreção de saliva e suco gástrico, ocasionando a expansão do estômago) e, consequentemente, a saciedade, além de possuírem baixa densidade energética em comparação aos demais alimentos.[61] Nesse sentido, a metanálise organizada pela Organização Mundial da Saúde (OMS)[54] sugere que a ingestão mínima de fibras deve estar entre 25 e 29 g por dia, enquanto a Diabetes Canada recomenda que, dessas, de 10 a 20 g sejam compostas por fibras solúveis.[63] Pessoas com diabetes devem consumir, no mínimo, 14 g de fibra por 1.000 kcal, sendo pelo menos metade oriunda de grãos integrais, segundo o *Dietary Guidelines for Americans*.[64-66]

Proteínas

A proteína é considerada o principal componente estrutural das células do organismo humano. Evidências em relação à quantidade de proteína a ser recomendada para pacientes com DM ou pré-diabetes sem doença renal (DR) ainda são limitadas; dessa forma, a recomendação para ingestão proteica dessa população deve ser estipulada conforme faixa etária, sexo, estado nutricional e peso desejado. De acordo com a ingestão diária recomendada (DRI, do inglês *dietary reference intakes*), a recomendação para proteína é de 0,8 g por kg de peso corporal para homens e mulheres adultos maiores de 18 anos.[44] De acordo com as recomendações da Diabetes Canada,[63] não há evidências de que a ingestão habitual de proteína para a maioria da população (em torno de 1 a 1,5 g por kg de peso por dia) deva ser alterada para a população com diabetes.

De acordo com documento recém-publicado pela SBD, em pacientes com aumento da excreção urinária de albumina e redução da taxa de filtração glomerular, a restrição moderada de proteínas, que corresponderia a 0,8 g/kg de peso ideal/dia, é recomendada. Entretanto, o documento também ressalta que essa mudança pode ser de difícil implementação, dada a baixa aderência e a falta de consenso sobre os benefícios da restrição proteica em pacientes com DM e aumento da excreção urinária de albumina, mas com taxa de filtração glomerular preservada.[67]

As proteínas são obtidas de alimentos de origem animal, como carnes, ovos, leite e derivados, e em alimentos de origem vegetal, como vegetais, oleaginosas e leguminosas. Especula-se que a origem da proteína poderia influenciar a excreção urinária de albumina. Estudos apontam que a substituição da carne vermelha por frango, que contém mais ácidos graxos poli-insaturados, seria capaz de diminuir essa excreção em pacientes com DM2 com micro e macroalbuminúria.[68] Em 2019, Cases et al.,[69] buscando apontar os possíveis benefícios da dieta vegetariana em pacientes com doença renal crônica (DRC), ressaltam que a adoção dessa estratégia nutricional reduz a disbiose intestinal, o número de patobiontes e espécies fermentadoras de proteínas, proporcionando diminuição da produção de toxinas urêmicas prejudiciais a esses pacientes. Além disso, o conteúdo elevado em fibra aumenta a motilidade intestinal, bem como a produção de ácidos graxos de cadeia curta. Segundo os autores, a acidose metabólica da DRC, que seria agravada pelo consumo elevado de carnes e cereais refinados, com aumento da carga ácida da dieta, seria contraposta pela maior ingestão de frutas e hortaliças proposta pela abordagem vegetariana, a qual seria capaz de neutralizar a acidose e suas consequências deletérias. Ademais, tanto a absorção quanto a biodisponibilidade de fósforo são menores nessa dieta, reduzindo a hiperfosfatemia, um quadro que conhecidamente aumenta a mortalidade cardiovascular na DRC.

Lipídios

Renomadas instituições, como a ADA, e as principais diretrizes internacionais direcionadas ao tratamento do diabetes,[39,63,70] apontam que ainda há controvérsias sobre a quantidade ideal de ingestão de gordura para pessoas com diabetes ou em risco de desenvolver a doença, não havendo porcentagem ideal de consumo. Sugerem ainda que a qualidade da gordura na dieta possa ser mais importante do que a quantidade. Considerando valores percentuais de representatividade no VET, o IOM estabeleceu como distribuição aceitável de 20 a 35% da ingestão total de calorias provenientes de gordura total para todos os indivíduos adultos.[44] Portanto, assim como os demais macronutrientes, a recomendação para a ingestão de lipídios em pacientes com diabetes deve ser baseada nas condições clínicas, perfil lipídico e existência de fatores de risco cardiometabólicos.[39]

Quanto aos ácidos graxos poli-insaturados, a recomendação estabelecida para indivíduos sem diabetes pode ser aplicada à população com diabetes. Para o ômega-6 (ω6) do tipo ácido linoleico na faixa etária de 19 a 50 anos, recomendam-se 12 g ao dia para mulheres e 17 g ao dia para os homens. Na faixa etária de maiores de 51 anos, 11 g ao dia para mulheres e 14 g ao dia para os homens. Para o ômega-3 (ω3), do tipo ácido alfalinolênico, recomendam-se 1,1 g por dia para mulheres e 1,6 g por dia para homens com mais de 18 anos.[44,63]

Valores indicativos para gordura total, ácidos graxos saturados monoinsaturados e colesterol dietético ainda não foram determinados pela DRI.[44] Apesar disso, o National Cholesterol Education Program (NCEP) – Expert Panel on Detection, Evaluation, and Treatment of High Blood Cholesterol in Adults (Adult Treatment Panel III) – ATPIII,[71] recomenda a ingestão reduzida de gorduras saturadas, sendo limitadas a 7% do total de calorias, monoinsaturadas até 20%, poli-insaturadas em até 10% e 200 mg/dia para colesterol. Reforçando o conceito de que a qualidade da gordura da dieta é mais importante que a quantidade, instituições como ADA,[39] American College of Cardiology e American Heart Association[72] preconizam o seguimento de padrões alimentares saudáveis a fim de diminuir o risco cardiovascular na população com DM. Tais padrões incentivam o consumo de carnes magras, peixes, leite desnatado, frutas, oleaginosas e alimentos fonte de gorduras mono e poli-insaturadas, bem como a eliminação de gorduras trans. Além dessas recomendações, a European Society of Cardiology, em conjunto com a European Atherosclerosis Society,[73] adverte que alimentos como óleo de coco, óleo de palma, *bacon*, biscoitos e produtos de panificação ricos em gordura, bem como produtos lácteos integrais, devem ser consumidos esporadicamente e em quantidades mínimas, especialmente por indivíduos com hipercolesterolemia familiar.

Em relação à suplementação de ômega-3, um estudo clínico randomizado simples-cego, realizado com 107 indivíduos com pré-diabetes recém-diagnosticados e com doença cardíaca coronariana, apontou melhora da função endotelial, triglicerídeos pós-prandiais, glicemia e capacidade de secreção de insulina quando suplementados com 1.800 mg/dia de ácido eicosapentaenoico (EPA, do inglês *eicosapetaenoic acid*) por 6 meses.[74] Apesar disso, a suplementação com ômega-3 parece ter pouco ou nenhum efeito no DM2 ou no metabolismo da glicose, incluindo resistência à insulina (medida usando HOMA-IR), HbA1c, glicose em jejum ou insulina.[75] Porém, em uma metanálise com 344 participantes, o uso de ômega-3 reduziu a proteinúria em pacientes com DM2 e promoveu maior taxa de filtração glomerular em pacientes com DM1.[76]

A adoção de padrões alimentares como a dieta mediterrânea e a dieta Dash (*dietary approaches to stop hypertension*, ou abordagens dietéticas para parar a hipertensão) se mostram promissoras na prevenção de doenças cardiovasculares em pacientes com DM, uma vez que proporcionam aumento na razão ácidos graxos monoinsaturados e saturados, e menor percentual de gordura total.[77]

Sacarose

O consumo de açúcares, em especial sacarose e frutose, em sua forma convencional ou adicionados a produtos alimentícios, sempre foi uma questão séria de saúde pública. Dado o aumento dos casos de cárie dentária e obesidade, especialmente em crianças, a OMS[78] reavaliou a recomendação de ingestão de açúcar, passando de 10 para 5% do VET. No DM, o uso de açúcares ainda gera discussões. De acordo com as recomendações canadenses para o manejo nutricional no diabetes,[63] o elevado consumo de frutose e sacarose em pessoas com diabetes, em doses maiores que 10% da energia total, geram elevação nos triglicerídeos. Os açúcares, mais especificamente a sacarose, podem fazer parte da alimentação do paciente com DM desde que sejam consumidos com moderação e de acordo com o plano alimentar estabelecido ao paciente.[63,78] Uma vez inserida às refeições, a sacarose é considerada uma substituição a outras fontes de carboidrato e deve ser compensada com doses adequadas de insulina.[79]

Ressalta-se que a sacarose está presente em diversos produtos alimentícios, portanto seu consumo deve ser esporádico. Tanto o *Guia Alimentar da População Brasileira*[80] quanto outras recomendações internacionais[63,80] orientam o menor consumo de alimentos processados e ultraprocessados com a finalidade de diminuir a ingestão não programada de açúcares em geral. Outro ponto importante ao qual o paciente deve estar atento e orientado pelo nutricionista é a interpretação dos rótulos dos alimentos industrializados com o objetivo de identificar a adição de outros tipos de açúcares que conferem carboidratos, além da sacarose. Alguns exemplos são: açúcar invertido, dextrose, frutose, glicose, glucose, maltose, maltodextrina, melado, melaço, oligossacarídeos, sacarose, xarope de milho etc.[81]

Álcool

Quantidades moderadas de álcool parecem não ter grandes efeitos deletérios à glicose em pacientes com DM. As recomendações para a ingestão de álcool para pessoas com DM podem ser as mesmas aplicadas para pessoas sem DM. Não mais de uma dose para as mulheres e não mais de duas doses para os homens, por dia. Uma dose corresponde a 360 mL de cerveja, ou 45 mL de destilados, ou 150 mL (1 taça) de vinho.[70,82]

O risco de hipoglicemia está associado à ingestão de álcool em pessoas com diabetes, particularmente aquelas que usam insulina ou terapia com secretagogos[70] e que estão por longos períodos sem se alimentar.[82] O metabolismo do álcool no fígado encerra o processo da gliconeogênese e, portanto, a segunda linha de defesa contra a hipoglicemia. Basicamente, o fígado fica "ocupado" metabolizando o álcool ingerido, tendo dificuldade de fornecer glicose para a homeostase glicêmica. Estudos apontam que, em pacientes com DM1, o consumo moderado de álcool pode resultar em uma hipoglicemia tardia na manhã seguinte ou até 24 horas após o consumo.[83]

Em relação à hiperglicemia, o(s) mecanismo(s) subjacente(s) a esse episódio em pacientes com diabetes ainda permanece(m) desconhecido(s). Estudos apontam que a secreção insuficiente e a resistência à ação da insulina, associadas à ingestão de bebidas alcoólicas, seriam as principais causas da hiperglicemia. Além disso, o consumo excessivo de álcool também está associado ao aumento do risco para DCV, alteração no metabolismo dos lipídios, elevação dos níveis de triglicerídeos, neuropatia e retinopatia diabética, além de possíveis interações medicamentosas.[82] Desse modo, são necessários mais estudos avaliando o impacto do álcool na resistência à ação da insulina em pacientes com DM, principalmente na população DM2.[63,82]

Sódio

De acordo com o *Nutrition Therapy for Adults with Diabetes or Prediabetes*,[39] pessoas com DM e pré-diabetes são incentivadas a consumir a mesma quantidade recomendada para a população em geral, ou seja, menos de 2.300 mg/dia de sódio. Tal recomendação demonstra benefícios à pressão arterial e diminuição do risco para DCV. O *Guia Alimentar da População Brasileira*[80] também reforça a relação entre sódio e doenças cardiovasculares, e alerta que alimentos ultraprocessados apresentam elevado teor de sódio, incentivando o consumo de alimentos *in natura*. Mas faz a ressalva de que mesmo alimentos produzidos a partir de alimentos *in natura*, como as conservas, podem apresentar alto teor de sódio, e seu consumo deve ser limitado.

Adoçantes

Em 2018, a Food and Drug Administration[39] documentou que diversos substitutos do açúcar foram aprovados para consumo pelo público em geral, incluindo pessoas com DM. O termo "substituto de açúcares" refere-se aos adoçantes de alta intensidade, adoçantes artificiais, adoçantes não nutritivos e adoçantes de baixa caloria, sendo esses de origem artificial ou natural, como sacarina, neotame, acessulfame-K, aspartame, sucralose, advantame, estévia e luo han guo. O principal objetivo dos adoçantes é diminuir a ingestão diária de carboidratos e calorias, contudo é importante lembrar que os adoçantes não são essenciais para o melhor controle glicêmico, mas flexibilizam o convívio social e o plano alimentar.[84] Apesar disso, como mencionado pelo *Nutrition Therapy for Adults with Diabetes or Prediabetes*,[39] "o uso de substitutos do açúcar não torna saudável uma escolha não saudável; em vez disso, torna essa escolha menos insalubre".

Diversos órgãos reguladores têm definido a dose diária admissível (DDA) dos adoçantes, que corresponde à quantidade de um aditivo alimentar aprovado que pode ser consumido diariamente na alimentação, durante a vida, sem risco apreciável para a saúde,[85] trazendo mais segurança para sua prescrição. Recente revisão da Cochrane Database,[86] analisando ensaios clínicos randomizados com duração de quatro semanas ou mais, comparando qualquer tipo de adoçante com dieta habitual em 979 pessoas com DM1 ou DM2, apontou que as evidências ainda são inconclusivas sobre os efeitos do consumo de adoçantes em comparação ao consumo de açúcar, placebo ou adoçante nutritivo de baixa caloria sobre benefícios ou danos clinicamente relevantes para HbA1c, peso corporal e eventos adversos. Segundo os autores, há poucos dados sobre qualidade de vida relacionada à saúde, complicações do diabetes, mortalidade por todas as causas e efeitos socioeconômicos, dificultando a avaliação do impacto dos edulcorantes na população com diabetes. A SBD, em publicação do biênio 2019-2020,[87] sugere adoção de rodízio no uso das versões sintéticas dos adoçantes.

As evidências quanto à recomendação de tipo e quantidade de adoçante para populações específicas como crianças, adolescentes e gestantes (e efeitos na prole) ainda são limitadas.[88] Na população infantil, a grande preocupação está na quantidade ingerida por quilo de peso ao dia. Nas gestantes, estudos apontam que o consumo de adoçantes artificiais estaria associado ao maior peso da criança ao nascer e com 1 ano de idade.[89]

Mesmo com essas lacunas a serem preenchidas, um consenso de especialistas sobre adoçantes de baixa caloria apontou que esses adoçantes são seguros, reduzem a ingestão de açúcar e, consequentemente de energia, além de não interferirem na preferência por doces, apetite, glicemia de jejum e pós-prandial, regulação da insulina e HbA1c em indivíduos com e sem DM.[90]

Ressalta-se que, apesar de conterem adoçantes/edulcorantes em sua composição, muitos produtos industrializados com alegação de "zero" ou *light* ainda contêm carboidratos, alguns com quantidade semelhante às das versões convencionais. Portanto, o uso desses produtos deve ser orientado, uma vez que o paciente com DM pode ter o controle glicêmico prejudicado ao acreditar que um produto com zero adição de açúcares, mesmo com adoçante, pode não ter impactos sobre sua glicemia.

Contagem de carboidratos

Usada como abordagem para o planejamento de refeições que resulta em melhor controle glicêmico e flexibilidade nas escolhas alimentares, a contagem de carboidratos é empregada desde 1920, porém tornou-se mais reconhecida após ser adotada como estratégia dietoterápica no estudo *Diabetes Control and Complications Trial*, em 1993.[91,92] O estudo DAFNE[93] também mostrou redução da HbA1c após a adoção do tratamento intensivo com insulina no qual os participantes combinavam a dose de insulina com escolhas alimentares. Inicialmente a contagem de carboidratos foi proposta a pacientes com DM1, mas a prática também pode beneficiar pacientes com DM2 e DM gestacional.[87]

A quantificação de carboidratos (CHO) se tornou a pedra angular do gerenciamento glicêmico para pessoas que usam infusão subcutânea contínua de insulina e injeções múltiplas diárias.[94] Na contagem de carboidratos, as doses de insulina das refeições são ajustadas/proporcionais à quantidade de carboidrato ingerida na refeição.[95] A contagem de CHO pode ser aplicada de duas formas: método A ou nível primário – consiste em listar os equivalentes de carboidratos; método B ou nível avançado – consiste em medir a quantidade de carboidrato em gramas. No método A, os alimentos são agrupados de forma em que cada porção de alimento escolhida pelo paciente corresponda a 15 g de carboidrato e posteriormente se classificam os seus equivalentes. No método B, o paciente soma os gramas de carboidratos de cada alimento de cada refeição.[96] A quantidade de carboidratos pode ser estimada pelos rótulos dos alimentos, informações das tabelas de contagem de carboidratos (elaboradas a partir das tabelas de composição nutricional), tabelas de composição nutricional e, atualmente, versões mais modernas de aplicativos de contagem de carboidratos e aplicativos de gerenciamento do diabetes, reconhecidos pelas sociedades médicas.

O Departamento de Nutrição da SBD elaborou o *Manual de Contagem de Carboidratos* e um aplicativo para auxiliar os pacientes com diabetes.[97] O grande desafio da contagem de CHO é estimar a quantidade de carboidrato de cada refeição. Uma contagem de carboidratos imprecisa pode levar a níveis elevados de glicose pós-prandial ou hipoglicemia.[95]

Um estudo feito com crianças e adolescentes com DM1 identificou como aceitável um erro de ± 10 g por refeição ou lanche. De acordo com o estudo, um erro de ± 10 g na estimativa de 60 g de CHO seria um erro relativo de 17%, não levando a nenhuma diferença no controle glicêmico pós-prandial.[94] Porém, estudos apontam que, na prática, os pacientes cometem erros maiores.[92,95,98,99] Outra preocupação que aflige tanto pacientes quanto profissionais da saúde seria o possível ganho de peso após a introdução da contagem de CHO. Há um conceito errôneo de que a insulina promove o ganho de peso, crença que, em muitos casos, dificulta a adesão à contagem de CHO. É importante esclarecer que o ganho de peso pode acontecer dada a menor perda de glicose pela urina,[100] reidratação e recuperação do estado nutricional, especialmente dos pacientes que tiveram perda significativa de peso ao diagnóstico de diabetes. Um estudo recente em uma população com DM2 aponta que o tratamento médico-nutricional individualizado, com introdução da contagem de CHO, melhorou a redução do risco cardiovascular, medido por meio de indicadores antropométricos como índice de massa corporal, pressão diastólica, cintura, HbA1c e glicose.[100]

Com o objetivo de reduzir os erros na contagem de CHO e suas consequências a curto e longo prazo, cabe ao nutricionista orientar o paciente quanto à maneira correta de fazer a contagem, auxiliá-lo na definição do tamanho das porções, interpretação de rótulos e informações de tabelas e aplicativos de contagem, além de ensiná-lo a contar os carboidratos de receitas caseiras e entender a influência de cada grupo alimentar na contagem de CHO e seu impacto na glicemia.

Contagem de lipídios e proteína

Como abordado anteriormente, a quantificação de CHO se tornou a pedra angular do gerenciamento do diabetes,[94] porém, com o uso do monitoramento contínuo de glicose, novas evidências apontam que outras propriedades e grupos nutricionais dos alimentos, como lipídios, proteína e índice glicêmico, podem ter impactos significativos na glicose pós-prandial. Esses achados identificaram a necessidade de algoritmos alternativos para a dosagem de insulina adequada para manter o controle glicêmico diante da influência dessas propriedades nutricionais.[101]

A gordura dietética influencia na elevação da glicose sanguínea por efeitos diretos (ácidos graxos livres), estimula as células beta pancreáticas e a secreção de insulina, influencia outros hormônios, como liberação de glucagon, proteína semelhante ao glucagon-1 (GLP-1, do inglês *glucagon-like peptide-1*), polipeptídio inibidor gástrico (GIP, do inglês *gastric inhibitory peptide*) e grelina, retarda o esvaziamento gástrico (especialmente quando associada ao carboidrato, resultando em resposta pós-prandial inicialmente reduzida nas primeiras 1-3 h) e na gliconeogênese. A proteína, por sua vez, aumenta os níveis de glicose sanguínea por afetar os hormônios que regulam a homeostase da glicose, elevando os níveis de glucagon, cortisol, hormônio do crescimento, fator de crescimento semelhante à insulina-1 (IGF-1, do inglês *insulin-like growth factor-1*) e grelina, além de interferir na gliconeogênese.[102] Ressalta-se que o montante de lipídios e proteína ingeridos pode influenciar os níveis de glicose isoladamente, mas também produz efeito conjunto e cumulativo, uma vez que em nossa dieta há a combinação de carboidrato, proteína e lipídios.[102]

Diante desses dados, a ADA[101] recomenda que as pessoas com DM que já dominam a contagem de CHO sejam orientadas sobre os impactos glicêmicos de proteínas e lipídios e como manejar suas escolhas alimentares com o objetivo de evitar oscilações glicêmicas tardias no período pós-prandial. No Brasil, a SBD elaborou Nota Técnica[103] aos profissionais da saúde com orientações sobre a conversão de ingestão de proteínas e gorduras para *bolus* alimentar e quais modalidades de *bolus* especiais podem ser aplicadas para o bom controle glicêmico quando ocorre a ingestão desses macronutrientes.

Low-carb

Historicamente, a dieta é um dos pontos de maior discussão no tratamento do DM. Até o advento da insulina, o único tratamento para o diabetes eram dieta, chás e xaropes. Entre as propostas de dieta adequada para essa doença estava a redução na ingestão de carboidratos.[104] A redução na ingestão de carboidrato tem registros desde a Grécia antiga, quando se acreditava que dietas ricas em carne e poucos vegetais melhoravam o desempenho atlético. Inicialmente, a restrição de carboidratos objetivava a perda de peso,[105] mas posteriormente foi sugerida aos pacientes com DM especialmente após achados de que o carboidrato tinha rápido impacto sobre a glicose sanguínea.[106]

A adoção de padrões dietéticos restringindo carboidratos demonstra redução na HbA1c e necessidade de drogas para o controle glicêmico.[39] Atualmente são propostas as estratégias *low-carb* (LCD) e *very low-carb* (VLCD), entretanto, a definição para essas abordagens, seja em percentual, seja em gramas de carboidratos, ainda é inconsistente e pode gerar confusão sobre o que realmente significam.[107] Feinman et al.[108] definem dietas *low-carb* como aquelas em que menos de 45% do VET é proveniente de carboidratos e propõem, mais especificamente:

- Dieta cetogênica ou *very low calorie cetogenic diet* (VLCKD) – carboidratos: 20-50 g/d ou < 10% da dieta de 2.000 kcal/d.
- *Low-carb*: carboidratos < 130 g/d ou < 26% de energia total.
- Dieta com quantidade moderada de carboidratos: 26-45%.
- Dieta rica em carboidratos: > 45%.

Os alimentos mais comuns que compõem uma dieta baixa em carboidratos são: carne, ovos, vegetais, aves, frutos do mar, óleos, nozes, sementes e laticínios, como queijo, manteiga, creme de leite e iogurte grego. Farinha de coco e algas marinhas também são alternativas de baixo carboidrato comumente usadas.[107] Alguns estudos, especialmente em pacientes com DM2, apontam melhora da sensibilidade à insulina e redução da HbA1c.[109] Em contraponto, outros estudos, também em pacientes com DM2, não mostraram melhorias significativas na HbA1c (em comparação ao grupo controle), bem como nos lipídios e na pressão arterial (dieta com baixo teor de CHO *vs.* dietas com alto teor de CHO). Além disso, apontam maior risco de hipoglicemia, especialmente em pacientes que usam inibidores de SGLT2.[110-112]

Uma revisão sistemática[113] apontou que, na população com DM1, o corpo de evidências existente é limitado no que tange ao uso das LCD. Os resultados são discrepantes quanto à melhora na HbA1c e à redução do risco para doenças cardiovasculares. Nesse trabalho, a terapia insulínica também é fator de confusão importante em todos os estudos que tentam examinar o efeito da intervenção na HbA1c. Os autores ainda apontam outras limitações, como dados alimentares relatados ausentes ou inadequados nas publicações que abordam o tema.

De acordo com Hart et al.,[107] qualquer restrição alimentar, principalmente em crianças e adolescentes com DM1, deve ser considerada de risco para o desenvolvimento de transtornos alimentares. Para os autores, dietas com muito baixo teor de carboidratos podem levar a limitações na variedade de alimentos, afetar a normalidade social e a ingestão de nutrientes, incluindo tiamina, ferro, cálcio e fibras.

O uso dessa abordagem nutricional em populações de risco como crianças, gestantes, indivíduos com transtornos alimentares e DRC é muito questionado.[39] A International Society for Pediatric and Adolescent Diabetes desaconselha a restrição excessiva de carboidratos em crianças, dado o risco de efeitos deletérios sobre o crescimento e perfil metabólico de risco cardiovascular. Um recente estudo apontou que os escores da LCD foram significativamente associados a mortalidade por todas as causas em adultos com DRC.[114]

Nas gestantes, a adoção da restrição de carboidratos ainda é controversa. Para o American College of Obstetricians and Gynecologists[115] e a Endocrine Society,[116] a restrição de CHO continua sendo a estratégia disponível para terapia nutricional, enquanto para a Academy of Nutrition and Dietetics,[117] é improvável que uma estratégia nutricional como essa funcione para todas as mulheres com diabetes gestacional. Estudos apontam que a média de 175 g de CHO por dia seja recomendada a todas as mulheres grávidas para as necessidades placentárias e prevenção de cetose materna, assim como contabilizar a glicose adicional para propiciar o desenvolvimento do cérebro fetal (33 g/d).[118]

Micronutrientes

A suplementação de micronutrientes representa outro ponto de grande discussão entre os estudos. De acordo com Franz et al.[42] e com diversas instituições,[79] as evidências são limitadas para recomendar a suplementação de rotina de vitaminas, incluindo antioxidantes e minerais, em pacientes que não apresentam carência subjacente, exceto por alguns grupos, como crianças (maior risco de deficiência de ferro, cálcio e vitamina D) e pacientes em uso de metformina. Um estudo feito em pacientes com DM2 apontou que o uso a longo prazo de metformina leva à má absorção de vitamina B12, com diminuição na concentração de B12 sérica de 30 para 14%.[119]

A deficiência de vitamina D, muito comum na população com DM, parece estar associada à secreção e sensibilidade à insulina. Segundo Zhao et al.,[120] a célula beta possui receptores para vitamina D ativa, permitindo que esta regule a resposta da insulina em níveis elevados de glicose no sangue. Além disso, a vitamina D também promoveria respostas mediadas pela insulina ao suprimir a inflamação. Recomenda-se o monitoramento do *status* de vitamina D como rotina nessa população.[39,121]

Especula-se também que a suplementação de zinco, cromo e magnésio estaria associada ao melhor controle glicêmico. O papel do cromo como cofator para a ação da insulina não é completamente compreendido, mas acredita-se que o picolinato de cromo tenha capacidade de melhorar a resistência à insulina nos músculos esqueléticos em humanos,[122] sendo essa evidência ainda muito fraca. Em relação ao zinco, acredita-se que esse micronutriente teria ação na regulação da função das ilhotas pancreáticas e promoveria a homeostase glicêmica,[123] influenciando a resistência à ação da insulina, especialmente pela atuação do transportador de zinco (ZnT8), que parece ser crítico para a compartimentalização, estrutura e secreção de insulina nas células beta do pâncreas.[124]

Estudos apontam que o DM2 está frequentemente associado à deficiência de magnésio e sugerem relação inversa entre a deficiência desse micronutriente com DM2. A causa para a suposta deficiência seria a baixa ingestão e um aumento da perda urinária de Mg^{2+}, possivelmente provocada por função renal prejudicada. Vale lembrar que a secreção de insulina é ativada através do influxo de Ca^{2+}, que é então inibido pelo Mg^{2+} extracelular. Portanto, a insulinemia é inversamente correlacionada à magnesemia.[125] Além disso, a concentração sérica de glicose e insulina promove o transporte do Mg, aumentando seu conteúdo intracelular. Baixos níveis intracelulares de Mg podem prejudicar a responsividade da célula à insulina, uma vez que há alteração da atividade tirosina quinase do receptor de insulina, promovendo a resistência à insulina pós-receptor e a menor utilização da glicose pela célula.[126,127]

Quanto aos demais nutrientes, como vitaminas E e C e carotenoides, a rotina de suplementação não é aconselhada, dada a falta de evidências seguras, robustas e de longo prazo.[39] Uma alimentação composta por todos os grupos alimentares, com ingestão de hortaliças, verduras, frutas e castanhas, já garante o aporte de nutrientes necessário. Dessa forma, a suplementação é bem-vinda quando há necessidade terapêutica ou para atender a demandas específicas de grupos de risco, como idosos, gestantes, lactentes, vegetarianos e veganos.[87]

CONSIDERAÇÕES FINAIS

O diabetes é uma doença de grande prevalência na população mundial, com impactos econômicos e sociais. Embora grandes avanços tenham ocorrido nos últimos 50 anos, ainda há grandes desafios e obstáculos científicos na busca de tratamento e prevenção mais efetiva da doença. A biologia molecular tem oferecido um ambiente de aprendizado e entendimento da fisiopatologia, o que tem favorecido a criação de estratégias farmacológicas e não farmacológicas para combater o diabetes. As novas tecnologias de análise da glicemia têm contribuído para o autocuidado e a monitoração da doença. E, não menos importante, as estratégias relacionadas à dietoterapia têm sido fundamentais para um cotidiano mais humanizado, alcance de valores glicêmicos mais adequados e redução do risco de complicações atreladas à hiperglicemia e dismetabolismo associado ao diabetes. Esse conjunto de fatores tem permitido que as pessoas com diabetes sejam mais saudáveis e tenham melhor qualidade de vida.

REFERÊNCIAS

1. Guariguata L, Whiting DR, Hambleton I, Beagley J, Linnenkamp U, Shaw JE. Global estimates of diabetes prevalence for 2013 and projections for 2035. Diabetes Res ClinPract. 2014;103:137-49.
2. Zheng Y, Ley SH, Hu FB. Global aetiology and epidemiology of type 2 diabetes mellitus and its complications. Nat Rev Endocrinol. 2018;14:88-98.
3. Khawandanah J. Double or hybrid diabetes: a systematic review on disease prevalence, characteristics and risk factors. Nutr Diabetes. 2019;9.
4. Kietsiriroje N, Pearson S, Campbell M, Ariëns RAS, Ajjan RA. Double diabetes: a distinct high-risk group? Diabetes Obes Metab. 2019;21:2609-18.
5. Ji T, Li Y, Ma L. Sarcopenic obesity: an emerging public health problem. Aging Dis. 2022;13:379-88.
6. Nunan E, Wright CL, Semola OA, Subramanian M, Balasubramanian P, Lovern PC, et al. Obesity as a premature aging phenotype – implications for sarcopenic obesity. Geroscience. 2022;44(3):1393-405.
7. Lee YN, Huda MSB. Uncommon forms of diabetes. Clin Med (Lond). 2021;21:E337-E341.
8. Galicia-Garcia U, Benito-Vicente A, Jebari S, Larrea-Sebal A, Siddiqi H, Uribe KB, et al. Pathophysiology of type 2 diabetes mellitus. Int J Mol Sci. 2020;21:1-34.
9. Chatterjee S, Khunti K, Davies MJ. Type 2 diabetes. Lancet. 2017;389:2239-51.
10. Wu CK, Yang CY, Lin JW, Hsieh HJ, Chiu FC, Chen JJ, et al. The relationship among central obesity, systemic inflammation, and left ventricular diastolic dysfunction as determined by structural equation modeling. Obesity (Silver Spring). 2012;20:730-7.
11. Paley CA, Johnson MI. Abdominal obesity and metabolic syndrome: exercise as medicine? BMC Sports Sci Med Rehabil. 2018;10.
12. Verma S, Hussain ME. Obesity and diabetes: an update. Diabetes Metab Syndr. 2017;11:73-9.
13. Krentz NAJ, Shea LD, Huising MO, Shaw JAM. Restoring normal islet mass and function in type 1 diabetes through regenerative medicine and tissue engineering. Lancet Diabetes Endocrinol. 2021;9:708-24.

14. Beyan H, Ola T, Leslie RDG. Progression of autoimmune diabetes: slowly progressive insulin-dependent diabetes mellitus or latent autoimmune diabetes of adult. Ann N Y Acad Sci. 2006;1079:81-9.
15. van Belle TL, Coppieters KT, von Herrath MG. Type 1 diabetes: etiology, immunology, and therapeutic strategies. Physiol Rev. 2011;91:79-118.
16. Wållberg M, Cooke A. Immune mechanisms in type 1 diabetes. Trends Immunol. 2013;34:583-91.
17. Jacobsen LM, Newby BN, Perry DJ, Posgai AL, Haller MJ, Brusko TM. Immune mechanisms and pathways targeted in type 1 diabetes. Curr Diab Rep. 2018;18.
18. Jiang Q, Li JT, Sun P, Wang LL, Sun LZ, Pang SG. Effects of lifestyle interventions on glucose regulation and diabetes risk in adults with impaired glucose tolerance or prediabetes: a meta-analysis. Arch Endocrinol Metab. 2022;66.
19. Yu J, Lee SH, Kim MK. Recent updates to clinical practice guidelines for diabetes mellitus. Endocrinol Metab (Seoul). 2022;37:26-37.
20. Klein S, Gastaldelli A, Yki-Järvinen H, Scherer PE. Why does obesity cause diabetes? Cell Metab. 2022;34:11-20.
21. Dilworth L, Facey A, Omoruyi F. Diabetes mellitus and its metabolic complications: the role of adipose tissues. Int J Mol Sci. 2021;22.
22. Guerreiro VA, Carvalho D, Freitas P. Obesity, adipose tissue, and inflammation answered in questions. J Obes. 2022;2022.
23. Litwiniuk A, Bik W, Kalisz M, Baranowska-Bik A. Inflammasome NLRP3 potentially links obesity--associated low-grade systemic inflammation and insulin resistance with Alzheimer's disease. Int J Mol Sci. 2021;22.
24. Chen X, Zhang D, Li Y, Wang W, Bei W, Guo J. NLRP3 inflammasome and IL-1β pathway in type 2 diabetes and atherosclerosis: friend or foe? Pharmacol Res. 2021;173.
25. Pauli JR, Cintra DE, de Souza CT, Ropelle ER. [New mechanisms by which physical exercise improves insulin resistance in the skeletal muscle]. Arq Bras Endocrinol Metabol. 2009;53:399-408.
26. Ropelle ER, da Silva ASR, Cintra DE, de Moura LP, Teixeira AM, Pauli JR. Physical exercise: a versatile anti-inflammatory tool involved in the control of hypothalamic satiety signaling. Exerc Immunol Rev. 2021;27:7-23.
27. Teimouri M, Hosseini H, ArabSadeghabadi Z, Babaei-Khorzoughi R, Gorgani-Firuzjaee S, Meshkani R. The role of protein tyrosine phosphatase 1B (PTP1B) in the pathogenesis of type 2 diabetes mellitus and its complications. J Physiol Biochem. 2022;78(2):307-22.
28. Hussain H, Green IR, Abbas G, Adekenov SM, Hussain W, Ali I. Protein tyrosine phosphatase 1B (PTP1B) inhibitors as potential anti-diabetes agents: patent review (2015-2018). Expert Opin Ther Pat. 2019;29:689-702.
29. Shi H, Kokoeva MV, Inouye K, Tzameli I, Yin H, Flier JS. TLR4 links innate immunity and fatty acid-induced insulin resistance. J Clin Invest. 2006;116:3015-25.
30. Fresno M, Alvarez R, Cuesta N. Toll-like receptors, inflammation, metabolism and obesity. Arch Physiol Biochem. 2011;117:151-64.
31. di Giosia P, Stamerra CA, Giorgini P, Jamialahamdi T, Butler AE, Sahebkar A. The role of nutrition in inflammaging. Ageing Res Rev. 2022;77.
32. Syed FZ. Type 1 diabetes mellitus. Ann Intern Med. 2022;175:ITC34-ITC48.
33. Roden M, Shulman GI. The integrative biology of type 2 diabetes. Nature. 2019;576:51-60.
34. Petersen MC, Shulman GI. Mechanisms of insulin action and insulin resistance. Physiol Rev. 2018;98:2133-223.
35. Petersen MC, Vatner DF, Shulman GI. Regulation of hepatic glucose metabolism in health and disease. Nat Rev Endocrinol. 2017;13:572-87.
36. Samuel VT, Shulman GI. The pathogenesis of insulin resistance: integrating signaling pathways and substrate flux. J Clin Invest. 2016;126:12-22.

37. DeFronzo RA, Ferrannini E, Groop L, Henry RR, Herman WH, Holst JJ, et al. Type 2 diabetes mellitus. Nat Rev Dis Primers. 2015;1.
38. Silverthorn DU. Fisiologia humana – uma abordagem integrada. Porto Alegre: Artmed; 2017.
39. Evert AB, Evert AB, Dennison M, Gardner CD, Garvey WT, Lau KHK, et al. Nutrition therapy for adults with diabetes or prediabetes: a consensus report. Diabetes Care. 2019;42(5):731-54.
40. Morino K, Kondo K, Tanaka S, Nishida Y, Nakae S, Yamada Y, et al. Total energy expenditure is comparable between patients with and without diabetes mellitus: Clinical Evaluation of Energy Requirements in Patients with Diabetes Mellitus (CLEVER-DM) Study. BMJ Open Diabetes Res Care. 2019;7:1-9.
41. Caron N, Peyrot N, Cadezby T, Verkindt C, Dalleau G. Energy expenditure in people with diabetes mellitus: a review. Front Nutr. 2016;3:1-10.
42. Franz MJ, Warshaw H, Daly AE, Green-Pastors J, Arnold MS, Bantle J. Evolution of diabetes medical nutrition therapy. Postgrad Med J. 2003;79:30-5.
43. Nutrition recommendations and principles for people with diabetes mellitus. Diabetes Care. 1994;17:519-22.
44. Institute of Medicine (IOM). Dietary reference intakes for energy, carbohydrate, fiber, fat, fatty acids, cholesterol, protein, and amino acids (macronutrients). Dietary reference intakes for energy, carbohydrate, fiber, fat, fatty acids, cholesterol, protein, and amino acids (macronutrients). Washington: National Academies Press; 2005.
45. Moreira APB, Alfenas RCC, Sant'Ana LFR, Priore SE, Franceschini SCC. Evolução e interpretação das recomendações nutricionais para os macronutrientes. Rev Bras Nutr Clin. 2012;27:51-60.
46. Brand-Miller JC, Stockmann K, Atkinson F, Petocz P, Denyer G. Glycemic index, postprandial glycemia, and the shape of the curve in healthy subjects: analysis of a database of more than 1000 foods. Am J Clin Nutr. 2009;89:97-105.
47. Franz MJ, MacLeod J, Evert A, Brown C, Gradwell E, Handu D, et al. Academy of Nutrition and Dietetics Nutrition Practice Guideline for Type 1 and Type 2 Diabetes in Adults: systematic review of evidence for medical nutrition therapy effectiveness and recommendations for integration into the nutrition care process. J Acad Nutr Diet. 2017;117:1659-79.
48. Vega-López S, Venn BJ, Slavin JL. Relevance of the glycemic index and glycemic load for body weight, diabetes, and cardiovascular disease. Nutrients. 2018;10:1-27.
49. Sipe AT, Neuhouser ML, Breymeyer KL, Utzschneider KM. Effect of dietary glycemic index on β-cell function in prediabetes: a randomized controlled feeding study. Nutrients. 2022;14:1-11.
50. Wheeler ML, Dunbar SA, Jaacks LM, Karmally W, Mayer-Davis EJ, Wylie-Rosett J, et al. Macronutrients, food groups, and eating patterns in the management of diabetes: a systematic review of the literature, 2010. Diabetes Care. 2010;35:1395.
51. Thomas D, Elliott EJ. Low glycaemic index, or low glycaemic load, diets for diabetes mellitus. Cochrane Database Syst Rev. 2009;2009(1):CD006296.
52. Kanter M, Angadi S, Miller-Jones J, Beals KA. Limitations of the glycaemic index and the need for nuance when determining carbohydrate quality. Cardiovasc Res. 2022;118:e38-e39.
53. Trumbo P, Schlicker S, Yates A, Poos M. Dietary reference intakes for energy, carbohydrate, fiber, fat, fatty acids, cholesterol, protein and amino acids. J Am Diet Assoc. 2002;102.
54. Reynolds A, Mann J, Cummings J, Winter N, Mete E, Te Morenga L. Carbohydrate quality and human health: a series of systematic reviews and meta-analyses. Lancet. 2019;393:434-45.
55. Zepeda-Hernández A, Garcia-Amezquita LE, Requena T, García-Cayuela T. Probiotics, prebiotics, and synbiotics added to dairy products: uses and applications to manage type 2 diabetes. Food Res Int. 2021;142.
56. He M, van Dam RM, Rimm E, Hu FB, Qi L. Whole grain, cereal fiber, bran, and germ intake and the risks of all-cause and CVD-specific mortality among women with type 2 diabetes. Circulation. 2010;121(20):2162-8.

57. Burger KN, Beulens JW, van der Schouw YT, Sluijs I, Spijkerman AM, Sluik D, et al. Dietary fiber, carbohydrate quality and quantity, and mortality risk of individuals with diabetes mellitus. PLoS One. 2012;7:1-9.
58. Hartley L, May MD, Loveman E, Colquitt JL, Rees K. Dietary fibre for the prevention of cardiovascular disease. Cochrane Database Syst Rev. 2016;2016(1):CD011472.
59. Yu K, Ke MY, Li WH, Zhang SQ, Fang XC. The impact of soluble dietary fibre on gastric emptying, postprandial blood glucose and insulin in patients with type 2 diabetes. Asia Pac J Clin Nutr. 2014;23:210-8.
60. de Carvalho CM, de Paula TP, Viana LV, Machado VM, de Almeida JC, Azevedo MJ. Plasma glucose and insulin responses after consumption of breakfasts with different sources of soluble fiber in type 2 diabetes patients: a randomized crossover clinical trial. Am J Clin Nutr. 2017;106:1238-45.
61. Bernaud FSR, Rodrigues TC. Fibra alimentar – ingestão adequada e efeitos sobre a saúde do metabolismo. Arq Bras Endocrinol Metab. 2013;57:397-405.
62. Izar MCO, Giraldez VZR, Bertolami A, Santos Filho RDD, Lottenberg AM, Assad MHV, et al. Atualização da Diretriz Brasileira de Hipercolesterolemia Familiar – 2021. Arq Bras Cardiol. 2021;117:782-844.
63. Sievenpiper JL, Chan CB, Dworatzek PD, Freeze C, Williams SL. Nutrition therapy – Diabetes Canada Clinical Practice Guidelines Expert Committee. Can J Diabetes. 2018;42:S64-S79.
64. American Diabetes Association (ADA). Standards of medical care in diabetes 2019. Diabetes Care. 2019;42.
65. U.S. Department of Health and Human Services and U.S. Department of Agriculture. 2015-2020 dietary guidelines for Americans. 8.ed. dez. 2015. Disponível em: https://health.gov/our-work/food-nutrition/previous-dietary-guidelines/2015. Acesso em: 2 jan. 2023.
66. De Paula TP, Steemburgo T, de Almeida JC, Dall'Alba V, Gross JL, de Azevedo MJ. The role of Dietary Approaches to Stop Hypertension (DASH) diet food groups in blood pressure in type 2 diabetes. Br J Nutr. 2012;108:155-62.
67. Bertoluci MC, Sá JR, Canano LH, Rangel EB, Bauer AC, Escott GM, et al. Doença renal do diabetes. Diretriz Oficial da Sociedade Brasileira de Diabetes. 2022:1-53.
68. De Mello VDF, Zelmanovitz T, Perassolo MS, Azevedo MJ, Gross JL. Withdrawal of red meat from the usual diet reduces albuminuria and improves serum fatty acid profile in type 2 diabetes patients with macroalbuminuria. Am J Clin Nutr. 2006;83:1032-8.
69. Cases A, Cigarrán-Guldrís S, Mas S, Gonzalez-Parra E. Vegetable-based diets for chronic kidney disease? It is time to reconsider. Nutrients. 2019;11:1-26.
70. American Diabetes Association (ADA). Standards of Medical Care in Diabetes-2022. Diabetes Care. 2022;45.
71. Cleeman JI. Executive summary of the third report of the National Cholesterol Education Program (NCEP) expert panel on detection, evaluation, and treatment of high blood cholesterol in adults (adult treatment panel III). J Am Med Assoc. 2001;285:2486-97.
72. Authors/Task Force Members, Rydén L, Grant PJ, Anker SD, Berne C, Cosentino F, et al. ESC Guidelines on diabetes, pre-diabetes, and cardiovascular diseases developed in collaboration with the EASD: the Task Force on diabetes, pre-diabetes, and cardiovascular diseases of the European Society of Cardiology (ESC) and developed in collaboration with the European Association for the Study of Diabetes (EASD). Eur Heart J. 2013;34(39):3035-87.
73. Grundy SM, Stone NJ, Bailey AL, Beam C, Birtcher KK, Blumenthal RS, et al. 2018 AHA/ACC/AACVPR/AAPA/ABC/ACPM/ADA/AGS/APhA/ASPC/NLA/PCNA guideline on the management of blood cholesterol: executive summary: a report of the American College of Cardiology/American Heart Association Task Force on Clinical Practice Guidelines. J Am Coll Cardiol. 20019;73:3168-209.
74. Sawada T, Tsubata H, Hashimoto N, Takabe M, Miyata T, Aoki K, et al. Effects of 6-month eicosapentaenoic acid treatment on postprandial hyperglycemia, hyperlipidemia, insulin secretion ability,

and concomitant endothelial dysfunction among newly-diagnosed impaired glucose metabolism patients with coronary artery disease. An open label, single blinded, prospective randomized controlled trial. Cardiovasc Diabetol. 2016;15:1-14.
75. Brown TJ, Brainard J, Song F, Wang X, Abdelhamid A, Hooper L; PUFAH Group. Omega-3, omega-6, and total dietary polyunsaturated fat for prevention and treatment of type 2 diabetes mellitus: systematic review and meta-analysis of randomised controlled trials. BMJ. 2019;366:1-16.
76. Chewcharat A, Chewcharat P, Rutirapong A, Papatheodorou S. The effects of omega-3 fatty acids on diabetic nephropathy: a meta-analysis of randomized controlled trials. PLoS One. 2020;15:1-18.
77. Dyson PA, Twenefour D, Breen C, Duncan A, Elvin E, Goff L, et al. Diabetes UK evidence-based nutrition guidelines for the prevention and management of diabetes. Diabet Med. 2018;35:541-7.
78. World Health Organization (WHO). Guideline: sugars intake for adults and children. Geneva: World Health Organization; 2015.
79. American Diabetes Association. 4. Lifestyle management. Diabetes Care. 2017;40:S33-S43.
80. Brasil. Ministério da Saúde. Secretaria de Atenção Primária à Saúde, Departamento de Atenção Básica. Guia alimentar para a população brasileira. Brasília: Ministério da Saúde; 2014.
81. Brasil. Ministério da Saúde/Agência Nacional de Vigilância Sanitária/Diretoria Colegiada. RDC n. 429, de 8 de outubro de 2020. Dispõe sobre a rotulagem nutricional dos alimentos embalados. Diário Oficial da União. 2020;195:106.
82. Emanuele NV, Swade TF, Emanuele MA. Consequences of alcohol use in diabetics. Alcohol Res Health Res World. 1998;22:211-9.
83. Richardson T, Weiss M, Thomas P, Kerr D. Day after the night before. Diabetes Care. 2005;28:1801-2.
84. American Dietetic Association. Position of the American Dietetic Association: use of nutritive and nonnutritive sweeteners. J Am Diet Assoc. 2004;104:255-75.
85. Associação Brasileira da Indústria de Alimentos para Fins Especiais e Congêneres (ABIAD) – Adoçantes. Tire suas dúvidas. Cartilha adoçantes. 1-4. Disponível em: https://abiad.org.br/wp-content/uploads/2017/02/cartilha-adocantes-abiad.pdf. Acesso em: 17 mar. 2023.
86. Lohner S, Kuellenberg de Gaudry D, Toews I, Ferenci T, Meerpohl JJ. Non-nutritive sweeteners for diabetes mellitus. Cochrane Database Syst Rev. 2020;2020.
87. Sociedade Brasileira de Diabetes (SBD). Diretrizes da Sociedade Brasileira de Diabetes 2019-2020. São Paulo: Clannad; 2019. p.491.
88. Sylvetsky A, Rother KI, Brown R. Artificial sweetener use among children: epidemiology, recommendations, metabolic outcomes, and future directions. Pediatr Clin North Am. 2011;58:1467-80.
89. Goran MI, Plows JF, Ventura EE. Effects of consuming sugars and alternative sweeteners during pregnancy on maternal and child health: evidence for a secondhand sugar effect. Physiol Behav. 2017;176:139-48.
90. Ashwell M, Gibson S, Bellisle F, Buttriss J, Drewnowski A, Fantino M, et al. Expert consensus on low-calorie sweeteners: facts, research gaps and suggested actions. Nutr Res Rev. 2020;33:145-54.
91. Delahanty LM, Halford BN. The role of diet behaviors in achieving improved glycemic control in intensively treated patients in the Diabetes Control and Complications Trial. Diabetes Care. 1993;16:1453-8.
92. Meade LT, Rushton WE. Accuracy of carbohydrate counting in adults. Clin Diabetes. 2016;34:142-7.
93. DAFNE Study Group. Training in flexible, intensive insulin management to enable dietary freedom in people with type 1 diabetes: Dose Adjustment for Normal Eating (DAFNE) randomised controlled trial. BMJ. 2002;325:746.
94. Smart CE, Ross K, Edge JA, Collins CE, Colyvas K, King BR. Children and adolescents on intensive insulin therapy maintain postprandial glycaemic control without precise carbohydrate counting. Diabet Med. 2009;26:279-85.
95. Roversi C, Vettoretti M, Del Favero S, Facchinetti A, Sparacino G. Modeling carbohydrate counting error in type 1 diabetes management. Diabetes Technol Ther. 2020;22:749-59.

96. Vaz EC, Porfírio GJM, Nunes HRC, Nunes-Nogueira VDS. Effectiveness and safety of carbohydrate counting in the management of adult patients with type 1 diabetes mellitus: a systematic review and meta-analysis. Arch Endocrinol Metab. 2018;62:337-45.
97. Departamento de Nutrição da Sociedade Brasileira de Diabetes. Manual de contagem de carboidratos para pessoas com diabetes. São Paulo: Sociedade Brasileira de Diabetes; 2016.
98. Reiterer F, Freckmann G, del Re L. Impact of carbohydrate counting errors on glycemic control in type 1 diabetes. IFAC-PapersOnLine. 2018;51:186-91.
99. Kawamura T, Takamura C, Hirose M, Hashimoto T, Higashide T, Kashihara Y, et al. The factors affecting on estimation of carbohydrate content of meals in carbohydrate counting. Clin Pediatr Endocrinol. 2015;24:153-65.
100. Di Iorio AB, Orozco Beltrán D, Quesada Rico JA, Carratalá Munuera MC. The adaptation of the carbohydrate counting method affects HbA1c and improves anthropometric indicators in patients with diabetes mellitus 2. Front Nutr. 2021;7:1-8.
101. Bell KJ, Smart CE, Steil GM, Brand-Miller JC, King B, Wolpert HA. Impact of fat, protein, and glycemic index on postprandial glucose control in type 1 diabetes: implications for intensive diabetes management in the continuous glucose monitoring era. Diabetes Care. 2015;38:1008-15.
102. Furthner D, Lukas A, Schneider AM, Mörwald K, Maruszczak K, Gombos P, et al. The role of protein and fat intake on insulin therapy in glycaemic control of paediatric type 1 diabetes: a systematic review and research gaps. Nutrients. 2021;13:1-18.
103. Departamento de Nutrição da Sociedade Brasileira de Diabetes. Conversão de ingestão de proteínas e gorduras para bolus alimentar. São Paulo: Sociedade Brasileira de Diabetes; 2019.
104. Tattersall RB. The history of diabetes mellitus. In: Holt R, Cockram C, Flyvbjerg A, Goldstein R, editors. Textbook of diabetes. 4.ed. Chichester: Wiley-Blackwell; 2010.
105. Foxcroft L. A tirania das dietas: dois mil anos de luta contra o peso. São Paulo: Três Estrelas; 2013.
106. Karamanou M. Milestones in the history of diabetes mellitus: the main contributors. World J Diabetes. 2016;7:1.
107. Hart M, Pursey K, Smart C. Low carbohydrate diets in eating disorders and type 1 diabetes. Clin Child Psychol Psychiatry. 2021;26:643-55.
108. Feinman RD, Pogozelski WK, Astrup A, Bernstein RK, Fine EJ, Westman EC, et al. Dietary carbohydrate restriction as the first approach in diabetes management: critical review and evidence base. Nutrition. 2015;31:1-13.
109. Merrill JD, Soliman D, Kumar N, Lim S, Shariff AI, Yancy WS Jr. Low-carbohydrate and very-low--carbohydrate diets in patients with diabetes. Diabetes Spectr. 2020;33:133-42.
110. Kirk JK, Graves DE, Craven TE, Lipkin EW, Austin M, Margolis KL. Restricted-carbohydrate diets in patients with type 2 diabetes: a meta-analysis. J Am Diet Assoc. 2008;108:91-100.
111. Dyson P. Low carbohydrate diets and type 2 diabetes: what is the latest evidence? Diabetes Ther. 2015;6:411-24.
112. van Wyk HJ, Davis RE, Davies JS. A critical review of low-carbohydrate diets in people with type 2 diabetes. Diabet Med. 2016;33:148-57.
113. Turton JL, Raab R, Rooney KB. Low-carbohydrate diets for type 1 diabetes mellitus: a systematic review. PLoS One. 2018;29:1-16.
114. Zhang N, Cheng Y, Luo R, Chang D, Liu T, Wang Z, et al. Low-carbohydrate-diet score and mortality in adults with and without chronic kidney disease: results from the Third National Health and Nutrition Examination Survey. J Ren Nutr. 2021;32:301-11.
115. Practice Bulletin n. 180: Gestational diabetes mellitus. Obstet Gynecol. 2017;130:e17-e37.
116. Blumer I, Hadar E, Hadden DR, Jovanovič L, Mestman JH, Murad MH, et al. Diabetes and pregnancy: an endocrine society clinical practice guideline. J Clin Endocrinol Metab. 2013;98:4227-49.
117. Duarte-Gardea MO, Gonzales-Pacheco DM, Reader DM, Thomas AM, Wang SR, Gregory RP, et al. Academy of Nutrition and Dietetics Gestational Diabetes Evidence-Based Nutrition Practice Guideline. J Acad Nutr Diet. 2018;118:1719-42.

118. Farabi SS, Hernandez TL. Low-carbohydrate diets for gestational diabetes. Nutrients. 2019;11:1-13.
119. Alharbi TJ, Tourkmani AM, Abdelhay O, Alkhashan HI, Al-Asmari AK, Bin Rsheed AM, et al. The association of metformin use with vitamin B12 deficiency and peripheral neuropathy in Saudi individuals with type 2 diabetes mellitus. PLoS One. 2018;13:1-15.
120. Zhao H, Zhen Y, Wang Z, Qi L, Li Y, Ren L, et al. The relationship between vitamin D deficiency and glycated hemoglobin levels in patients with type 2 diabetes mellitus. Diabetes Metab Syndr Obes. 2020;13:3899-907.
121. Smart CE, Annan F, Higgins LA, Jelleryd E, Lopez M, Acerini CL. ISPAD Clinical Practice Consensus Guidelines 2018: nutritional management in children and adolescents with diabetes. Pediatr Diabetes. 2018;19:136-54.
122. Khodavirdipour A, Haddadi F, Keshavarzi S. Chromium supplementation; negotiation with diabetes mellitus, hyperlipidemia and depression. J Diabetes Metab Dis. 2020;19:585-95.
123. Wijesekara N, Chimienti F, Wheeler MB. Zinc, a regulator of islet function and glucose homeostasis. Diabetes Obes Metab. 2009;11:202-14.
124. Norouzi S, Adulcikas J, Sohal SS, Myers S. Zinc transporters and insulin resistance: therapeutic implications for type 2 diabetes and metabolic disease. J Biomed Sci. 2017;24:1-10.
125. Piuri G, Zocchi M, Della Porta M, Ficara V, Manoni M, Zuccotti GV, et al. Magnesium in obesity, metabolic syndrome, and type 2 diabetes. Nutrients. 2021;22.
126. Kostov K. Effects of magnesium deficiency on mechanisms of insulin resistance in type 2 diabetes: focusing on the processes of insulin secretion and signaling. Int J Mol Sci. 2019;20.
127. Gommers LMM, Hoenderop JGJ, Bindels RJM, De Baaij JHF. Hypomagnesemia in type 2 diabetes: a vicious circle? Diabetes. 2016;65:3-13.

14
Distúrbios intestinais

Ana Carolina Garcia de las Ballonas Campolina
Jenifer Cardoso Pereira Bom
Juliana Crucinsky

INTRODUÇÃO

No trato gastrintestinal (GI), o sistema imunológico está constantemente sob grande influência ambiental. Como já citado no Capítulo 5, o tecido linfoide associado ao tubo digestório (GALT, do inglês *gut-associated lymphoid tissues*) enfrenta continuamente uma ampla variedade de antígenos, derivados tanto da microbiota intestinal quanto da dieta.

No entanto, quando os mecanismos de tolerância presentes na mucosa não conseguem limitar as respostas imunes pró-inflamatórias, é desencadeada uma inflamação intestinal, que pode levar ao desenvolvimento de doenças inflamatórias imunomediadas, como as doenças inflamatórias intestinais e doença celíaca. Os hábitos alimentares têm um impacto importante no estilo de vida dos indivíduos e, consequentemente, na homeostase intestinal. Dessa forma, torna-se importante nos aprofundarmos nos estudos sobre o impacto da dieta nesse *milieu* do intestino, na tentativa de entender melhor o papel da nutrição nessas doenças.

DOENÇA INFLAMATÓRIA INTESTINAL

A doença inflamatória intestinal (DII) abriga em sua etiologia a doença de Crohn (DC) e a colite ulcerativa ou retocolite ulcerativa (RCU), tendo como característica principal a inflamação recorrente e imunomediada do intestino. Embora sua incidência esteja aumentando globalmente, a etiologia precisa permanece incerta e sua cura ainda não foi descoberta.[1] Sua causa é desconhecida, no entanto, a DII é caracterizada por uma resposta desregulada do sistema imune das mucosas diante de antígenos intraluminais. Especificamente, a regulação positiva de citocinas como TNF-α, IL-1β e IL-6, que ativam a resposta do tipo Th1 e Th17, apresenta um papel central na DII.[2]

A DC é uma enfermidade inflamatória séria do trato gastrintestinal que afeta predominantemente a parte inferior do intestino delgado (íleo) e do intestino grosso (cólon), mas pode afetar qualquer parte do trato gastrintestinal. Habitualmente causa diarreia, cólica abdominal, frequentemente febre e, às vezes, sangramento retal. Também podem ocorrer perda de apetite e perda de peso subsequente. Os sintomas variam de leves a graves, mas, em geral, as pessoas com DC podem ter vidas ativas e produtivas.[3]

A RCU é uma doença inflamatória do cólon, de causa desconhecida e autoimune. Afeta predominantemente o cólon e o reto, resultando em diarreia crônica.[4] Os sintomas podem incluir dor abdominal, urgência evacuatória, diarreia e sangue nas fezes. A inflamação começa no reto e pode se estender até o cólon de maneira contínua. Embora não haja uma cura conhecida, há muitas terapias efetivas para manter a inflamação sob controle.[5]

A incidência é de 12 a 26 novos casos por 100.000 habitantes no mundo ocidental, podendo ocorrer um aumento da prevalência em 1% na população até 2030 em muitas regiões. Para os autores, a América do Sul está em aceleração na incidência quando comparada a outras regiões.[6]

Gasparini et al.[7] analisaram pacientes do sistema público brasileiro com acesso a medicação, estimando a prevalência no estado de São Paulo de 52,6 pacientes para cada 100.000 habitantes entre 2012 e 2015, sendo 24,3/100.000 em casos de DC e 28,3/100.000 de RCU, porém esse estudo não associou pacientes com doença leve sem medicação, cirúrgicos ou em remissão induzida.

A faixa etária mais suscetível compreende de 10 a 40 anos. Não há predominância de sexo, mas uma possível associação com grupos étnicos específicos, pois a incidência é maior em caucasianos do que em negros e em outras etnias.[8]

O diagnóstico é realizado com base na avaliação clínica e na combinação de achados em exames laboratoriais, endoscópicos, radiológicos e histológicos.

Para Gomollón et al.,[9] uma história clínica detalhada é fundamental na avaliação de uma possível DII e no direcionamento do diagnóstico diferencial, devendo incluir:

- Início dos sintomas.
- Uso de medicações ao longo da vida e atuais (sobretudo antibióticos e anti-inflamatórios).
- Intolerâncias alimentares.
- Frequência das evacuações, consistência das fezes, urgência fecal, evacuações noturnas, sangramento retal, dor abdominal, febre.
- Perda de peso ponderal.

Na imunopatogênese da DII estão incluídos fatores genéticos (genoma), mutações ligadas a má regulação do sistema imunológico intestinal (imunoma), microbiota intestinal (microbioma) e fatores ambientais (expossoma), os quais determinam uma resposta inflamatória intestinal inadequada.[10]

Portanto, as DII podem ser consideradas doenças sistêmicas, uma vez que a reatividade inflamatória aumentada de seus portadores pode ir além do trato gastrintestinal, originando manifestações extraintestinais.[11]

Tanto os pacientes com DC quanto aqueles com RCU podem apresentar manifestações extraintestinais que podem envolver olhos, pele e ossos, como artrite, espondiloartropatia anquilosante, uveíte, estomatite aftosa ou eritema nodoso.[12,13]

Terapia nutricional

A conduta nutricional no tratamento das DII pode estar dividida em objetivos a curto, médio e longo prazo, em que a fase da doença deve ser considerada, a saber, fase ativa ou remissão.

O nutricionista deve sempre estar atento aos seguintes aspectos que corroboram o estado nutricional desses pacientes: anorexia, má absorção, enteropatia perdedora de proteínas, aumento da demanda energética e hipermetabolismo, podendo levar à perda de peso ponderal com deficiência nutricional importante. A desnutrição tem uma prevalência aumentada quando se trata de pacientes em DII, porém essa perspectiva vem mudando em relação ao estado nutricional (EN) desses pacientes ao longo dos últimos anos.[14]

Na fase ativa, será necessária a exclusão de alguns alimentos, principalmente em pacientes com diarreia intensa com vários episódios ao longo do dia, com liberação de muco e sangue nas fezes. Nessa fase, a conduta nutricional deve ter como objetivo minimizar o impacto da alimentação na função intestinal, diminuir a perda de nutrientes e hidratar o paciente. Na fase de remissão, o objetivo é manter um bom estado nutricional, melhorar a resposta imune e a qualidade de vida do paciente.

O cuidado nutricional é claramente importante no tratamento dos pacientes com DII e inclui a prevenção da desnutrição e deficiência de micronutrientes, prevenção da osteoporose e, em crianças, promoção de ótimo crescimento e desenvolvimento.[15]

Instrumentos de consulta

A avaliação do estado nutricional de pacientes com DII demanda atenção por parte do nutricionista, e os seguintes instrumentos devem ser utilizados:

1. **Anamnese:** instrumento de coleta de informações no qual o nutricionista deve perguntar sobre aspectos sociais, alimentares e nutricionais, além dos itens 1 a 5 descritos anteriormente, e ainda:
   - Qualidade do sono, quantas horas, se faz uso de medicamentos para dormir.
   - Aspectos emocionais como ansiedade e depressão.
   - Grau de fadiga.
   - Doenças associadas.
   - Sintomas associados: náuseas, vômitos, flatulência, dor abdominal, má digestão.
   - Dia alimentar (recordatório de 24 horas ou de 3 dias).
   - Uso de suplementos.
   - Medicamentos de uso contínuo.
2. **Antropometria:** além das medidas usuais, o nutricionista deve considerar a presença de sarcopenia[16,17] nos pacientes com DII e realizar um exame físico detalhado:
   - Índice de massa corporal (IMC): não deve ser usado de forma isolada.
   - Perda de peso em relação ao tempo.
   - Circunferências: braço, quadril e panturrilha.
   - Dobras cutâneas: tríceps, bíceps e peitoral, podendo usar somatório de cinco dobras.
   - Força de aperto de mão (*hand grip*) pode ser considerada para pacientes candidatos a cirurgia, assim como a aferição do músculo adutor.[18]

A circunferência abdominal, assim como a dobra cutânea abdominal, são medidas que devem ser avaliadas com cautela, pois pacientes com DII apresentam grau elevado de flatulência e abdome globoso.

Uma revisão sistemática composta por 19 estudos de composição corporal nos quais 926 pacientes com DII foram avaliados demonstrou uma baixa porcentagem de gordura em 28% dos pacientes com DC e em 13% dos pacientes com RCU e diminuição de massa magra, juntamente com força e desempenho. A sarcopenia foi relatada em 12% de 137 pacientes australianos com DII com idade média de 31 anos, associada com osteopenia.[19]

Pacientes com DII que são afetados por desnutrição têm massa muscular reduzida em até 60%, em comparação com controles saudáveis, e a presença de desnutrição aumenta o risco de resultados adversos.[20]

3. **Exames laboratoriais:** no curso do tratamento das DII, o nutricionista deve estar atento aos parâmetros bioquímicos, em razão do quadro de má absorção, e deve avaliar os seguintes exames:

- Hemograma completo.
- Albumina.
- Vitamina D (25OH).
- Cálcio.
- Magnésio.
- Ferro.
- Cobre.
- Saturação de transferrina.
- Ferritina.
- B12.
- Ácido fólico.
- Zinco (eritrocitário).

A anemia nesses pacientes é resultado da deficiência de ferro funcional ou deficiência absoluta, como consequência da má ingestão de ferro na dieta, diminuição da absorção (em parte como um resultado de inflamação) e/ou perda de sangue. Outras causas menos frequentes incluem deficiência de B12 e folato, principalmente em pacientes com doença ileal.[21]

A deficiência de zinco foi associada a risco aumentado de hospitalização, cirurgia e complicações relacionadas à doença em pacientes com DII.[22] Já a deficiência de vitamina D3 se correlacionou com um aumento de crises de doenças, hospitalizações e tratamento com esteroides.[23]

Em relação ao cálcio e ao magnésio, tem sido discutido que a patogênese da redução da densidade óssea na DII é multifatorial, e inclui o uso crônico de esteroides, ingestão insuficiente de alimentos fontes de cálcio e vitamina D e baixo IMC.[24]

A prevalência da deficiência de B12 na DC varia de 5,6 a 38%. Ressecções de mais de 30 cm do íleo distal, mesmo preservando a válvula ileocecal, colocarão o paciente em risco para deficiência de B12. Em relação ao folato, existem várias causas para sua deficiência na DII: baixa ingestão, má absorção, utilização excessiva de folato pela inflamação da mucosa e medicamentos como os imunossupressores e as sulfas.[19]

Para Bischoff et al.,[15] pacientes com DII devem ser avaliados em relação às deficiências de micronutrientes de forma regular, e déficits específicos devem ser corretamente corrigidos:

Interação droga *versus* nutrientes:

- Sulfassalazina: deficiência de folato.
- Corticosteroides: alteração na absorção de cálcio, fósforo e zinco.
- Imunossupressores: azatioprina, ciclosporina, sempre avaliar B9 e B12.

Cirurgia(s):

- Diminuição da área de absorção, ressecções acima de 50 a 60 cm na região ileal, atenção à B12 e má absorção de sais biliares. Em ressecções acima de 100 cm ocorrem deficiência de sais biliares e má absorção de gorduras.

Fístulas enterocutâneas:

- Perda de macro e micronutrientes.

Inflamação ativa:

- Diminuição da área de absorção.
- Alteração da integridade/barreira epitelial.
- Aumento nas recomendações nutricionais (atenção ao ferro, vitamina D, B12, B9, zinco e magnésio).

Redução da ingestão oral:

- Dietas restritas ou exclusão de alimentos.
- Anorexia, dor abdominal, náuseas e vômitos.
- Procedimentos como endoscopias, colonoscopias, enterorressonâncias.
- Hospitalizações repetidas.

Dietoterapia

Na fase ativa das DII (DC e RCU), os indivíduos apresentam diarreia, dores abdominais, náuseas, vômitos, presença de sangue nas fezes e/ou muco, constipação, perda de apetite, fadiga e perda de peso. Esses sinais e sintomas podem influenciar de forma negativa no estado nutricional.[25]

Ainda não existe um consenso sobre a alimentação nessa fase do tratamento. Basicamente, o nutricionista deve ter atenção a alimentos que aumentem a atividade intestinal, como fibras insolúveis, proteína animal (principalmente carne vermelha), gorduras, leite e derivados.

O objetivo da nutrição na fase ativa da doença é "dar descanso ao órgão doente". Alimentos bem cozidos, fibras solúveis (principalmente pectina e gomas), dieta fracionada e hidratação podem ser prescritos, sempre avaliando a intolerância individual. No entanto, é importante que a dieta para essa fase não seja mantida por longos períodos.

Na fase de remissão, em geral o paciente estaria "liberado" para uma alimentação livre, porém remissão não significa liberação de alimentos pró-inflamatórios como ácidos graxos saturados, aditivos alimentares, corantes, conservantes e produtos industrializados. Portanto, cabe ao nutricionista orientar o paciente sobre o consumo de uma alimentação livre desses componentes, ressaltando a importância de uma alimentação saudável, natural e equilibrada.

A suplementação nutricional pode ser uma grande aliada no tratamento dos pacientes em DII, porém não se deve suplementar sem antes ajustar o dia alimentar do paciente, corrigir erros, desmistificar o uso de alimentos, entre eles o glúten e a lactose, os quais devem ser retirados mediante investigação.

O plano alimentar de um paciente em DII deve conter boas fontes de nutrientes essenciais ao tratamento, como vitamina D, B12, ferro, B9, zinco e proteínas, ômega-3 e ômega-9 e fibras. Caso a suplementação seja necessária, deve-se sempre avaliar os exames bioquímicos, composição corporal e sintomas como fadiga, queda de cabelo e ressecamento de pele, e essa suplementação deve ser individualizada.

De acordo com Bischoff et al., a recomendação de energia deve estar entre 30 a 35 kcal por kilograma de peso e as proteínas de 1,2 a 1,5 g por kilograma de peso para pacientes adultos.[48]

Se por um lado já se sabe que dietas ricas em gordura e proteínas são identificadas como fatores de risco para o desenvolvimento de DII, estudos mostram que determinados nutrientes dietéticos podem modular o sistema imunológico do hospedeiro e potencializar a barreira intestinal, protegendo o hospedeiro da doença. Assim, fornecer nutrientes benéficos, limitando riscos nutricionais, é uma estratégia-chave para o sucesso da dietoterapia destinada ao tratamento da DII. Além de serem importantes para a manutenção da imunidade do hospedeiro e da barreira intestinal, nutrientes têm um impacto sobre a composição e função da microbiota intestinal. Além disso, o metabolismo de células imunes e não imunes do hospedeiro, bem como o da microbiota intestinal, é conhecido por mudar durante a inflamação. Assim, a demanda por certos nutrientes pelo hospedeiro e/ou pela microbiota pode ser alterada na DII. Uma compreensão mais completa da complexa interação entre nutrientes da dieta, imunidade do hospedeiro e microbiota intestinal é necessária para aumentar a eficácia das intervenções dietéticas usadas para tratar DII.[26]

DOENÇA CELÍACA

A doença celíaca (DC) é uma doença crônica, imunomediada e com um componente autoimune. Trata-se de uma enteropatia com grau variado de dano intestinal e que atinge principalmente o intestino delgado, um dos principais sítios de absorção de nutrientes do organismo.[27-29] O gatilho essencial para o desencadeamento do processo inflamatório é a prolamina do glúten do trigo (gliadina), do centeio (secalina) e da cevada (hordeína).

A DC pode ser classificada como:

- **Assintomática:** sem sintomas normalmente associados à DC.
- **Clássica:** sinais e sintomas de má absorção.
- **Não clássica:** sem sinais e sintomas de má absorção.
- **Sintomática:** sintomas no trato gastrintestinal (principalmente diarreia e má absorção) e extraintestinais.
- **Refratária:** sem melhora com dieta isenta de glúten.
- **Potencial:** mucosa normal e sorologia positiva.

Nas últimas duas décadas, com a melhora dos métodos diagnósticos para DC, o número de casos detectados de DC aumentou e a doença passou a ser considerada um grande problema de saúde pública global. De acordo com uma revisão sistemática e uma metanálise publicada em 2018, existem diferenças na prevalência da DC em regiões diferentes no mundo, sendo a prevalência global de soropositivos para DC de aproximadamente 1,4%, e de DC comprovada por biópsia de 0,7% (a menor prevalência foi vista na América do Sul, com aproximadamente 0,4%).[30,31]

Suscetibilidade genética

Indivíduos geneticamente suscetíveis são portadores dos antígenos HLA DQ2 e HLA DQ8. Todos os pacientes com DC são portadores dessas moléculas do complexo de histocompatibilidade de classe II, expressas em superfícies de células apresentadoras de antígenos (APC, do inglês *antigen presenting cell*). Entretanto, embora necessária para o desenvolvimento da DC, muitos indivíduos são positivos e não desenvolvem a doença. Isso mostra como outros fatores genéticos, falhas na imunorregulação, microbiota intestinal e fatores ambientais, entre outros, provavelmente apresentam um papel importante na suscetibilidade e no desenvolvimento da doença. De encontro a isso, já foram mostrados 42 genes não HLA associados à doença.[27,29]

O risco genético associado aos genes HLA não associados é bem modesto, representando em torno de 10 a 15%, sendo o maior risco associado pelos haplótipos do HLA-DQ, sendo os homozigotos para HLA-DQ2.5 os que apresentam o maior risco.[27,29]

Glúten

Glúten é a nomenclatura popular das prolaminas presentes no trigo, centeio e cevada, as quais são proteínas de reserva, contendo diversos resíduos de glutamina e prolina. Uma das características das prolaminas é sua capacidade de formar uma rede viscoelástica, em ambiente hidratado, com as gluteninas, em razão da configuração de sua estrutura polipeptídica e das fortes ligações entre suas subunidades, predominantemente na forma de *β-sheet*, em vez de α-hélice ou *β-turn*.[32]

Um estudo muito interessante mostrou que a gliadina, ao se ligar ao receptor CXCR3 nos enterócitos, estimula a liberação de pré-haptoglobulina 2, também conhecida como zonulina, no lúmen intestinal. Por sua vez, a zonulina no lúmen ativa o receptor de fator de crescimento epidérmico via PAR^2 presente nos enterócitos, o que leva a um desarranjo das proteínas de junção no complexo juncional e ao aumento da permeabilidade intestinal. Esse mecanismo foi visto em indivíduos tanto celíacos como saudáveis. Entretanto, essa alteração da permeabilidade foi pequena e transitória no tecido de mucosa de indivíduos saudáveis e em indivíduos com DC foi grande e persistia ao longo do tempo. Outro achado importante desses autores é que eles mostram que pacientes com DC têm uma expressão maior de CXCR3 na mucosa intestinal, o que poderia tornar esse mecanismo mais significativo nesses indivíduos em comparação a pessoas saudáveis.[33-36]

É proposto que, em pessoas geneticamente predispostas, a constante ingestão de glúten poderia perpetuar um quadro de hiperpermeabilidade intestinal, com um aumento de passagens de peptídeos da gliadina e de produtos microbianos para a lâmina própria, os quais, por sua vez, estimulariam e/ou agravariam respostas imunes inflamatórias.[37]

Resposta imune inata na doença celíaca

No paciente com DC, estudos sugerem que fragmentos da gliadina (P31-43), em contato com a mucosa, associados a fatores ambientais, suscetibilidade genética e alterações na microbiota, geram um estresse nos enterócitos, levando à expressão de uma molécula HLA de classe 1 não convencional, induzida por estresse, chamada MICA, e à liberação de IL-15, que atuarão como gatilhos no desenvolvimento da resposta imune inata. A IL-15 estimula, nos linfócitos intraepiteliais (LIE), a expressão de um receptor de ativação chamado NKG2D e, em um ambiente em que os enterócitos estão expressando mais MICA, a ligação entre esses receptores promove a ativação dos LIE e sua ação citotóxica, que, por sua vez, leva à apoptose dos enterócitos e ao aumento da permeabilidade intestinal. A IL-15 também tem um papel importante na ativação de células dendríticas e no recrutamento de neutrófilos, dando início à ativação da resposta imune inata.[38] Os inibidores de amilase tripsina, que também fazem parte da constituição de cereais fontes de glúten, também podem ter um papel na ativação do sistema imune inato ao ativar os receptores do tipo Toll 4 (TLR-4, do inglês *Toll-like receptor-4*), o que poderia ser um gatilho a mais dos alimentos fontes de glúten nesse cenário.[39]

Resposta imune adaptativa na doença celíaca

A fração da gliadina 33-mer (P57-68) é muito estudada por ser a fração do glúten com maior ação imunogênica em pacientes com DC. A grande quantidade do aminoácido prolina na estrutura dessa fração peptídica da gliadina confere a ela uma propriedade de ser mais resistente à digestão, fazendo com que chegue de uma forma mais intacta à mucosa do intestino. O 33-mer, na lâmina própria, sofre a ação da enzima transglutaminase tecidual (liberada quando há dano no enterócito), que desamina resíduos de glutamina do peptídeo, convertendo-os em ácido glutâmico. Com isso, ocorre uma mudança de carga neutra do resíduo de glutamina para carga negativa do ácido glutâmico e, com essa mudança, se liga com maior afinidade às moléculas HLA-DQ2 e QD8 nas APC. As APC, como os linfócitos B (LB), ao apresentarem essa gliadina deaminada para linfócitos T (LT) *naïve* específicos que apresentam um TCR (receptor de células T) com alta afinidade, promovem sua ativação e, em um contexto mais inflamatório, os LT se diferenciam em células T *helper* tipo 1 (Th1) secretoras de citocinas inflamatórias. Esses LT ativados também fornecem sinal auxiliar para os LB específicos para o glúten e LB específicos para a transglutaminase (TG2), levando a sua ativação e diferenciação em plasmócitos secretores de anticorpos antigliadina deaminada e antitransglutaminase. Um ponto interessante é que se sugere que o LT com o TCR de alta afinidade específico para peptídeos da gliadina parece ser produzido por uma minoria de indivíduos portadores de HLA-DQ2 e HLA-DQ8, o que poderia ser uma das possíveis explicações para muitos indivíduos não desenvolverem DC, mesmo sendo HLA-DQ2 e HLA-DQ8 positivos.[38,40,41]

As citocinas inflamatórias produzidas pelos LT, como o IFN-γ, são responsáveis pela ativação de outras células inflamatórias, ampliando o processo inflamatório nas mucosas, a apoptose de enterócitos e o aumento de permeabilidade. Outro ponto importante na ativação de um perfil mais inflamatório na mucosa é a ação da IL-15 (liberada na ativação do sistema imune inato) na inibição de formação de células T reguladoras, essenciais à manutenção da homeostase intestinal e tolerância oral.[38,40]

O processo inflamatório associado à morte de enterócitos leva ao quadro morfológico característico da DC, caracterizado pela atrofia das vilosidades e hiperplasia das criptas.

Diagnóstico

As manifestações clínicas são variadas, podendo manifestar tanto sinais e sintomas gastrintestinais clássicos como somente sinais isolados não clássicos, como fadiga crônica; o indivíduo pode ser até mesmo assintomático. As possíveis manifestações clínicas na DC estão descritas a seguir:[28]

- **Manifestações gastrintestinais:** diarreia, dispepsia, flatulência, dores abdominais crônicas, vômito, constipação crônica, distensão abdominal, anorexia, perda de peso, esofagite eosinofílica, refluxo gastroesofágico.
- **Manifestações extraintestinais:** retardo no crescimento puberal, baixa estatura, elevação de transaminases hepáticas, anemia por deficiência de ferro, artralgia, artrites, osteopenia, osteoporose, fraturas ósseas, enxaquecas recorrentes, neuropatia periférica, epilepsia e tonturas, ataxia cerebelar, fadiga crônica.

A sorologia para DC é um dos primeiros exames bioquímicos a serem solicitados no diagnóstico de indivíduos com suspeita ou em risco de DC. O primeiro passo é avaliar os níveis de IgA antitransglutaminase 2 (IgA anti-TG2), por sua melhor sensibilidade. Por sua vez, o teste de IgA antiendomísio (anti-EMA), que possui melhor especificidade, também pode ser usado como confirmatório, especialmente nos casos em que a IgA anti-TG2 está pouco aumentada (2 vezes o valor máximo de referência).[27-29] É essencial que a dosagem da IgA total seja feita junto com essas dosagens e, caso o indivíduo tenha deficiência de IgA, o recomendado é que seja realizada a pesquisa de IgG antigliadina deaminada e/ou IgG anti-TG2.

Quando a sorologia for positiva, é necessário o encaminhamento para realizar endoscopia com biópsia de duodeno, para confirmação do diagnóstico (padrão-ouro). Em crianças, a biópsia pode ser descartada, a critério do gastroenterologista, caso apresente altas dosagens de anti-TG2 (10 vezes acima do valor máximo de referência) e anti-EMA e na presença de HLA-DQ2 e DQ8.[29]

É essencial que todos esses exames sejam feitos em uma dieta contendo glúten. Isto se dá pelo fato de estudos mostrarem que, com a adoção de uma dieta baixa ou isenta em glúten, ocorre a normalização da mucosa entre 6 e 24 meses e da sorologia entre 6 e 12 meses, mas também pode normalizar com poucas semanas se os níveis de anticorpos forem baixos.[27,29]

A genotipagem para avaliar a presença de HLA-DQ2 e HLA-DQ8 pode ser recomendada, se disponível, nos seguintes casos:

- Quando há dúvidas no diagnóstico.
- *Screening* de indivíduos com maior risco para DC (parentes de primeiro grau, diabetes *mellitus* tipo 1, hipotireoidismo, entre outros).
- Pacientes com sorologia negativa para DC, mas que apresentem histologia do tipo MARSH 1 ou 2.
- Quando os testes para avaliar DC foram feitos depois que já havia sido adotada uma dieta baixa ou isenta de glúten.[29]

Nos casos em que o paciente esteja em uma dieta baixa ou isenta de glúten, em razão das chances de normalização dos exames, como mencionado, caso seja positivo para HLA-DQ2 ou HLA-DQ8 ou na impossibilidade de realizar a genotipagem, o recomendado é que seja feito um desafio com glúten por um período entre 2 e 8 semanas. Durante esse período, o paciente deve ingerir aproximadamente 10 g/dia de glúten, o equivalente a aproximadamente quatro fatias de pão de forma. Após esse período, solicita-se que repita os testes. Importante enfatizar, entretanto, que, no caso de crianças e adolescentes, esse desafio não é recomendado antes dos 5 anos ou durante o surto do crescimento puberal.[27,29]

Uma questão que se observa na prática clínica é que alguns pacientes podem não conseguir realizar esse desafio por intolerância aos sintomas e permanecem com o diagnóstico inconclusivo, o que se torna um grande obstáculo ao manejo clínico adequado.

Deficiências nutricionais

Os enterócitos na região do duodeno e jejuno têm papel essencial na absorção de macro e micronutrientes. O dano na mucosa no intestino delgado, decorrente do processo inflamatório característico na DC, leva a uma redução na área de absorção e na secreção no lúmen de enzimas digestivas (secretada na borda em escova), levando a deficiências nutricionais. Outros fatores também podem contribuir para a deficiência nutricional, como redução de enzimas pancreáticas, diarreia causada por secreção de fluidos causada por quadro inflamatório e esteatorreia. O quadro de esteatorreia tem sido relacionado com perda de vitaminas lipossolúveis e minerais divalentes.[28,29,42]

A extensão e o grau das deficiências nutricionais vão depender de fatores como tempo de doença ativa, extensão da inflamação intestinal, grau de má absorção e ingestão dietética.[28,42]

Dietoterapia

De acordo com publicações internacionais[27,29] e com o Protocolo Clínico de Diretrizes Terapêuticas para a Doença Celíaca (PCDTDC), publicado pelo Ministério da Saúde,[43,44] o tratamento da DC consiste basicamente na exclusão total e permanente de fontes de glúten da alimentação. O consumo de aveia (sem contaminação cruzada com glúten de trigo, centeio e cevada) é seguro para a maioria dos pacientes com DC. Entretanto, uma pequena porcentagem de pacientes pode apresentar reação inflamatória com seu consumo, devendo assim ser avaliado cada caso individualmente. Entretanto, além da não ingestão, é fundamental a adoção de cuidados ampliados para evitar a contaminação ambiental dos alimentos/refeições seguras por essa proteína.[45] Tais cuidados precisam ser adotados individualmente, por cada paciente, por todos que produzem refeições ou produtos sem glúten (inclusive nos hospitais), bem como pela indústria de alimentos, a qual deve ter como referência a RDC n. 26, que dispõe sobre os requisitos para rotulagem obrigatória dos principais alimentos que causam alergias alimentares.[44]

Considerando a alta frequência de má absorção e deficiências nutricionais, principalmente em celíacos recém-diagnosticados, muitas vezes são necessários cuidados individualizados em relação à suplementação com probióticos, vitaminas, minerais e aminoácidos.[36,45,46]

Em relação ao tratamento, são comuns as queixas a respeito da dificuldade de acesso a profissionais que realmente entendam toda a complexidade da DC e que saibam orientar adequadamente os pacientes,[45,47] dificultando o tratamento adequado. Para auxiliar nessa etapa, em 2013, a Federação Nacional das Associações de Celíacos do Brasil (Fenacelbra) publicou uma cartilha, de acesso *online* e gratuito, chamada *Dez Passos para a Alimentação do Celíaco*, que resume os pontos primordiais no cuidado dessas pessoas:

- Passo 1 – Exclua completamente o glúten da alimentação. Isso significa alimentos contendo trigo (o grão, o germe, o óleo e a farinha branca ou integral, além de farinha de rosca e trigo para quibe), centeio, aveia e cevada (inclui o malte, uma substância obtida a partir da fermentação da cevada, utilizada na fabricação da cerveja, de chocolates, biscoitos etc.).
- Passo 2 – Substitua os alimentos proibidos por ingredientes seguros nas receitas, como farinha de arroz, amido de milho, fubá, fécula de batata, polvilho doce e azedo, tapioca, trigo sarraceno (que não é trigo de verdade), farinha de feijão-branco, de grão-de-bico.
- Passo 3 – Não exagere na ingestão de pães, biscoitos e massas elaborados com os ingredientes listados no item 2, já que são alimentos muito calóricos, de

elevado índice glicêmico e pobres em fibras (rapidamente são absorvidos, transformados em glicose, contribuindo, assim, para o aumento da glicose sanguínea, dos níveis de insulina e para o rápido ganho de peso, que não é saudável nem para os celíacos que estão abaixo do peso ideal).
- Passo 4 – Utilize os alimentos naturalmente isentos de glúten, como frutas, legumes, verduras, arroz, milho, feijões, ervilha, lentilha, grão-de-bico, carne, frango, peixe, ovos, castanhas, amêndoas, nozes, frutas secas.
- Passo 5 – Priorize sempre as frutas, legumes e verduras, principalmente as da época, que são mais baratas e mais nutritivas. Se possível, dê preferência aos orgânicos. Valorize os alimentos da sua região, que estão sempre mais frescos, baratos e nutritivos.
- Passo 6 – Use sal e açúcar com moderação. Evite condimentos industrializados e molhos prontos. Invista nas ervas e condimentos naturais, como salsa, cebolinha, louro, alecrim, orégano, manjericão, tomilho, alho, cebola, tomate, pimenta, cúrcuma, gengibre, canela.
- Passo 7 – Evite alimentos fritos na rua, por causa da contaminação cruzada por glúten e dos malefícios causados pela reutilização do óleo nas frituras, e em casa, porque, mesmo não havendo contaminação e o óleo não sendo reutilizado, as frituras são muito calóricas e oxidam a gordura naturalmente presente nos alimentos, contribuindo para o aumento das taxas de colesterol.
- Passo 8 – Em caso de intolerância à lactose (muito comum em celíacos, principalmente nos recém-diagnosticados), evite leite e derivados (queijos, iogurte, leite condensado, creme de leite). Substitua por sucos contendo frutas e hortaliças de cor verde-escura (como couve). Acrescente na alimentação (em saladas, nos sucos etc.) gergelim, sementes de abóbora e de girassol, para aumentar a ingestão de cálcio e magnésio e garantir a saúde dos ossos.
- Passo 9 – Aumente o consumo de alimentos contendo vitamina D (ovos, manteiga, carnes e peixes), e exponha-se moderadamente ao sol, para ativar a vitamina D produzida pela pele.
- Passo 10 – Varie ao máximo sua alimentação. Todo celíaco, em função das lesões na mucosa intestinal e do aumento da permeabilidade intestinal, está mais sujeito a desenvolver hipersensibilidades alimentares secundárias. Por isso, variar com frequência os alimentos consumidos é uma forma de prevenir ou, ao menos, de minimizar esse risco, além de garantir maior cobertura de todas as necessidades nutricionais.

Além dos dez passos, considerando os hábitos alimentares dos brasileiros, a orientação das pessoas com DC pode ser feita partindo-se da publicação *Alimentos Regionais Brasileiros*, do Ministério da Saúde, e das recomendações na última edição do *Guia Alimentar da População Brasileira*, que enfatiza a importância dos alimentos *in natura* e sugere a diminuição do consumo de alimentos processados (AP) e ultraprocessados (AUP).

CONSIDERAÇÕES FINAIS

No dia a dia do atendimento a pacientes com DII, aspectos importantes devem ser observados pelo nutricionista, além dos já citados: condições psicológicas (quadros depressivos), nível de estresse em relação à doença, quadros álgicos que podem se exacerbar em decorrência do consumo de certos alimentos.

A composição corporal é outra condição que requer atenção, visto que a doença de caráter disabsortivo em curto prazo pode desencadear deficiências nutricionais importantes, entre elas anemias e hipovitaminoses. O plano alimentar tem de estar adaptado à rotina de vida do paciente, com alimentos acessíveis.

A adaptação de preparações, com a desmistificação de alguns grupos alimentares, deve ser valorizada a cada consulta, visto que esses pacientes carregam o "medo de se alimentar". Não cabem em nossas condutas grandes exclusões, dietas rígidas e engessadas, mas cabe ao nutricionista ser um agente facilitador para os pacientes com DII. Além disso, a utilização de nutrientes com capacidade imunomoduladora e antioxidante potencializa o tratamento nutricional e auxilia no tratamento das DII.

Diante do panorama mundial de um aumento na detecção da doença celíaca e por ser atualmente considerada um grande problema de saúde pública global, torna-se cada vez mais importante o entendimento dos mecanismos imunológicos e patológicos associados ao quadro clínico e suas possíveis interferências no estado nutricional do indivíduo celíaco. Também se deve considerar a adoção de estratégias educativas e nutricionais para a exclusão efetiva do glúten e redução do processo inflamatório e recuperação da mucosa intestinal e do estado nutricional.

O trabalho multidisciplinar, com profissionais atualizados no tema, que saibam acolher o paciente em suas demandas e dificuldades, e enxergá-lo de forma mais ampla, é uma proposta terapêutica fundamental no manejo da doença celíaca e das doenças inflamatórias intestinais.

REFERÊNCIAS

1. Nishida A, Inoue R, Inatomi O, Bamba S, Naito Y, Andoh A. Gut microbiota in the pathogenesis of inflammatory bowel disease. Clin J Gastroenterol. 2018;11(1):1-10.
2. Prieto-Pérez R, Almoguera B, Cabaleiro T, Hakonarson H, Abad-Santos F. Association between genetic polymorphisms and response to anti-TNFs in patients with inflammatory bowel disease. Int J Mol Sci. 2016;17(2):225.

3. Hardt MR, Kotze PG, Teixeira FV, Ludvig JC, Malluta EF, Kleinubing Junior H, et al. Epidemiological profile of 175 patients with Crohn's disease submitted to biological therapy. J Coloproctol. 2012;32(4):395-401.
4. Prideaux L, Kamm MA, De Cruz PP, Chan FK, Ng SC. Inflammatory bowel disease in Asia: a systematic review. J Gastroenterol Hepatol. 2012;27(8):1266-80.
5. Añez M, Fuenmayor M, Romero G. Enfermedad inflamatoria intestinal: rectocolitis úlcerosa idiopática y enfermedad de Crohn. Gen. 2012;66(3):197-206.
6. Kaplan GG, Windsor JW. The four epidemiological stages in the global evolution of inflammatory bowel disease. Nat Rev Gastroenterol Hepatol. 2021;18(1):56-66.
7. Gasparini RG, Sassaki LY, Saad-Hossne R. Inflammatory bowel disease epidemiology in São Paulo State, Brazil [published correction appears in Clin Exp Gastroenterol. 2020;13:221]. Clin Exp Gastroenterol. 2018;11:423-9.
8. Karlinger K, Györke T, Makö E, Mester A, Tarján Z. The epidemiology and the pathogenesis of inflammatory bowel disease. Eur J Radiol. 2000;35(3):154-67.
9. Gomollón F, Dignass A, Annese V, Tilg H, Van Assche G, Lindsay JO, et al. ECCO. 3rd European Evidence-based Consensus on the Diagnosis and Management of Crohn's Disease 2016: Part 1: Diagnosis and Medical Management. J Crohns Colitis. 2017;11(1):3-25.
10. Zaltman C. Doença inflamatória intestinal: qual a relevância da doença no Brasil? Cad Saúde Pública. 2007;23:992-3.
11. Harbord M, Annese V, Vavricka SR, Allez M, Barreiro-De Acosta M, Boberg KM, et al. European Crohn's and Colitis Organisation. The First European Evidence-based Consensus on Extra-intestinal Manifestations in Inflammatory Bowel Disease. J Crohns Colitis. 2016:239-54.
12. Sturm A, Maaser C, Calabrese E, Annese V, Fiorino G, Kucharzik T, et al.; European Crohn's and Colitis Organisation [ECCO] and the European Society of Gastrointestinal and Abdominal Radiology [ESGAR]. ECCO-ESGAR Guideline for diagnostic assessment in IBD Part 2: IBD scores and general principles and technical aspects. J Crohns Colitis. 2019;13:273-84.
13. Maaser C, Sturm A, Vavricka SR, Kucharzik T, Fiorino G, Annese V, et al; European Crohn's and Colitis Organisation [ECCO] and the European Society of Gastrointestinal and Abdominal Radiology [ESGAR]. ECCO-ESGAR Guideline for Diagnostic Assessment in IBD Part 1: Initial diagnosis, monitoring of known IBD, detection of complications. J Crohns Colitis. 2019;13(2):144-64.
14. Prieto JMI, Andrade AR, Magro DO, Imbrizi M, Nishitokukado I, Ortiz-Agostinho CL, et al. Nutritional global status and its impact in Crohn's disease. J Can Assoc Gastroenterol. 2021;4(6):290-5.
15. Bischoff SC, Escher J, Hébuterne X, Kłęk S, Krznaric Z, Schneider S, et al. ESPEN practical guideline: clinical nutrition in inflammatory bowel disease. Clin Nutr. 2020;39(3):632-3.
16. Nishikawa H, Nakamura S, Miyazaki T, Kakimoto K, Fukunishi S, Asai A, et al. Inflammatory bowel disease and sarcopenia: its mechanism and clinical importance. J Clin Med. 2021;10:4214.
17. Hollingworth TW, Oke SM, Patel H, Smith TR. Getting to grips with sarcopenia: recent advances and practical management for the gastroenterologist. Frontline Gastroenterol. 2021;12:53-61.
18. Bragagnolo R, Caporossi FS, Dock-Nascimento DB, Aguilar-Nascimento JE. Espessura do músculo adutor do polegar: um método rápido e confiável na avaliação nutricional de pacientes cirúrgicos. Rev Col Bras Cir. 2009;36(4).
19. Forbes A, Escher J, Hébuterne X, Kłęk S, Krznaric Z, Schneider S, et al. ESPEN guideline: Clinical nutrition in inflammatory bowel disease. Clin Nutr. 2017;36.
20. Scaldaferri F, Pizzoferrato M, Lopetuso LR, Musca T, Ingravalle F, Sicignano LL, et al. Nutrition and IBD: malnutrition and/or sarcopenia? A practical guide. Gastroenterol Res Pract. 2017;2017:8646495.
21. Bastida G, Herrera-De Guise C, Algaba A, Ber Nieto Y, Soares JM, Robles V, et al. Sucrosomial iron supplementation for the treatment of iron deficiency anemia in inflammatory bowel disease patients refractory to oral iron treatment. Nutrients. 2021;13:1770.

22. Kodama H, Tanaka M, Naito Y, Katayama K, Moriyama M. Japan's practical guidelines for zinc deficiency with a particular focus on taste disorders, inflammatory bowel disease, and liver cirrhosis. Int J Mol Sci. 2020;21(8):2941.
23. Jadhav P, Jiang Y, Jarr K, Layton C, Ashouri JF, Sinha SR. Efficacy of dietary supplements in inflammatory bowel disease and related autoimmune diseases. Nutrients. 2020;12(7):2156.
24. Yoon H, Yang SK, So H, Lee KE, Park SH, Jung SA, et al. Development, validation, and application of a novel tool to measure disease-related knowledge in patients with inflammatory bowel disease. Korean J Intern Med. 2019;34(1):81-9.
25. Magro F, Lopes J, Borralho P, Lopes S, Coelho R, Cotter J, et al.; Portuguese IBD Study Group (GEDII). Comparison of different histological indexes in the assessment of UC activity and their accuracy regarding endoscopic outcomes and faecal calprotectin levels. Gut. 2019;68(4):594-603.
26. Sugihara K, Morhardt TL, Kamada N. The role of dietary nutrients in inflammatory bowel disease. Front Immunol. 2019;9:3183.
27. Hill ID, Fasano A, Guandalini S, Hoffenberg E, Levy J, Reilly N, et al. NASPGHAN clinical report on the diagnosis and treatment of gluten-related disorders. J Pediatr Gastroenterol Nutr. 2016;63(1):156-65.
28. Lindfors K, Ciacci C, Kurppa K, Lundin KEA, Makharia GK, Mearin ML, et al. Coeliac disease. Nat Rev Dis Primers. 2019;5(1):3.
29. Al-Toma A, Volta U, Auricchio R, Castillejo G, Sanders DS, Cellier C, et al. European Society for the Study of Coeliac Disease (ESsCD) guideline for coeliac disease and other gluten-related disorders. United European Gastroenterol J. 2019;7(5):583-613.
30. Parra-Medina R, Molano-Gonzalez N, Rojas-Villarraga A, Agmon-Levin N, Arango MT, Shoenfeld Y, et al. Prevalence of celiac disease in Latin America: a systematic review and meta-regression. PLoS One. 2015;10(5).
31. Singh P, Arora A, Strand TA, Leffler DA, Catassi C, Green PH, et al. Global prevalence of celiac disease: systematic review and meta-analysis. Clin Gastroenterol Hepatol. 2018;16(6):823-36.e2.
32. Popineau Y, Bonenfant S, Cornec M, Pezolet M. A study by infrared spectroscopy of the conformations of gluten proteins differing in their gliadin and glutenin compositions. J Cereal Sci. 1994;20:15-22.
33. Sturgeon C, Fasano A. Zonulin, a regulator of epithelial and endothelial barrier functions, and its involvement in chronic inflammatory diseases. Tissue Barriers. 2016;4(4):e1251384.
34. Fasano A. Physiological, pathological, and therapeutic implications of zonulin-mediated intestinal barrier modulation: living life on the edge of the wall. Am J Pathol. 2008;173(5):1243-52.
35. Fasano A. Zonulin and its regulation of intestinal barrier function: the biological door to inflammation, autoimmunity, and cancer. Physiol Rev. 2011;91(1):151-75.
36. Hollon J, Puppa EL, Greenwald B, Goldberg E, Guerrerio A, Fasano A. Effect of gliadin on permeability of intestinal biopsy explants from celiac disease patients and patients with non-celiac gluten sensitivity. Nutrients. 2015;7(3):1565-76.
37. Fasano A. All disease begins in the (leaky) gut: role of zonulin-mediated gut permeability in the pathogenesis of some chronic inflammatory diseases. F1000Research. 2020;9:F1000.
38. Leonard MM, Sapone A, Catassi C, Fasano A. Celiac disease and nonceliac gluten sensitivity: a review. JAMA. 2017;318:647-56.
39. Zevallos VF, Raker V, Tenzer S, Jimenez-Calvente C, Ashfaq-Khan M, Rüssel N, et al. Nutritional wheat amylase-trypsin inhibitors promote intestinal inflammation via activation of myeloid cells. Gastroenterology. 2017;152(5):1100-13.e12.
40. Ludvigsson JF, Bai JC, Biagi F, Card TR, Ciacci C, Ciclitira PJ, et al. Diagnosis and management of adult coeliac disease: guidelines from the British Society of Gastroenterology. Gut. 63(8):1210-28.
41. Iversen R, Sollid LM. Autoimmunity provoked by foreign antigens. Science. 2020;368:132-3.

42. Theethira TG, Dennis M, Leffler DA. Nutritional consequences of celiac disease and the gluten-free diet. Expert Rev Gastroenterol Hepatol. 2014;8(2):123-9.
43. Brasil. Ministério da Saúde. Secretaria de Atenção à Saúde. Portaria n. 1.149, de 11 de novembro de 2015. Aprova o protocolo clínico e diretrizes terapêuticas da doença celíaca.
44. Brasil. Ministério da Saúde. Agência Nacional de Vigilância Sanitária (Anvisa). Resolução da Diretoria Colegiada – RDC n. 26, de 2 de julho de 2015. Dispõe sobre os requisitos para rotulagem obrigatória dos principais alimentos que causam alergias alimentares.
45. de Paula F de A, Crucinsky J, Benati R. Fragilidades da atenção à saúde de pessoas celíacas no SUS: a perspectiva do usuário. DEMETRA. 2014;9(0).
46. Hallert C, Grant C, Grehn C, Granno C, Hulten S, Midhagens G, et al. Evidence of poor vitamin status in coeliac patients on a gluten-free diet for 10 years. Aliment Pharmacol Ther. 2002;1333-9.
47. Crucinsky J, Damião JDJ, Castro IRR. Weaknesses in healthcare for persons with gluten-related disorders. Cad Saúde Pública. 2021;37.
48. Bischoff SC, Bager P, Escher J, Forbes A, Hébuterne X, Hvas CL, et al. ESPEN guideline on Clinical Nutrition in inflammatory bowel disease. Clin Nutr. March 2023.

15
Resposta imune na obesidade

Licia Torres
Vinicius Dantas Martins
Felipe Caixeta
Tatiani Uceli Maioli

OBESIDADE COMO ESTADO INFLAMADO

A prevalência mundial de sobrepeso e obesidade em adultos foi avaliada no período entre 1980 e 2013, e os resultados mostraram aumento na proporção de adultos com índice de massa corporal (IMC) igual ou superior a 25 kg/m^2 de 28,8 para 36,9% em homens, e de 29,8 para 38,0% em mulheres.[1-3] A análise da prevalência de obesidade em 200 países entre os anos de 1975 e 2014 avaliou 19,2 milhões de pessoas e identificou aumento global na prevalência da obesidade, que passou de 34 milhões de homens e 71 milhões de mulheres em 1975 para aproximadamente 266 milhões de homens e 375 milhões de mulheres em 2014. No *ranking* mundial, o Brasil ocupava a décima posição de homens obesos em 1975, e passou para a terceira posição em 2014; já a colocação das mulheres obesas evoluiu de nona para quinta.[3] Ainda de acordo com o estudo de Di Cesare et al., se as tendências atuais continuarem até 2025, a prevalência global de obesidade (IMC $\geq$ 30 kg/m^2) chegará a 24% nos homens e ultrapassará 27% nas mulheres.

A obesidade é uma doença multifatorial complexa e está associada à ocorrência de doenças metabólicas, cardiovasculares e inflamatórias crônicas, como dislipidemia, doença hepática não alcoólica, hipertensão e doença coronariana.[4,5] Segundo a Organização Mundial da Saúde (OMS), a obesidade é o acúmulo excessivo de gordura corporal que apresenta risco à saúde. Marcelin et al. definem obesidade como uma doença clínica e biológica complexa em que o apetite e o metabolismo energético estão desregulados.[6]

O tecido adiposo é constituído principalmente pela diferenciação de células-tronco mesenquimais multipotentes (MSC, do inglês *mesenchymal stem cells*) em adipócitos maduros, o que envolve uma complexa integração de vias de sinalização e reguladores de transcrição.[7] Estudos recentes mostraram que 15 a 50% das células no tecido adiposo são formadas a partir de pré-adipócitos, sendo esse o grupo de células progenitoras humanas mais responsivas ao excesso de nutrientes e à formação de lesões. Em resposta a estímulos como fator de crescimento semelhante à insulina tipo 1 (IGF-1, do inglês *insulin-like growth factor-1*), lipídios e glicocorticoides, os pré-adipócitos diferenciam-se em células adiposas.[8] Em virtude de diferentes estímulos, novos adipócitos podem ser gerados mais rapidamente em alguns locais do corpo do que em outros.

A localização e o tipo de tecido adiposo podem determinar seu metabolismo e sua função. Em humanos, o tecido adiposo localizado na região abdominal (omental) tem sido associado a doenças metabólicas; já o tecido adiposo marrom e o subcutâneo são considerados protetores da homeostase energética e possuem capacidade de secreção de adipocinas e armazenamento de lipídios. Os pré-adipócitos derivados do tecido subcutâneo têm capacidade de replicação mais extensa quando comparados ao tecido adiposo omental. Além disso, apresentam maior expressão do receptor ativado por proliferação de peroxissoma gama (PPAR-γ, do inglês *peroxisome proliferator activated gamma*) e proteína alfa intensificadora de ligação ao CCAAT (CEBPα, do inglês *CCAAT-enhancer binding protein alpha*), e menor ocorrência de apoptose em resposta ao fator de necrose tumoral alfa (TNF-α, do inglês *tumor necrosis fator alpha*), quando comparado ao tecido adiposo omental humano.[9]

Além das alterações em decorrência da localização do tecido adiposo, também há diferenças na estrutura e nas funções desse tecido. A literatura descreve diferentes tipos de tecido adiposo, como marrom, bege e branco. O tecido adiposo branco contém adipócitos formados por grandes gotas lipídicas unioculares, com função endócrina ativa que regula diversas atividades, como sensibilidade à insulina, metabolismo lipídico e saciedade. Em contraste, o tecido adiposo marrom (TAM) é composto por múltiplas gotas lipídicas e contém muitas mitocôndrias, responsáveis pela coloração marrom do tecido. Esse tecido participa da termogênese e localiza-se nas regiões paravertebral, supraclavicular e periadrenal.

O tecido adiposo é um órgão endócrino complexo que atua na homeostase energética respondendo rápida e dinamicamente a alterações na privação e no excesso de nutrientes.[10] Além de adipócitos, o tecido adiposo também possui macrófagos, linfócitos, fibroblastos, progenitores celulares e células endoteliais. Além disso, secreta moléculas como leptina e adiponectina, citocinas [TNF-α, interleucina (IL) 6 e IL-1β], e reguladores vasculares [angiotensina II e inibidor do ativador do plasminogênio (PAI-1, do inglês *plasminogen activator inhibitor 1*)].[11]

Na obesidade ocorrem alteração na secreção de citocinas e modificações celulares no tecido adiposo, gerando estresse do retículo endoplasmático (RE), que leva à diminuição da secreção de adiponectina e ao aumento da lipólise.[12] Isso contribui para resistência à insulina, disfunção endotelial e aterosclerose. A adiponectina é quase exclusivamente secretada por adipócitos e apresenta propriedades antiapoptóticas[13] e anti-inflamatórias, e auxilia na sensibilidade à insulina.[14]

Além da adiponectina, a leptina, outro hormônio secretado pelo tecido adiposo, apresenta produção diretamente proporcional à quantidade de massa gorda e comunica o estado energético do organismo ao cérebro, por meio de receptores específicos no hipotálamo e na periferia.[13] Os sinais da leptina influenciam numerosos processos biológicos, como saciedade, gasto energético, função reprodutiva e diferenciação de células T reguladoras (Treg). Na obesidade ocorre excesso de produção de leptina. No entanto, a sinalização celular induzida pela leptina está comprometida, o que dificulta o controle do apetite e a conservação de energia, o que resulta em um ciclo de aumento do depósito de gordura por excesso de consumo alimentar e manutenção do estado inflamatório observado na obesidade.[15] Mas o que de fato desencadeia a inflamação na obesidade não é bem claro; podem ser vários fatores, dentre eles hipóxia tecidual, presença de antígenos intestinais na circulação, metabólitos gerados e interação dos adipócitos com a matriz extracelular (MEC).

Citocinas também são secretadas pelo tecido adiposo, tanto pelos adipócitos quanto por células que ali se acumulam na obesidade. Portanto, a obesidade é caraterizada por um estado de inflamação crônica de baixo grau, que gera aumento na produção de citocinas inflamatórias causado pelo excesso de nutrientes e pela alteração funcional dos adipócitos. O TNF-α foi o primeiro a ser descrito como fator inflamatório, pois é produzido no tecido adiposo proporcionalmente à sua expansão.[16] O TNF-α também favorece a via de ativação do fator nuclear kappa B (NF-kB, do inglês *nuclear factor kappa B*), o estímulo da via de sinalização da morte celular, atua inibindo a expressão do transportador de glicose GLUT-4 e induz aumento dos níveis de ácidos graxos livres (AGL), reduzindo a sensibilidade à insulina.[17]

A hipertrofia dos adipócitos aumenta a ocorrência de morte celular por necrose, e o aumento no número de adipócitos mortos impede a função adequada do tecido adiposo e induz inflamação, com aumento na secreção de TNF-α, IL-6, IL-8 e proteína quimiotática de monócitos 1 (MCP-1, do inglês *monocyte chemoattractant protein-1*). É essa elevação de citocinas pró-inflamatórias que leva à fosforilação do resíduo de serina no receptor de insulina 1 via sinalização por NF-kB e JNK e resulta na resistência à insulina.[18]

Em nível tecidual, podem ocorrer modificações na MEC, na vascularização, nos níveis de estresse oxidativo, no perfil de adipocinas secretadas e no estado inflamatório das células imunes ali infiltradas.[19] A modificação na MEC pode ser um fator limitante da elasticidade do tecido, alterando a capacidade de expansão para armazenamento de energia excedente e causando hipertrofia dos adipócitos (armazenamento de lipídios excedentes em adipócitos preexistentes), em vez da hiperplasia (aumento do número de adipócitos por meio do recrutamento de pré-adipócitos residentes).[20] A saturação da capacidade hipertrófica dos adipócitos em armazenar lipídios excedentes proporciona o aumento da concentração de ácidos graxos livres na circulação.[10]

Em circunstâncias normais, o tecido adiposo é considerado um tecido conjuntivo de baixa densidade e alta plasticidade. No entanto, no estado obeso, o conteúdo de fibras conectivas do tecido adiposo aumenta, principalmente o colágeno VI,[70] tornando a MEC mais rígida e com menor capacidade de expandir para depositar lipídios excedentes, o que também aumenta a concentração de AGL e o deposito de lipídios de forma ectópica em órgãos como fígado, músculo esquelético e pâncreas endócrino, resultando em desequilíbrio metabólico e lipotoxicidade.[10,19] Com relação aos metabólitos, observa-se aumento de AGL no tecido adiposo hipertrófico e na circulação. Esses ácidos graxos ativam vias de sinalização, como as do IKK-β e NF-κB, e das vias dos receptores do tipo Toll (TRL, do inglês *Toll-like receptors*), que também culminam em inflamação.[21]

Com relação à hipóxia, na obesidade, o tecido adiposo tem aumento da expressão de HIF-1α (do inglês *hypoxia-inducible factor 1-alpha*), que é o principal regulador da resposta a hipóxia tecidual. O aumento no tamanho dos adipócitos e a necrose tecidual leva à má oxigenação e aumenta a expressão de HIF-1α. Essa molécula foi investigada inicialmente na biologia de tumores com efeito indutor da angiogênese em resposta à hipóxia de genes-alvo, como VEGF-α (do inglês *vascular endothelial growth factor*) e angiopoietina 2, na qual permite ao tumor estabelecer um microambiente oxigenado e nutricionalmente enriquecido. Porém, no tecido adiposo, ao contrário do que acontece em tumores, o HIF-1α é incapaz de induzir a angiogênese, deixando o tecido adiposo menos oxigenado durante a obesidade, com menor circulação de oxigênio e maior predisposição à morte celular.[22] O HIF-1α, por sua vez, estimula uma série de fatores extracelulares, como colágenos (I, IV e VI),[23] que contribuem para a fibrose do tecido adiposo, o que gera perda da função tecidual. A soma de alterações contribui para a rigidez da MEC e para hipóxia do tecido adiposo, causando estresse celular e alterações metabólicas proeminentes da obesidade.

A obesidade mantém relação direta com alterações intestinais. A permeabilidade intestinal aumenta em camundongos em apenas uma semana de consumo de dieta obesogênica. Concomitantemente, ocorrem mudanças na microbiota intestinal e no perfil celular da lâmina própria e dos linfonodos mesentéricos.[24,25] A permeabilidade intestinal aumentada na obesidade é decorrente da diminuição da síntese de proteínas de junções firmes presentes entre as células do epitélio intestinal. Isso permite que haja maior translocação de bactérias e de produtos bacterianos, como o lipopolissacarídeo (LPS), para a corrente sanguínea e para o tecido adiposo, que são reconhecidos por possuírem receptores de padrões moleculares associados aos patógenos (PRR, do inglês *pattern recognition receptors*), como os TLR e os receptores do tipo NOD (NLR, do inglês *NOD-like receptors*), ativando a resposta imune inata e favorecendo o infiltrado celular no tecido adiposo fomentando a inflamação local.[26-28]

PARTICIPAÇÃO DO SISTEMA IMUNE NA INFLAMAÇÃO DO TECIDO ADIPOSO

Células imunes residentes no tecido adiposo, incluindo linfócitos T e B, macrófagos e células dendríticas, estão desreguladas no contexto da obesidade e estão associadas ao desenvolvimento de um sistema imunológico perturbado e à progressão da doença.[29]

A expansão do tecido adiposo decorrente do consumo de dieta hipercalórica é acompanhado não somente pela hipertrofia dos adipócitos, mas também pelo infiltrado de células provenientes da medula óssea, como macrófagos e neutrófilos, que são as primeiras células a chegar ao local.[18] Os neutrófilos rapidamente infiltram o tecido adiposo em resposta à dieta. Em camundongos, apenas uma semana de dieta rica em gordura é suficiente para atrair e ativar os neutrófilos a produzirem elastase e mieloperoxidase. Essas enzimas contribuem para a inflamação tecidual e a atração de outras células para o local.[30]

Em condições normais, os macrófagos residentes representam apenas 10% das células imunes presentes no tecido adiposo e são encontrados entre os adipócitos e ao longo da vasculatura. Já na obesidade, aumentam para até 50% da população celular em decorrência da migração de monócitos e se organizam principalmente ao redor de adipócitos em necrose, formando as conhecidas estruturas tipo coroa (Figura 1).[31] Os macrófagos residentes produzem mediadores como TNF-α, IL-1β e IL-10, com até 50% deles produzindo IL-10, o que contribui para remodelação tecidual, recrutamento de mais monócitos e interação com células imunes locais, como células T e as células linfoides inatas (ILC, do inglês *innate lymphoid cells*), sem necessariamente a ocorrência de inflamação. Além disso, a produção de IL-10 por macrófagos residentes impulsiona a expansão secundária e a sobrevivência de células Treg FOXP3+. Já no estado obeso, os níveis aumentados de sinalizadores de inflamação, como AGL, LPS, citocinas pró-inflamatórias e células mortas, favorecem a infiltração de monócitos com

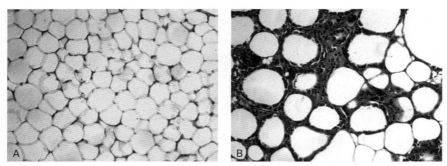

- **FIGURA 1.** Histologia do tecido adiposo saudável e não saudável. A: histologia do tecido adiposo epididimal de camundongos magros alimentados com dieta padrão (AIN93G). B: tecido adiposo epididimal de camundongos alimentados com dieta hipercalórica (HSB), contendo um alto nível de infiltração de células imunes e fibrose. Barras de escala: 100 μm.
Fonte: elaboração dos autores.

características pró-inflamatórias, e isso estimula ainda mais a migração de células da medula óssea para o tecido adiposo[17] (Figura 2).

Na obesidade, ocorre aumento na secreção de MCP-1 (CCL2), uma quimiocina responsável pela atração de monócitos para o tecido adiposo. Além disso, também ocorre a proliferação local de macrófagos. Os macrófagos são classicamente conhecidos em dois subtipos: M1, ou classicamente ativado, e M2, alternativamente ativado. No tecido adiposo, durante a obesidade, ocorre uma mudança do perfil de macrófagos de M2 para M1. Os macrófagos presentes no tecido adiposo sadio expressam genes relacionados à função anti-inflamatória e de remodelamento tecidual; na obesidade, ocorre aumento na expressão gênica para mediadores inflamatórios.[31,32] Além desses macrófagos, na obesidade existe ainda um fenótipo mais complexo, conhecido como macrófago metabolicamente ativado, induzido pelo excesso de metabólitos como glicose, palmitato e insulina. Esses macrófagos também apresentam um perfil misto de células inflamatórias e anti-inflamatórias.[33]

O acúmulo e a polarização de macrófagos no tecido adiposo induzem estresse no retículo endoplasmático e, juntamente com a transcrição de C/EBP, proteína homóloga e enzima requerente de inositol 1 (IRE1, do inglês *inositol-requiring enzyme 1*), acabam estimulando os macrófagos, desencadeando a ativação intracelular de NF-kB e proteína STAT3;[34] esses fatores culminam na secreção de citocinas inflamatórias constantemente produzidas na obesidade, como IL-6, TNF-α e IL-1β.[32]

Além dos macrófagos, as células T também aumentam de frequência na obesidade e apresentam uma correlação positiva com marcadores de inflamação

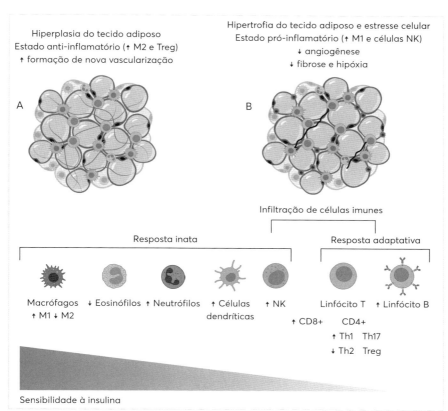

- **FIGURA 2.** Expansão do tecido adiposo branco durante a progressão da obesidade. A: em condições saudáveis, a expansão do tecido adiposo branco apresenta vascularização suficiente para atender à expansão e os adipócitos sofrem hiperplasia. Além disso, apresentam maior elasticidade e menor concentração de colágeno, principalmente do tipo IV, na matriz extracelular, o que favorece a expansão e a capacidade de estocar lipídios. O tecido adiposo em condições de homeostase é caracterizado por níveis elevados de células T reguladoras (células Treg) e macrófagos do tecido adiposo M2 e possui alta sensibilidade à insulina. B: o tecido adiposo branco em condições de obesidade apresenta hipertrofia dos adipócitos, o que favorece o acúmulo de colágeno na matriz extracelular, a ocorrência de fibrose e, consequentemente, a perda da capacidade de estocar lipídios de forma eficiente. Assim, os lipídios em excesso passam a ser estocados de forma ectópica, favorecendo o desenvolvimento de alterações metabólicas e comorbidades. O tecido adiposo não saudável também exibe um estado elevado de inflamação, com maior frequência de macrófagos pró-inflamatórios M1 quando comparados aos M2 anti-inflamatórios, bem como uma redução nas Treg. A formação de nova vasculatura para suportar a expansão do tecido adiposo também é prejudicada, e fibrose e hipóxia aumentadas são evidentes. Como resultado, o HIF-1α é induzido, o que, por sua vez, pode causar a indução de um programa fibrótico. Em última análise, os macrófagos em estágio M1 prevalecem, levando a um fenótipo inflamatório fortemente associado à resistência sistêmica à insulina.

Fonte: elaboração dos autores.

como IL-6 e proteína C reativa (PCR).[35] Tem sido demonstrado maior número de TCD4+, TCD8+ e níveis superiores de IFN-γ e TNF-α em camundongos obesos quando comparados aos homólogos magros, principalmente no tecido adiposo.[36] A infiltração de TCD8+ no tecido adiposo precede o acúmulo de macrófagos CX3CR1^{int}, que migram em direção ao tecido adiposo em resposta a maiores quantidades de AGL, glicose e conteúdo celular gerado pela apoptose, aumentando a inflamação. Além disso, as células TCD8+ promovem a diferenciação dos macrófagos.[37,38] As alterações na homeostase desse sistema contribuem para a produção de citocinas pró-inflamatórias, liberação de proteína quimiotática de monócitos 1 e 3 (MCP-1 e MCP-3), que criam um ciclo de recrutamento celular contínuo e inflamação constante no tecido adiposo.[39,40]

As células TCD4+ também se acumulam no tecido adiposo pela secreção de CCL5 e reconhecem antígenos via complexo de histocompatibilidade principal II (MHCII). A ativação dessas células no tecido adiposo em condições de excesso de nutrientes favorece sua diferenciação no fenótipo Th1, que produz principalmente IFN-γ.[37,41] Essas células Th1 produtoras de IFN-γ podem ser ativadas por HIF-1α na condição de hipóxia do tecido adiposo, que também leva à estimulação de células Th17 pela fosforilação de STAT3, que também são inflamatórias na obesidade.[22,29,42]

A diferenciação de linfócitos T em Th17 é impulsionada por várias citocinas, incluindo IL-6, IL-1-β, IL-21, TGF-β e IL-23, que ativam a expressão do fator de transcrição específico RORgt.[43] Th17 é caracterizado pela produção de IL-17, que se associa ao seu receptor em células imunes inatas e células epiteliais que, por sua vez, estimulam a produção de G-CSF e IL-8 (CXCL-8), levando ao recrutamento de neutrófilos. Além disso, durante sua expansão no local da inflamação, a IL-17 pode estimular a liberação de várias outras moléculas pró-inflamatórias, como IL-6, IL-21, IL-22, quimiocinas, metaloproteinases (MMP), TNF-α e GM-CSF, induzindo a expressão receptora IL-23 na superfície Th17.[44]

Já as Treg desempenham um papel essencial na regulação da resposta imune. Além disso, linfócitos Treg promovem a tolerância aos autoantígenos e previnem o aparecimento de doenças autoimunes e alergias.[45] Essas células são responsáveis pela secreção de várias citocinas, como TGF-β, IL-10 e IL-35, e pela produção de granzima B, que pode induzir apoptose de células efetoras e exercer efeito imunossupressor por meio de interações com seus dois receptores inibitórios LAG3 e receptores TIGIT.[46] A diferenciação das células T *naïve* em Treg é impulsionada pela sinalização TCR, na presença de TGF-β, IL-2 e outras moléculas coestimulatórias. No tecido adiposo, as Treg previnem distúrbios metabólicos por uma interação direta com macrófagos, reduzindo a inflamação local. Em condição de obesidade, a redução da expressão da molécula B7 parece diminuir diretamente a proliferação e a função das Treg, levando à quantidade excessiva de macrófagos pró-inflamatórios e ao desenvolvimento de resistência à insulina.[46]

O equilíbrio entre Treg e Th17 é importante na regulação da resposta inflamatória; em particular, um aumento de Th17 e/ou uma diminuição do Treg podem causar inflamação local e sistêmica ou doença autoimune. O TGF-β suporta a sobrevivência e função de ambas as células, porém IL-2, importante para a proliferação e função do Treg, inibe o desenvolvimento de Th17, o oposto de IL-21, que desempenha um papel na diferenciação de Th17 e suprime a geração de Treg.[47] Nesse cenário, dependendo do ambiente, os linfócitos *naïve* se diferenciam em células Treg ou Th17. Estudos na literatura têm demonstrado notavelmente que, em condições saudáveis, seu percentual é mantido em equilíbrio, mas essa proporção parece estar alterada em condições patológicas como a obesidade, que envolve uma redução acentuada de Treg e um aumento de Th17 no tecido adiposo.[48] Wen et al. mostraram que o percentual de Treg e a razão Treg/Th17 tendem a diminuir em pacientes com sobrepeso e obesos.[49]

Por outro lado, as células Th2 estão inversamente correlacionadas com a inflamação no tecido adiposo. A frequência das células CD4+GATA3+ no tecido adiposo é baixa na obesidade e as citocinas IL-4 e IL-13 favorecem a sensibilidade à insulina.[29,41,50] Essa relação de diminuição de células Th2 e aumento de células Th1 no tecido adiposo na obesidade é semelhante à dicotomia encontrada na resposta imune em algumas doenças infecciosas e traz a ideia de Th1 como inflamatória e Th2 como anti-inflamatória, o que nem sempre é verdade.

As células dendríticas (DC, do inglês *dendritic cells*) são consideradas sentinelas do sistema imune. Como células que apresentam antígenos, elas podem estimular a diferenciação de linfócitos T em células pró-inflamatórias Th1 ou em células Th2,[51] de acordo com o meio em que estão envolvidas. Na obesidade, o aumento de células dendríticas é diretamente proporcional à leptina no tecido adiposo. A leptina age induzindo aumento da secreção de citocinas pró-inflamatórias como IL-12, IL-6 e IL-1β e diminuindo a produção anti-inflamatória de IL-10 pelas células dendríticas.

Foi relatado que o recrutamento de células dendríticas para o tecido adiposo na obesidade também contribui para o estabelecimento de um estado inflamatório crônico.[52] Segundo Bertola et al.,[52] ocorre a presença de um subconjunto de células dendríticas que se correlacionam com o IMC e com o aumento de Th17 em pacientes obesos. Esse subconjunto de células dendríticas tem sido considerado um importante regulador da inflamação no tecido adiposo, promovendo a mudança para a resposta Th17 na resistência à insulina associada à obesidade.

As células NK são um subconjunto de linfócitos citotóxicos exercendo sua atividade citolítica produzindo moléculas como granzimas e perforinas. Uma vez ativadas, podem produzir citocinas pró ou anti-inflamatórias (IFN-γ, IL-6,

TNF-α e IL-10), fatores de crescimento (GM-CSF; G-CSF) e quimiocinas (CCL-2 e IL-8). Ao produzirem IFN-γ, as NK atuam no processo de inflamação estimulando a ativação de células dendríticas e a diferenciação de macrófagos M1.[53]

Diferentes estudos relataram aumento de NK no sangue periférico e/ou no tecido adiposo de pacientes obesos e com DM2 em comparação com indivíduos saudáveis.[54,55] Wensveen et al. descobriram que uma população fenotipicamente distinta de NK residente em tecidos representava um elo crucial entre o estresse adiposo induzido pela obesidade e a inflamação do tecido adiposo visceral.[56] Em modelo animal, Lee et al. mostraram que a NK regula os macrófagos no tecido adiposo promovendo resistência à insulina na obesidade e o consumo de dieta hipercalórica aumenta significativamente a frequência e a quantidade de células NK no tecido adiposo do epidídimo. Em animais sem células NK, ocorre aumento na expressão de genes anti-inflamatórios, como o da IL-10.[57] Portanto, as células do sistema imune estão diretamente envolvidas na patogênese da obesidade (Quadro 1).

Assim, o acúmulo de gordura na obesidade acaba por favorecer o depósito de lipídios também em tecidos ectópicos, como os órgãos linfoides, o que compromete sua arquitetura e funcionalidade tanto nos órgãos linfoides primários quanto nos secundários.[58] Na medula óssea o acúmulo de lipídios reduz a hematopoiese e, no timo, a timopoiese, somada a uma diversidade restrita de repertórios de receptores de células T no timo.[58] A obesidade também leva à redução da migração de células apresentadoras de antígenos (APC, do inglês *antigen-presenting cells*) para linfonodos periféricos e consequente diminuição da diferenciação de linfócitos T. Essas alterações levam a disfunção dos órgãos imunes, distribuição inadequada das populações de leucócitos e modificação na atividade dos linfócitos, o que pode afetar a resposta imune contra patógenos, a regulação da resposta imune aos antígenos da dieta e da microbiota e resultar em disbiose. Assim, a obesidade se torna um fator de risco para diferentes doenças.

CONSEQUÊNCIAS DA OBESIDADE

O estado inflamatório de baixa intensidade resultante das alterações morfológicas e metabólicas da obesidade aparece intimamente relacionado com a suscetibilidade a outras doenças crônicas não transmissíveis, como diabetes tipo 2,[59] doença hepática gordurosa não alcoólica,[60] asma,[61] infertilidade,[62] doenças cardiovasculares,[63] câncer[64,65] e suscetibilidade a algumas infecções,[66] assim como diversas síndromes genéticas que causam diferentes sintomas, muitas ainda não muito conhecidas.[67] Aqui serão discutidos os mecanismos imunes que desencadeiam algumas dessas doenças.

Diabetes tipo 2

Variações na sensibilidade à insulina são comumente observadas durante o ciclo de vida normal, como na puberdade ou gravidez, e tanto a obesidade como o diabetes tipo 2 (diabetes *mellitus* não insulino-dependente) estão associadas à resistência à insulina, porém alguns indivíduos obesos e resistentes à insulina não chegam a desenvolver hiperglicemia,[68] diferentemente de outros que apresentam hiperglicemia. A resistência à insulina estimula a hiperplasia das células beta pancreáticas, a fim de compensar a diminuição da sensibilidade aos hormônios. A superprodução inicial de insulina é seguida pela morte das células beta e diminuição da secreção de insulina.[69]

A patogênese do diabetes tipo 2 inicia-se com inflamação do tecido adiposo após a hipertrofia dos adipócitos, que culmina na liberação de citocinas e adipocinas, além de alterações na composição das células, levando a uma ativação fenotípica de um estado pró-inflamatório, como citado anteriormente. Os adipócitos e as células do sistema imune atuam cooperativamente para produzir citocinas e quimiocinas que mobilizam o rápido recrutamento de macrófagos inflamatórios e interagem com esses macrófagos para alterar seu estado de ativação, levando a um desequilíbrio entre linfócitos TH2 e Treg, que ativam macrófagos M2 com marcadores canônicos (Arg1, CD206 e CD301) anti-inflamatórios, e entre linfócitos TH1 e TH17, que ativam macrófagos M1 pró-inflamatórios, que expressam Nos2, TNF-α e Itgax, que prejudicam diretamente a atividade da insulina.[34] A expressão de CXCL12, CCR5 e semaforina 3E promove o recrutamento de macrófagos que também são estimulados a proliferar na presença de IL-4, IL-13 e GM-CSF e tem sua infiltração no tecido induzida pela via CCL2/CCR2.[70] Os macrófagos estimulados por esse perfil podem fagocitar adipócitos mortos pela exocitose lisossomal, que induz a expressão de IL-1β e IL-6, que pode ser induzida pela NADPH oxidase 2, e os exossomos de macrófagos de tecidos obesos também contêm miR-155, que age como alvo para o PPAR-γ, bloqueando sua ação, o que leva à resistência à insulina.[71] Além de fatores derivados de adipócitos, o aumento de TNF-α, IL6, IL-1β e MCP-1 de macrófagos pode atuar por meio de processos clássicos mediados pelas vias JNK e IKK-β/NF-κβ, que resultam na regulação positiva de potenciais mediadores de inflamação que levam à resistência à insulina, assim como vias que envolvem a supressão de sinalização de citocinas (SOCS) e da óxido nítrico sintase induzível (iNOS, do inglês *inducible nitric oxide synthase*).[72] O desencadeamento da resistência à insulina é mediado em especial por duas citocinas, a IL-1β e a IL-6. A IL-6 é liberada e seu excesso resultante da obesidade leva ao comprometimento da sinalização do receptor de insulina por inibir a fosforilação do resíduo de tirosina do receptor no fígado e no tecido adiposo.

Já no tecido esquelético, reduz a captação de glicose via redução da atividade do receptor de insulina por ativação da via JNK.[73] A relação entre IL-1β e diabetes tipo 2 é via morte das células beta pancreáticas. A IL-1β possui uma ação apoptótica mediada pela ativação de NF-kB nas células beta pancreáticas, o que gera diminuição da secreção de insulina. Além disso, o excesso de produção de IL-1β inibe o transporte de GLUT-4 para a membrana celular do adipócito.[73] Assim, a inflamação iniciada no tecido adiposo é a responsável pela ocorrência do diabetes tipo 2 na obesidade.

Doenças cardiovasculares

Os principais efeitos da obesidade na saúde cardiovascular são destacados nos riscos apresentados pelo desenvolvimento de síndrome metabólica com resistência à insulina, dislipidemia e hipertensão, de maneira que a obesidade associada a esses fatores pode levar a progressão da placa aterosclerótica, maior taxa de remodelação ventricular e maior risco de incidências como acidente vascular encefálico, infarto do miocárdio e insuficiência cardíaca.[74]

Como já mencionado, o estado inflamatório de baixa intensidade gerado pela obesidade ocasiona diversas alterações teciduais e imunológicas. A obesidade e suas comorbidades têm um efeito devastador na função vascular e criam condições que favorecem as doenças cardiovasculares por meio de muitos mecanismos, incluindo deposição ectópica de lipídios, hiperglicemia e o desenvolvimento de um estado pró-inflamatório.

Durante a presença desse estado pró-inflamatório, o nível elevado de leptina acarreta desregulação da sinalização de seu receptor LEPR no hipotálamo, impedindo a regulação da ingestão de alimentos, diminuindo o gasto de energia e a liberação de hormônios, e ativando a sinalização da via JAK2/STAT3, em que a STAT3 atua inibindo a supressão de SOCS3, que se liga ao resíduo Tyr985 fosforilado no LEPR prejudicando a sinalização induzida por leptina e aumentando seus níveis séricos. A leptina também atua nas células T promovendo um aumento na secreção de citocinas do tipo Th1, como TNF-α, IL1-β e IL-6, e suprimindo a produção de citocinas do tipo Th2, como a IL-4.[75] Além disso, a leptina age aumentando a agregação plaquetária, favorecendo a trombose arterial. Outras adipocinas, como PAI-1 e vistatina, também interferem na ocorrência de doenças cardiovasculares.

A maior produção dessas citocinas pró-inflamatórias desencadeia expressão de genes pró-inflamatórios, pró-coagulantes e proliferativos, contribuindo para o maior desenvolvimento de aterosclerose, e em células de músculo liso o TNF-α induz rápida proliferação, migração e apoptose, além da expressão de moléculas de adesão como E-selectina e ICAM-1 em células endoteliais das artérias.[76]

O estresse oxidativo desencadeado pelo acúmulo de metabólitos no plasma com o aumento de ácidos graxos circulantes também tem papel fundamental na gênese da aterosclerose.[77] O aumento da LDL circulante na íntima das artérias aumenta as chances de deposição dessa gordura e a oxidação da LDL faz com que essa lipoproteína possa ser captada por macrófagos que se transformam em células espumosas e ficam aderidas à íntima da artéria pelo aumento de expressão de E-selectina e ICAM. Assim, esses macrófagos e células dendríticas ali presentes acabam apresentando antígenos aos linfócitos T, que os diferencia em Th1 e Th17, estimulando ainda mais a lesão tecidual e a proliferação de células da musculatura lisa e de fibroblastos. Esses fatores podem levar à interrupção do fluxo sanguíneo ou ao deslocamento da placa, causando o infarto.[77-79]

Portanto, a presença e atuação de fatores pró-inflamatórios e oxidantes levam ao desenvolvimento de aterosclerose e agressões cardíacas como isquemia ou insuficiência cardíaca, que culminam nas principais doenças cardiovasculares.

Doença hepática gordurosa não alcoólica

Obesidade, hiperlipidemia e diabetes *mellitus* tipo 2 são frequentemente associadas à doença hepática gordurosa não alcoólica (DHGNA), uma forma de disfunção hepática caracterizada por um acúmulo anormal de lipídios nos hepatócitos que inicialmente causa esteatose simples, levando ao processo de infiltração de células imunes e inflamação do fígado, tendo como consequência comum uma esteato-hepatite não alcoólica que pode progredir para fibrose hepática e, consequentemente, cirrose.[80]

Durante o estado inflamatório de baixa intensidade característico da obesidade, a presença de citocinas como TNF-α e IL-6 faz com que haja ativação das células de Kupffer, das células dendríticas e das células estreladas hepáticas que liberam citocinas pró-inflamatórias como IL-1β e quimiocinas como a CCL2, que ocasionam um sinal de inflamação no ambiente hepático pelo infiltrado progressivo de neutrófilos, monócitos, linfócitos e, principalmente, macrófragos.[81] No fígado, essas células imunes liberam mais citocinas IL-1, IL-6 e TNF-α, que interagem com adipocinas, afetando mais o equilíbrio entre Th1/Th2, o que intensifica o processo inflamatório e contribui para o processo de fibrogênese que acontece quando a inflamação se prolonga, como no caso da obesidade. Durante a fibrogênese, as células imunes dialogam com células cicatrizantes, incluindo células endoteliais ativadas e miofibroblastos que expressam actina e diversos tipos de colágeno, levando à deposição da matriz extracelular dentro do fígado, o que gera a lesão hepática. Em circunstâncias normais, um mecanismo de contrarregulação, visando à regeneração tecidual, é ativado, levando à substituição de hepatócitos submetidos à morte celular ou apoptose, porém quando esse mecanismo falha, em decorrência de um estado inflamatório como a obesidade, ocorrem esteatose, lesão hepática e fibrose, e, consequentemente, a DHGNA.[82]

Efeitos em órgãos linfoides

Como parte importante do sistema imunológico, os órgãos linfoides demonstram importância no contexto da obesidade e seu estado inflamatório de baixa intensidade. O timo é um órgão linfoide primário do sistema imunológico que promove o desenvolvimento de células T e normalmente sofre uma involução com a idade; porém, foi demonstrada uma relação entre o grau de infiltração gordurosa no timo e a obesidade.[83] Já a medula óssea é um órgão linfoide que abriga células de linhagens hematopoiéticas e mesenquimais em vários estados de diferenciação onde também residem adipócitos derivados de células-tronco mesenquimais. Nesse meio celular diverso, os adipócitos da medula óssea influenciam em decisões de comprometimento e seleção das linhagens celulares ao interagir com células-tronco progenitoras e são afetados por alterações ambientais como a obesidade.[84] O baço, outro órgão linfoide do corpo, desempenha um importante papel na função imunológica relacionado à maturação de células B e plasmócitos. Na obesidade, essas células apresentam diminuição da expressão de citocinas pró-inflamatórias como IL-6 e TNF-α, e de citocinas anti-inflamatórias como a IL-10,[85,86] e, quanto aos linfonodos, a obesidade leva a comprometimento significativo do sistema linfático, refletido na diminuição do fluxo linfático, mudanças na arquitetura do linfonodo e comprometimento da migração de células.[87,88]

Suscetibilidade à infecção

A atribuição da obesidade como fator de risco para infecções começou a ser mais discutida durante a pandemia de H1N1,[89] na qual se observou que pacientes obesos costumam apresentar um prognóstico mais grave da doença. Recentemente, com a pandemia de Covid-19, evidenciou-se um agravamento nos casos em pacientes obesos. De modo geral, a obesidade é uma condição que acarreta alterações metabólicas, mas também induz uma série de alterações na resposta imune inata e adaptativa que podem predispor o indivíduo a inúmeras infecções, bem como comprometer sua capacidade de lidar com elas. A deficiência de vitamina D também vem sendo apontada como um dos motivos para maior gravidade de infecções em pacientes obesos.[90]

Em modelo animal, um dos primeiros estudos utilizando a bactéria Gram-negativa *Klebsiella pneumoniae* mostrou que os macrófagos alveolares de camundongos obesos tinham sua função de fagocitose prejudicada, comprometendo a resolução da inflamação pulmonar e resultando no agravamento da doença.[91] Diversos estudos posteriores mostraram que animais obesos geralmente têm níveis de secreção de citocinas desbalanceados e um pior prognóstico quando comparados aos animais magros.[66] A inflamação crônica iniciada principalmente a partir do tecido adiposo tende a interferir na resposta imunológica anti-infecciosa. Estudos em camundongos obesos infectados pelo vírus influenza mostraram que os animais apresentaram maior taxa de mortalidade. Em resumo, as células dendríticas falham na apresentação do antígeno às células T, de modo a diminuir a produção de IFN-α/IFN-β e ocasionar a diminuição de células importantes na eliminação viral, como NK e TCD8+, no local da infecção. Além disso, há o comprometimento na ativação de macrófagos M1, na produção de TNF-α e na produção de anticorpos, tornando a influenza mais grave.[92] A deficiência de vitamina D em obesos também pode estar relacionada com essa deficiência na resposta imune. De fato, a vitamina D é essencial para a atividade das células da imunidade inata, especialmente células dendríticas e macrófagos. A ausência da vitamina inibe a produção de citocinas com atividade inflamatória, como IL-1β e IL-6, além de prejudicar a maturação de células dendríticas, interferindo diretamente na apresentação do antígeno e no resultado da infecção.[93] Muitas dessas observações, principalmente relacionadas à vitamina D,[94] já foram levadas em consideração para o vírus SARS-CoV-2 e são muito úteis para o entendimento da síndrome, porém estudos posteriores ainda precisam elucidar o porquê de a obesidade ser fator de risco para essa doença.

Como descrito anteriormente, há um mecanismo geral por trás dessas alterações relacionadas à obesidade, porém ainda há muito o que explorar. Deve-se levar em conta também que a maneira como o excesso de gordura altera a resposta imunológica varia de acordo com cada indivíduo, e ainda mais desafiador é correlacionar e estudar essa condição atrelada a uma determinada infecção. Em caso de doenças parasitárias, por exemplo, estudos com *Leishmania major* mostraram que camundongos C57B/6 obesos têm maior resposta inflamatória, principalmente com elevados níveis de IL-17 nos linfonodos drenantes, porém essa resposta não é eficiente para combater o parasita e ainda parece não ser bem regulada, resultando em maior dano tecidual e, consequentemente, um pior prognóstico do animal.[95]

O fato de a obesidade ser um evento com alterações tão profundas em todo o organismo faz com que o estudo do tema seja desafiador, porém, de maneira geral, pode-se afirmar que a obesidade é um agravante para doenças infecciosas e com o aumento de pacientes obesos no mundo juntamente com as recentes pandemias, pesquisas relacionadas ao tema tornam-se ainda mais relevantes.

- **QUADRO 1.** Células imunes na obesidade

Células	Principais citocinas e produtos	Frequência no tecido adiposo	Referências
Macrófagos M1	TNF-α, IL-6, MIP	↑↑↑	Castoldi et al., 2016;[96] Weisberg et al., 2003[97]
Macrófagos M2	IL-10, IL-2, arginase 1	↓	Lumeng et al., 2007;[32] Castoldi et al., 2016[96]
Células dendríticas	IL-1β, IL-6, IL-12	↑↑	Bertola et al., 2012;[52] Cho et al., 2016[98]
Neutrófilos	Granzimas, lizosimas, perforinas MPO, IL-1β, TNF-α	?	Silva et al., 2019[99]
Eosinófilos	IL-2, IL-4, IL-10, TGF-β	?	Silva et al., 2019[99]
Linfócitos CD4			
Th1	IFN-γ	↑	Strissel et al., 2010;[37] McLaughlin et al., 2014[100]
Th2	IL-4, IL-5, IL-13	↓	McLaughlin et al., 2014[100]
Th17	IL-17, IL-21, IL-22	↑	McLaughlin et al., 2014;[100] Luczynski et al., 2015[101]
Treg	IL-10, TGF-β	↓	McLaughlin et al., 2014;[100] Maioli et al., 2016[102]
Linfócitos CD8	Perforinas, granzimas, IFN-γ	↑	Nishimura et al., 2009[39]
Células NK	TNF-α, IFNγ	↓	Bähr et al., 2020[103]
Linfócitos B	IgG	↑	Winer et al., 2011[104]

IFN-γ: interferon gama; IL: interleucina; MPO: mieloperoxidase; NK: *natural killer*; TGF-β: fator de crescimento transformante beta; TNF-α: fator de necrose tumoral alfa.

REFERÊNCIAS

1. Brasil. Ministério da Saúde. Secretaria de Vigilância em Saúde. Departamento de Análise em Saúde e Vigilância de Doenças Não Transmissíveis. Vigitel Brasil 2019: vigilância de fatores de risco e proteção para doenças crônicas por inquérito telefônico: estimativas sobre frequência e distribuição sociodemográfica de fatores de risco e proteção para doenças crônicas nas capitais dos 26 estados brasileiros e no Distrito Federal em 2019 [recurso eletrônico]. Brasília: Ministério da Saúde; 2020.
2. Ampofo AG, Boateng EB. Beyond 2020: Modelling obesity and diabetes prevalence. Diabetes Res Clin Pract. 2020;167:108362.
3. Di Cesare M, Bentham J, Stevens GA, Zhou B, Danaei G, Lu Y, et al. Trends in adult body-mass index in 200 countries from 1975 to 2014: a pooled analysis of 1698 population-based measurement studies with 19.2 million participants. Lancet. 2016;387(10026):1377-96.
4. Hassan M, Latif N, Yacoub M. Adipose tissue: friend or foe? Nat Rev Cardiol. 2012;9(12):689-702.

5. Kanneganti TD, Dixit VD. Immunological complications of obesity. Nat Immunol. 2012;13(8):707-12.
6. Marcelin G, Ferreira A, Liu Y, Atlan M, Aron-Wisnewsky J, Pelloux V, et al. A PDGFRα-mediated switch toward CD9high adipocyte progenitors controls obesity-induced adipose tissue fibrosis. Cell Metab. 2017;25(3):673-85.
7. Cristancho AG, Lazar MA. Forming functional fat: a growing understanding of adipocyte differentiation. Nat Rev Mol Cell Biol. 2011;12(11):722-34.
8. Tchkonia T, Lenburg M, Thomou T, Giorgadze N, Frampton G, Pirtskhalava T, et al. Identification of depot-specific human fat cell progenitors through distinct expression profiles and developmental gene patterns. Am J Physiol Endocrinol Metab. 2007;292:E298-307.
9. Tchkonia T, Thomou T, Zhu Y, Karagiannides I, Pothoulakis C, Jensen MD, et al. Mechanisms and metabolic implications of regional differences among fat depots. Cell Metab. 2013;17(5):644-56.
10. Sun K, Kusminski CCM, Scherer PEP. Adipose tissue remodeling and obesity. J Clin Invest. 2011;121(6):2094-101.
11. Andersen CJ, Murphy KE, Fernandez ML. Impact of obesity and metabolic syndrome on immunity. 2016;7(1):66-75.
12. Torre-Villalvazo I, Bunt AE, Alemán G, Marquez-Mota CC, Diaz-Villaseñor A, Noriega LG, et al. Adiponectin synthesis and secretion by subcutaneous adipose tissue is impaired during obesity by endoplasmic reticulum stress. J Cell Biochem. 2018;(April 2017).
13. Tilg H, Moschen AR. Adipocytokines: mediators linking adipose tissue, inflammation and immunity. Nat Rev Immunol. 2006;6:772-83.
14. Ye R, Scherer PE. Adiponectin, driver or passenger on the road to insulin sensitivity? Mol Metab. 2013;2(3):133-41.
15. Pucino V, De Rosa V, Procaccini C, Matarese G. Regulatory T cells, leptin and angiogenesis. Chem Immunol Allergy. 2014;99:155-69.
16. Hotamisligil GS, Shargill NS, Spiegelman BM. Adipose expression of tumor necrosis factor-alpha: direct role in obesity-linked insulin resistance. Science. 1993;259(5091):87-91.
17. Gomez-Hernandez A, Beneit N, Diaz-Castroverde S, Escribano O, Gómez-Hernández A, Beneit N, et al. Differential role of adipose tissues in obesity and related metabolic and vascular complications. Int J Endocrinol. 2016;2016:1-15.
18. Choe SS, Huh JY, Hwang IJ, Kim JI, Kim JB. Adipose tissue remodeling: its role in energy metabolism and metabolic disorders. Front Endocrinol (Lausanne). 2016;7:30.
19. Kusminski CM, Bickel PE, Scherer PE. Targeting adipose tissue in the treatment of obesity-associated diabetes. Nat Rev Drug Discov. 2016;15(9):639-60.
20. Jo J, Gavrilova O, Pack S, Jou W, Mullen S, Sumner AE, et al. Hypertrophy and/or hyperplasia: dynamics of adipose tissue growth. PLoS Comput Biol. 2009;5(3).
21. Baker RG, Hayden MS, Ghosh S. NF-kB, inflammation, and metabolic disease. Cell Metab. 2011;13(1):11-22.
22. Halberg N, Khan T, Trujillo ME, Wernstedt-Asterholm I, Attie AD, Sherwani S, et al. Hypoxia-inducible factor 1alpha induces fibrosis and insulin resistance in white adipose tissue. Mol Cell Biol. 2009;29(16):4467-83.
23. Sun K, Tordjman J, Clément K, Scherer PE. Fibrosis and adipose tissue dysfunction. Cell Metab. 2013;18(4):470-7.
24. Amar J, Chabo C, Waget A, Klopp P, Vachoux C, Bermúdez-Humarán LG, et al. Intestinal mucosal adherence and translocation of commensal bacteria at the early onset of type 2 diabetes: molecular mechanisms and probiotic treatment. EMBO mol Med. 2011;3(9):559-72.
25. Cani PD, Bibiloni R, Knauf C, Waget A, Neyrinck AM, Delzenne NM, et al. Changes in gut microbiota control metabolic endotoxemia-induced inflammation in high-fat diet-induced obesity and diabetes in mice. Diabetes. 2008;57(6):1470-81.
26. Kim KA, Gu W, Lee IA, Joh EH, Kim DH. High fat diet-induced gut microbiota exacerbates inflammation and obesity in mice via the TLR4 signaling pathway. PLoS One. 2012;7(10):e47713.

27. Luck H, Tsai S, Chung J, Clemente-Casares X, Ghazarian M, Revelo XS, et al. Regulation of obesity-related insulin resistance with gut anti-inflammatory agents. Cell Metab. 2015;21(4):527-42.
28. Maioli TU, Borras-Nogues E, Torres L, Barbosa SC, Martins VD, Langella P, et al. Possible benefits of Faecalibacterium prausnitzii for obesity-associated gut disorders. Front Pharmacol. 2021;12:740636.
29. Liu R, Nikolajczyk BS. Tissue immune cells fuel obesity-associated inflammation in adipose tissue and beyond. Front Immunol. 2019;10:1587.
30. Elgazar-Carmon V, Rudich A, Hadad N, Levy R. Neutrophils transiently infiltrate intra-abdominal fat early in the course of high-fat feeding. J Lipid Res. 2008;49(9):1894-903.
31. Daemen S, Schilling JD. The interplay between tissue niche and macrophage cellular metabolism in obesity. Front Immunol. 2020;10:1-16.
32. Lumeng CN, Bodzin JL, Saltiel AR. Obesity induces a phenotypic switch in adipose tissue macrophage polarization. J Clin Invest. 2007;117(1):175-84.
33. Kratz M, Coats BR, Hisert KB, Hagman D, Mutskov V, Peris E, et al. Metabolic dysfunction drives a mechanistically distinct pro-inflammatory phenotype in adipose tissue macrophages. Cell Metab. 2014;20(4):614-25.
34. Lu J, Zhao J, Meng H, Zhang X. Adipose tissue-resident immune cells in obesity and type 2 diabetes. Front Immunol. 2019;10:1173.
35. Mzimela NC, Ngubane PS, Khathi A. The changes in immune cell concentration during the progression of pre-diabetes to type 2 diabetes in a high-fat high-carbohydrate diet-induced pre-diabetic rat model. Autoimmunity. 2019;52(1):27-36.
36. Lumeng CN, Bodzin JL, Saltiel AR. Obesity induces a phenotipic switch in adipose tissue macrophage polarization. J Clin Invest. 2007;117(1):175-84.
37. Strissel KJ, DeFuria J, Shaul ME, Bennett G, Greenberg AS, Obin MS. T-cell recruitment and Th1 polarization in adipose tissue during diet-induced obesity in C57BL/6 mice. Obesity (Silver Spring). 2010;18(10):1918-25.
38. Jovicic N, Jeftic I, Jovanovic I, Radosavljevic G, Arsenijevic N, Lukic ML, et al. Differential immunometabolic phenotype in Th1 and Th2 dominant mouse strains in response to high-fat feeding. PLoS One. 2015;10(7):1-21.
39. Nishimura S, Manabe I, Nagasaki M, Eto K, Yamashita H, Ohsugi M, et al. CD8+ effector T cells contribute to macrophage recruitment and adipose tissue inflammation in obesity. Nat Med. 2009;15(8):914-20.
40. Zhu J, Yamane H, Paul WE. Differentiation of effector CD4+ T cell populations. Annu Rev Immunol. 2010;28(1):445-89.
41. Zeyda M, Huber J, Prager G, Stulnig TM. Inflammation correlates with markers of T-cell subsets including regulatory T cells in adipose tissue from obese patients. Obesity (Silver Spring). 2011;19:743-8.
42. Endo Y, Asou HK, Matsugae N, Hirahara K, Shinoda K, Tumes DJ, et al. Obesity drives Th17 cell differentiation by inducing the lipid metabolic kinase, ACC1. Cell Rep. 2015;12(6):1042-55.
43. Wang M, Chen F, Wang J, Zeng Z, Yang Q, Shao S. Th17 and Treg lymphocytes in obesity and type 2 diabetic patients. Clin Immunol. 2018;197:77-85.
44. Ivanov II, McKenzie BS, Zhou L, Tadokoro CE, Lepelley A, Lafaille JJ, et al. The orphan nuclear receptor RORγt directs the differentiation program of proinflammatory IL-17+ T helper cells. Cell. 2006;126(6):1121-33.
45. O'Garra A, Vieira P. Regulatory T cells and mechanisms of immune system control. Nat Med. 2004;10(8):801-5.
46. Lord SJ, Rajotte RV, Korbutt GS, Bleackley RC. Granzyme B: a natural born killer. Immunol Rev. 2003;193:31-8.
47. Ryba-Stanisławowska M, Skrzypkowska M, Myśliwiec M, Myśliwska J. Loss of the balance between CD4+Foxp3+ regulatory T cells and CD4+IL17A+ Th17 cells in patients with type 1 diabetes. Hum Immunol. 2013;74(6):701-7.

48. Pandolfi JB, Ferraro AA, Sananez I, Gancedo MC, Baz P, Billordo LA, et al. ATP-induced inflammation drives tissue-resident Th17 cells in metabolically unhealthy obesity. J Immunol. 2016;196(8):3287-96.
49. Wen J, Liu Q, Liu M, Wang B, Li M, Wang M, et al. Increasing imbalance of Treg/Th17 indicates more severe glucose metabolism dysfunction in overweight/obese patients. Arch Med Res. 2021;52(3):339-47.
50. Kintscher U, Hartge M, Hess K, Foryst-Ludwig A, Clemenz M, Wabitsch M, et al. T-lymphocyte infiltration in visceral adipose tissue: a primary event in adipose tissue inflammation and the development of obesity-mediated insulin resistance. Arterioscler Thromb Vasc Biol. 2008;28:1304-10.
51. Richard C, Wadowski M, Goruk S, Cameron L, Sharma AM, Field CJ. Individuals with obesity and type 2 diabetes have additional immune dysfunction compared with obese individuals who are metabolically healthy. BMJ Open Diabetes Res Care. 2017;5(1):1-9.
52. Bertola A, Ciucci T, Rousseau D, Bourlier V, Duffaut C, Bonnafous S, et al. Identification of adipose tissue dendritic cells correlated with obesity-associated insulin-resistance and inducing Th17 responses in mice and patients. Diabetes. 2012;61(9):2238-47.
53. O'Sullivan TE, Sun JC, Lanier LL. Natural killer cell memory. Cell Rep. 2015;43(4):634-45.
54. Viel S, Besson L, Charrier E, Marçais A, Disse E, Bienvenu J, et al. Alteration of natural killer cell phenotype and function in obese individuals. Clin Immunol. 2017;177:12-7.
55. Wouters K, Gaens K, Bijnen M, Verboven K, Jocken J, Wetzels S, et al. Circulating classical monocytes are associated with CD11c+ macrophages in human visceral adipose tissue. Sci Rep. 2017;7(1):42665.
56. Wensveen FM, Jelenčić V, Valentić S, Šestan M, Wensveen TT, Theurich S, et al. NK cells link obesity-induced adipose stress to inflammation and insulin resistance. Nat Immunol. 2015;16(4):376-85.
57. Lee B, Kim M, Pae M, Yamamoto Y, Eberlé D, Shimada T, et al. To promote insulin resistance in obesity. Cell Metabolism. 2017;23(4):685-98.
58. Yang H, Youm YH, Vandanmagsar B, Rood J, Kumar KG, Butler AA, et al. Obesity accelerates thymic aging. Blood. 2009;114(18):3803-12.
59. Golay A, Ybarra J. Link between obesity and type 2 diabetes. Best Pract Res Clin Endocrinol Metab. 2005;19(4):649-63.
60. Brunner KT, Henneberg CJ, Wilechansky RM, Long MT. Nonalcoholic fatty liver disease and obesity treatment. Curr Obes Rep. 2019;8(3):220-8.
61. Peters U, Dixon A, Forno E. Obesity and asthma. Physiol Behav. 2016;176(1):100-6.
62. Broughton DE, Moley KH. Obesity and female infertility: potential mediators of obesity's impact. Fertil Steril. 2017;107(4):840-7.
63. Vecchié A, Dallegri F, Carbone F, Bonaventura A, Liberale L, Portincasa P, et al. Obesity phenotypes and their paradoxical association with cardiovascular diseases. Eur J Intern Med. 2018;48:6-17.
64. Avgerinos KI, Spyrou N, Mantzoros CS, Dalamaga M. Obesity and cancer risk: Emerging biological mechanisms and perspectives. Metabolism. 2019;92:121-35.
65. Kolb R, Sutterwala FS, Zhang W. Obesity and cancer: inflammation bridges the two. Physiol Behav. 2017;176(1):100-6.
66. Torres L, Martins VD, Maria A, Faria CD, Maioli TU. The intriguing relationship between obesity and infection. J Infect. 2018;1(1):6-10.
67. Kaur Y, de Souza RJ, Gibson WT, Meyre D. A systematic review of genetic syndromes with obesity. Obes Rev. 2017;18(6):603-34.
68. Kahn SE, Hull RL, Utzschneider KM. Mechanisms linking obesity to insulin resistance and type 2 diabetes. Nature. 2006;444(7121):840-6.
69. Dandona P, Aljada A, Chaudhuri A, Mohanty P, Garg R. Metabolic syndrome: a comprehensive perspective based on interactions between obesity, diabetes, and inflammation. Circulation. 2005;111(11):1448-54.

70. Kanda H, Tateya S, Tamori Y, Kotani K, Hiasa K, Kitazawa R, et al. MCP-1 contributes to macrophage infiltration into adipose tissue, insulin resistance, and hepatic steatosis in obesity. J Clin Invest. 2006;116(6):1494.
71. Coats BR, Schoenfelt KQ, Barbosa-Lorenzi VC, Peris E, Cui C, Hoffman A, et al. Metabolically activated adipose tissue macrophages perform detrimental and beneficial functions during diet-induced obesity. Cell Rep. 2017;20(13):3149-61.
72. Mooney RA, Senn J, Cameron S, Inamdar N, Boivin LM, Shang Y, et al. Suppressors of cytokine signaling-1 and -6 associate with and inhibit the insulin receptor: a potential mechanism for cytokine-mediated insulin resistance. J Biol Chem. 2001;276(28):25889-93.
73. Zatterale F, Longo M, Naderi J, Raciti GA, Desiderio A, Miele C, et al. Chronic adipose tissue inflammation linking obesity to insulin resistance and Type 2 diabetes. Front Physiol. 2020;10:1-20.
74. Piché ME, Tchernof A, Després JP. Obesity phenotypes, diabetes, and cardiovascular diseases. Circ Res. 2020;1477-500.
75. Mori H, Hanada R, Hanada T, Aki D, Mashima R, Nishinakamura H, et al. Socs3 deficiency in the brain elevates leptin sensitivity and confers resistance to diet-induced obesity. Nat Med. 2004;10(7):739-43.
76. Kleinbongard P, Heusch G, Schulz R. TNFα in atherosclerosis, myocardial ischemia/reperfusion and heart failure. Pharmacol Ther. 2010;127(3):295-314.
77. Van Gaal LF, Mertens IL, De Block CE. Mechanisms linking obesity with cardiovascular disease. Nature. 2006;444(7121):875-80.
78. Barrett TJ. Macrophages in atherosclerosis regression. Arterioscler Thromb Vasc Biol. 2020;40(1):20-33.
79. Fuentes E, Fuentes F, Vilahur G, Badimon L, Palomo I. Mechanisms of chronic state of inflammation as mediators that link obese adipose tissue and metabolic syndrome. Mediators Inflamm. 2013;2013:136584.
80. Serra D, Mera P, Malandrino MI, Mir JF, Herrero L. Mitochondrial fatty acid oxidation in obesity. Antioxidants Redox Signal. 2013;19(3):269-84.
81. Nati M, Haddad D, Birkenfeld AL, Koch CA, Chavakis T, Chatzigeorgiou A. The role of immune cells in metabolism-related liver inflammation and development of non-alcoholic steatohepatitis (NASH). Rev Endocr Metab Disord. 2016;17(1):29-39.
82. Polyzos SA, Kountouras J, Mantzoros CS. Obesity and nonalcoholic fatty liver disease: from pathophysiology to therapeutics. Metabolism. 2019;92:82-97.
83. Harrington KA, Kennedy DS, Tang B, HicKie C, Phelan E, Torreggiani W, et al. Computed tomographic evaluation of the thymus-does obesity affect thymic fatty involution in a healthy young adult population? Br J Radiol. 2018;91(1089).
84. Boroumand P, Klip A. Bone marrow adipose cells – cellular interactions and changes with obesity. J Cell Sci. 2020;133(5):1-8.
85. Gotoh K, Inoue M, Masaki T, Chiba S, Shiraishi K, Shimasaki T, et al. Obesity-related chronic kidney disease is associated with spleen-derived IL-10. Nephrol Dial Transplant. 2013;28(5):1120-30.
86. Müller AC, Giambruno R, Weißer J, Májek P, Hofer A, Bigenzahn JW, et al. Pathway enrichment analysis and visualization of omics data using g:Profiler, GSEA, Cytoscape and EnrichmentMap. Nat Protoc. 2019;22(1):924-34.
87. Weitman ES, Aschen SZ, Farias-Eisner G, Albano N, Cuzzone DA, Ghanta S, et al. Obesity impairs lymphatic fluid transport and dendritic cell migration to lymph nodes. PLoS One. 2013;8(8).
88. Magnuson AM, Fouts JK, Regan DP, Booth AD, Dow SW, Foster MT. Adipose tissue extrinsic factor: obesity-induced inflammation and the role of the visceral lymph node. Physiol Behav. 2018;190(2017):71-81.
89. Huttunen R, Syrjänen J. Obesity and the outcome of infection. Lancet Infect Dis. 2010;10(7):442-3.

90. Barrea L, Frias-Toral E, Pugliese G, Garcia-Velasquez E, De Los Angeles Carignano M, Savastano S, et al. Vitamin D in obesity and obesity-related diseases: an overview. Minerva Endocrinol. 2020;46(2):177-92.
91. Mancuso P, Gottschalk A, Phare SM, Peters-Golden M, Lukacs NW, Huffnagle GB. Leptin-deficient mice exhibit impaired host defense in Gram-negative pneumonia. J Immunol. 2002;168(8):4018-24.
92. Honce R, Schultz-Cherry S. Impact of obesity on influenza A virus pathogenesis, immune response, and evolution. Front Immunol. 2019;10:1071.
93. Hewison M. An update on vitamin D and human immunity. Clin Endocrinol (Oxf). 2012;76(3):315-25.
94. Annweiler G, Corvaisier M, Gautier J, Dubée V, Legrand E, Sacco G, et al. Vitamin D supplementation associated to better survival in hospitalized frail elderly COVID-19 patients: the GERIA-COVID quasi-experimental study. Nutrients. 2020;12(11):1-12.
95. Martins VD, Silva FC, Caixeta F, Carneiro MB, Goes GR, Torres L, et al. Obesity impairs resistance to Leishmania major infection in C57BL/6 mice. PLoS Negl Trop Dis. 2020;14(1):e0006596.
96. Castoldi A, De Souza CN, Saraiva Câmara NO, Moraes-Vieira PM. The macrophage switch in obesity development. Front Immunol. 2016;6:1-11.
97. Weisberg SP, McCann D, Desai M, Rosenbaum M, Leibel RL, Ferrante AW. Obesity is associated with macrophage accumulation in adipose tissue. J Clin Invest. 2003;112(12):1796-808.
98. Cho KW, Zamarron BF, Muir LA, Singer K, Porsche CE, DelProposto JB, et al. Adipose tissue dendritic cells are independent contributors to obesity-induced inflammation and insulin resistance. J Immunol. 2016;197(9):3650-61.
99. Silva HM, Báfica A, Rodrigues-Luiz GF, Chi J, D'Emery Alves Santos P, Reis BS, et al. Vasculature--associated fat macrophages readily adapt to inflammatory and metabolic challenges. J Exp Med. 2019;216(4):786-806.
100. McLaughlin T, Liu LF, Lamendola C, Shen L, Morton J, Rivas H, et al. T-cell profile in adipose tissue is associated with insulin resistance and systemic inflammation in humans. Arterioscler Thromb Vasc Biol. 2014;34(12):2632-6.
101. Luczynski W, Grubczak K, Moniuszko M, Glowinska-Olszewska B, Bossowski A. Elevated levels of Th17 cells in children with central obesity. Scand J Clin Lab Invest. 2015;75(7):595-601.
102. Maioli TU, Gonçalves JL, Miranda MC, Martins VD, Horta LS, Moreira TG, et al. High sugar and butter (HSB) diet induces obesity and metabolic syndrome with decrease in regulatory T cells in adipose tissue of mice. Inflamm Res. 2016;65(2):169-78.
103. Bähr I, Spielmann J, Quandt D, Kielstein H. Obesity-associated alterations of natural killer cells and immunosurveillance of cancer. Front Immunol. 2020;11:245.
104. Winer DA, Winer S, Shen L, Wadia PP, Yantha J, Paltser G, et al. B cells promote insulin resistance through modulation of T cells and production of pathogenic IgG antibodies. Nat Med. 2011;17:610-7.

16

Doenças cardiovasculares

Ludmila F. M. F. Cardozo
Livia Alvarenga
Denise Mafra

INTRODUÇÃO

As doenças cardiovasculares (DCV), de uma forma bem generalizada, podem ser definidas como doenças que afetam o coração e/ou os vasos sanguíneos. No Brasil, cerca de 72% de todas as mortes são causadas por doenças crônicas não transmissíveis e, dessas, 30% são causadas por algum tipo de DCV.[1] Aterosclerose é uma das principais DCV, sendo caracterizada pela formação de placas contendo lipídios e células imunológicas na camada íntima das artérias.[2] As DCV reduzem a qualidade de vida dos indivíduos, bem como provoca danos físicos e sociais, além dos altos custos ao sistema de saúde.[3]

Várias são as causas das DCV, que envolvem fatores não modificáveis como alterações genéticas e sexo, e fatores modificáveis como tabagismo, sedentarismo, obesidade e dieta. De fato, os hábitos alimentares têm estreita relação com o desenvolvimento das DCV, e, nesse contexto, estratégias nutricionais que visem à prevenção e ao tratamento da DCV tornam-se importantes aliadas.

Sabe-se que uma dieta rica em alimentos ultraprocessados, sódio, gorduras trans e saturadas e rica em açúcares é um fator de risco importante para o desenvolvimento das DCV. Assim, a educação nutricional e a dietoterapia, visando à exclusão desses alimentos e à inclusão de alimentos de origem vegetal, ricos em vitaminas e minerais, além de compostos bioativos e fontes saudáveis de proteínas, é de suma importância.[4] Obviamente, a dietoterapia específica para cada DCV é importante para o tratamento do paciente.[4] Assim, este capítulo abordará tanto a fisiopatologia quanto a terapia nutricional apropriada para as principais DCV, como dislipidemia, aterosclerose, hipertensão arterial, infarto agudo do miocárdio e insuficiência cardíaca. Além disso, será discutida a importância do consumo de alimentos funcionais como tratamento coadjuvante das DCV.

DISLIPIDEMIAS E ATEROSCLEROSE

Os lipídios da dieta são importantes fontes de energia, essenciais para a formação da membrana celular, sendo também precursores de hormônios esteroides e ácidos biliares. Os principais componentes dos lipídios são esteróis (incluindo colesterol e éster de colesterol), triglicerídeos (TG) e fosfolipídios.

Após a absorção intestinal, os lipídios são transportados no plasma pelas lipoproteínas, que são compostas por lipídios e proteínas (apolipoproteínas). O tamanho da partícula tem relação inversa com sua densidade. Existem cinco tipos principais de lipoproteínas: quilomícrons, lipoproteínas de densidade muito baixa (VLDL), lipoproteínas de densidade intermediária (IDL), lipoproteínas de baixa densidade (LDL) e lipoproteínas de alta densidade (HDL).[5]

As VLDL são produzidas no fígado, contendo ésteres de colesterol, triglicerídeos (TG) e fosfolipídios agregadas a apolipoproteína B100 (apoB100), e são liberadas na circulação. A apoB100 está presente em LDL, IDL, VLDL e quilomícrons. A LDL é a principal transportadora de colesterol no sangue e é eliminada da circulação pelos receptores hepáticos de LDL que reconhecem a apoB100 como ligante. O HDL é sintetizado pelo fígado e/ou intestino, contendo principalmente apolipoproteína A (apo A), formando um complexo cuja função é transportar o colesterol dos tecidos extra-hepáticos para o fígado, para ser excretado, etapa conhecida como transporte reverso do colesterol. A Apo A também parece ser responsável pela função antioxidante da HDL,[6] relacionada principalmente à sua capacidade de inibir a peroxidação lipídica da LDL, reduzindo assim seu potencial aterogênico.[7]

A lipoproteína (a) [Lp(a)] é uma molécula similar à LDL contendo apoB100, mas com ligação covalente da apoB100 à apo A. Os níveis plasmáticos de Lp(a) são determinados principalmente pela genética, e seus níveis elevados se encontram associados ao risco aumentado de infarto do miocárdio.[7]

O controle da concentração plasmática da LDL-c está associado à redução do risco de eventos cardiovasculares, em que a redução de 1 mmol de LDL/L no plasma reduz a mortalidade relacionada à doença arterial coronariana em 20%.[8]

Os valores de referência de acordo com Faludi et al.[9] para o perfil lipídico de adultos > 20 anos são apresentados na Figura 1. O colesterol não HDL é calculado por meio da subtração do HDL do colesterol total (CT) (não HDL-c = CT − HDL).

As dislipidemias podem ser classificadas quanto à etiologia em primária (origem genética) e secundária (decorrente de estilo de vida, uso de medicamentos

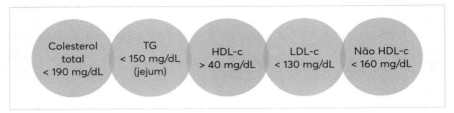

- **FIGURA 1** Valores de referência para o perfil lipídico de adultos.
Fonte: elaboração dos autores.

e outras situações). As dislipidemias também podem ser classificadas, segundo os valores laboratoriais, em:

- Hipercolesterolemia isolada: aumento do LDL-c ≥ 160 mg/dL.
- Hipertrigliceridemia isolada: aumento do TG ≥ 150 mg/dL (jejum) ou ≥ 175 mg/dL (sem jejum).
- Hiperlipidemia mista: aumento do LDL-c ≥ 160 mg/dL e do TG ≥ 150 mg/dL (jejum) ou ≥ 175 mg/ dL (sem jejum).
- HDL-c baixo: redução isolada do HDL-c (< 40 mg/dL para homens e < 50 mg/dL para mulheres) ou em conjunto com o aumento de LDL-c ou de TG.[9]

Aterosclerose

A aterosclerose tem etiologia complexa e multifatorial, com contribuições de mediadores metabólicos e imunológicos, envolvidos na formação de placas de gordura, no processo inflamatório, na calcificação e em vários outros danos ao endotélio vascular, que podem ocorrer em diversos órgãos ou membros.

Os principais fatores de risco são dislipidemia, hipertensão, diabetes, obesidade, sedentarismo e tabagismo. O processo da aterogênese se inicia com a agressão ao endotélio vascular, gerando disfunção endotelial. Essa disfunção aumenta a permeabilidade da íntima arterial às lipoproteínas plasmáticas e promove o acúmulo delas no espaço subendotelial. Além do aumento da permeabilidade às lipoproteínas, a disfunção endotelial desencadeia o surgimento de moléculas de adesão leucocitária na superfície endotelial, processo estimulado pela presença de LDL oxidada (LDL-ox). As moléculas de adesão, como a molécula de adesão celular vascular 1 (VCAM-1), molécula de adesão intracelular 1 (ICAM-1), E-selectina e P-selectina, são responsáveis pela atração de monócitos e linfócitos para a camada íntima da parede arterial.[10]

O estresse oxidativo no espaço subendotelial induz modificações oxidativas nas partículas de LDL, que passam a ser chamadas de LDLox. A LDLox promove a síntese da proteína quimiotática de monócitos 1 (MCP-1) nas células endoteliais e musculares lisas, levando ao aumento da atração de monócitos para o subendotélio. Os monócitos que migram para o subendotélio se diferenciam em macrófagos. A LDLox passa a ser reconhecida pelos receptores *scavengers* dos macrófagos que fazem sua captação. Além disso, os fosfolipídios oxidados desencadeiam a inflamação na parede arterial ao se ligarem a receptores do tipo Toll (TLR), receptores que causam sinalização pró-inflamatória. Os macrófagos contendo colesterol são chamados de células espumosas (*foam cells*), que caracterizam a placa aterosclerótica inicial e são o principal componente das estrias gordurosas. A carga de colesterol parece promover resposta das células mieloides, com secreção de citocinas pró-inflamatórias, enzimas proteolíticas, proliferação de macrófagos *in situ* e recrutamento adicional de mais células mieloides. A resposta mieloide é acompanhada ainda pela infiltração de células do sistema imune adaptativo, células B e T.[10,11] Os linfócitos T, mesmo em menor número que os monócitos, entram na íntima e direcionam as funções das células imunes inatas, bem como das células endoteliais e musculares lisas.

Os macrófagos também são responsáveis pela evolução fibroproliferativa da lesão aterosclerótica, já que estimulam a expressão do fator nuclear kappa B (NF-κB), secretando citocinas como interleucina-1 (IL-1), fator de necrose tumoral alfa (TNF-α), proteína quimiotática de monócitos-1 (MCP-1) e fatores de crescimento que estimulam a migração e a proliferação das células musculares lisas da camada média arterial. Essas células, ao migrarem para a íntima, passam a produzir, além de citocinas e fatores de crescimento, matriz extracelular, que formará parte da capa fibrosa da placa aterosclerótica.

As placas estáveis são formadas principalmente por colágeno (presente na capa fibrosa espessa), poucas células inflamatórias, e núcleo lipídico e necrótico menores. As placas instáveis ou vulneráveis apresentam aumento da inflamação, núcleo lipídico necrosado e capa fibrosa fina. A placa de gordura cresce continuamente até bloquear a artéria diretamente ou se romper, formando trombos, que via circulação geral podem gerar a oclusão de um vaso sanguíneo, promovendo as manifestações clínicas da aterosclerose, como infarto do miocárdio e acidente vascular encefálico.[2,12]

Evidências mostram que simplesmente adotar um padrão dietético e estilo de vida saudáveis reduzem drasticamente a mortalidade relacionada às DCV. Essas intervenções têm como vantagem o manejo de vários fatores de risco e são importantes para todos os indivíduos em qualquer estágio da doença aterosclerótica. É essencial enfatizar a importância de ter uma dieta saudável, realizar atividade física, controlar a pressão arterial, diabetes e peso, além da eliminação do tabaco na prevenção da doença aterosclerótica. Assim, modificações no estilo de vida para reduzir o LDL-c e os níveis de lipídios devem ser recomendações fornecidas a todos os pacientes.[2]

Terapia nutricional

As principais recomendações nutricionais para o tratamento das dislipidemias estão representadas nas Figuras 2 e 3. Para diminuir os fatores de risco da doença cardiovascular aterosclerótica, as diretrizes atuais recomendam aumento da ingestão de vegetais, frutas, legumes, grãos integrais (que auxiliam na maior ingestão de fibras, bem como vitaminas e minerais), castanhas e peixes. Outras recomendações para a redução do risco CV são a substituição da gordura saturada por gorduras monoinsaturadas e poli-insaturadas, redução da quantidade de colesterol e sódio, redução da ingestão de alimentos e carnes processadas, carboidratos refinados e bebidas adoçadas/açucaradas, além de evitar o consumo de gordura trans, presente em alimentos como sorvetes, bolos e biscoitos

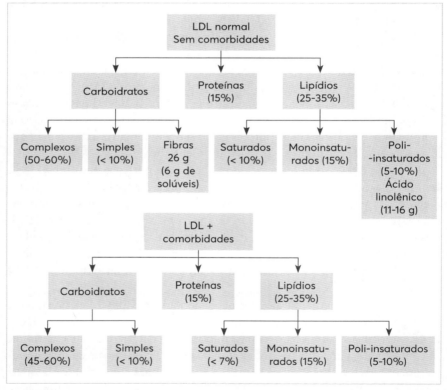

- **FIGURA 2** Recomendações nutricionais para o tratamento das dislipidemias com foco nos valores de LDL.
DHA: docosa-hexaenoico; EPA: acidos eicosapentaenoico; TG: triglicerídeos.
Fonte: adaptação de Faludi et al.;[9] Miller et al.;[15] Santos et al.[16]

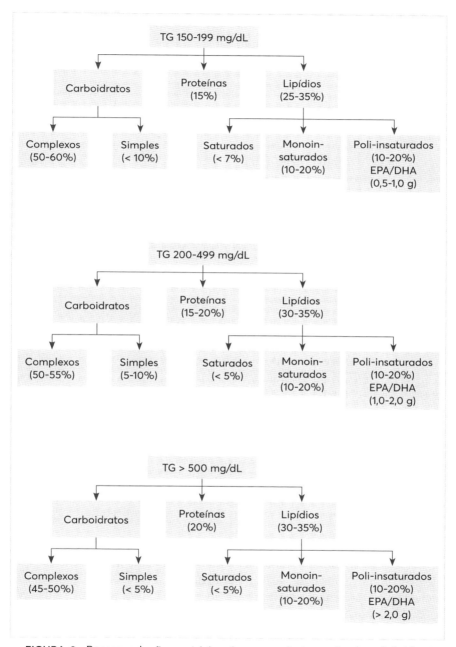

- **FIGURA 3** Recomendações nutricionais para o tratamento das dislipidemias com foco nos valores de TG.

Fonte: adaptação de Faludi et al.;[9] Miller et al.;[15] Santos et al.[16]

industrializados, assim como em alimentos instantâneos.[9,13,14] Manter o peso dentro da faixa de eutrofia (índice de massa corporal entre 19 e 25 kg/m^2) é fundamental para reduzir os riscos CV; assim, é recomendada a perda de peso para indivíduos obesos.

Dieta mediterrânea

A dieta mediterrânea é considerada um padrão alimentar caracterizado pelo alto consumo de frutas, legumes, verduras, peixes, oleaginosas (castanhas e nozes), grãos integrais e azeite de oliva, ingestão moderada de vinho, principalmente nas refeições (para os que consomem álcool), e baixa ingestão de carnes vermelhas e processadas, gordura saturada e sobremesas e bebidas açucaradas. Foi demonstrado que a dieta mediterrânea, suplementada com azeite de oliva extravirgem ou nozes, promove menor incidência em eventos cardiovasculares quando comparada a dietas com baixo teor de gordura.[17]

Ácidos graxos poli-insaturados ω3 (alfa-linolênico) e ω6 (ácido linoleico)

São ácidos graxos essenciais, não sintetizados pelo organismo, sendo obtidos pela dieta e a partir dos quais se pode produzir outros da mesma família. O ácido graxo ômega-3 (ω3) dá origem aos ácidos eicosapentaenoico (EPA) e docosa-hexaenoico (DHA), encontrados em óleos de peixes, soja, linhaça, nozes, chia e canola. A suplementação com EPA e DHA não apresenta efeitos expressivos sobre o colesterol total, porém parece reduzir os níveis de triglicerídeos. Outros efeitos benéficos são redução da agregação plaquetária e melhora da função endotelial. O EPA ainda reduz a inflamação e oxidação de lipoproteínas.[18,19] Já o ácido graxo ômega-6 (ω6), encontrado em óleos de girassol, milho e soja, nozes e castanha-do-pará, é precursor do ácido araquidônico. Seu papel nas DCV ainda é controverso. Estudos mostram redução do risco cardiovascular quando se substituem ácidos graxos saturados e carboidratos refinados por ω6. Porém, quando comparado ao ω3, parece não promover proteção.[19]

Ácidos graxos monoinsaturados ω9 (ácido oleico)

Ácido graxo monoinsaturado encontrado principalmente no azeite de oliva. Além de promover efeito suave na redução do LDL-c e de TG, o azeite de oliva aumenta o HDL-c e ajuda a impedir a oxidação do LDL-c, pois apresenta propriedades antioxidantes. Os compostos bioativos no azeite também reduzem o estresse oxidativo e melhoram a função endotelial por suas propriedades anti-inflamatórias, antioxidantes e antitrombóticas.[18]

Ácidos graxos saturados e trans

Os ácidos graxos saturados e trans são encontrados em margarina, sorvetes, molhos para salada, maionese, gordura vegetal hidrogenada. São o componente dietético com maior impacto no aumento dos níveis de LDL-c. O ácido mirístico (presente em gorduras animais, óleo de coco, leite e derivados) é o ácido graxo saturado mais aterogênico, seguido do palmítico (encontrado em gorduras animais e azeite de dendê) e depois o láurico (presente no óleo de coco). Os ácidos graxos trans têm origem na hidrogenação de óleos vegetais pela indústria, e o principal representante é o ácido elaídico. Possuem efeito de elevação no LDL-c semelhante ao dos ácidos graxos saturados, porém ainda reduzem o HDL-c. Seu consumo também se relaciona com disfunção endotelial, resistência à insulina, inflamação e arritmias. Dessa forma, seu consumo deve ser evitado.[14]

Carboidratos simples

O consumo excessivo pode promover efeitos indesejáveis nos níveis plasmáticos de TG e HDL-c.[13]

Fibras

A fibra dietética solúvel, encontrada em frutas, vegetais, leguminosas, aveia e cevada, é eficaz na redução dos níveis de colesterol. Quanto maior seu grau de viscosidade, maior o efeito na redução dos níveis de colesterol, diminuindo o tempo de trânsito intestinal e aumentando a eliminação do colesterol.[18]

Fitosteróis

Os principais são sitosterol, campesterol e estigmasterol. São encontrados nos óleos vegetais (milho, girassol, soja) e em pequenas quantidades em vegetais, frutas, grãos e castanhas. O consumo diário de 2 g de fitoesteróis parece reduzir os níveis de CT e LDL-c em 7 a 10%. Os fitosteróis reduzem a absorção intestinal do colesterol.[13]

Soja

A proteína da soja demonstrou efeitos benéficos nas DCV, atribuídos ao seu conteúdo de isoflavonas e fitoestrogênos. O consumo regular de 1 a 2 porções por dia da proteína da soja (15-30 g) se relacionou com redução de 5% no LDL-c, 10,7% no TG e aumento de 3% no HDL-c.[20]

Antioxidantes

Embora o uso de vitaminas antioxidantes provenientes da dieta aponte para proteção cardiovascular, os ensaios clínicos são inconsistentes. Apesar disso, a vitamina E encontrada nos óleos vegetais (soja, canola e milho) e em sementes oleaginosas (gergelim, amêndoas, nozes e amendoim) apresenta efeitos promissores por sua capacidade de reduzir a peroxidação lipídica, inibir a agregação plaquetária, reduzir níveis da proteína C reativa (PCR), melhorar a função endotelial e reduzir a expressão de receptores *scavengers*. Outra vitamina antioxidante é a vitamina C, encontrada em frutas cítricas (acerola, goiaba, caju, laranja) e em vegetais (brócolis, couve-flor, agrião, espinafre), que demonstrou efeitos na redução da PCR, da Lp(a), do colesterol total, da agregação plaquetária e na adesão de monócitos ao endotélio vascular.[18]

Controle do peso e atividade física

Na presença de sobrepeso ou obesidade, a redução do peso corporal melhora o perfil lipídico e outros fatores de risco. Os indivíduos dislipidêmicos ainda devem ser aconselhados a praticarem exercício físico regular de intensidade moderada por ≥ 30 min/dia, independentemente do peso.[13]

HIPERTENSÃO ARTERIAL

A hipertensão arterial (HA) é a principal causa de DCV, morte prematura e mortalidade por todas as causas no mundo.[21] Estima-se que 1,28 bilhão de adultos no mundo com idades entre 30 e 79 anos sejam hipertensos e, ainda, estima-se que 46% dos adultos com hipertensão não saibam que têm a doença.[22] Já no Brasil, em 2015, o percentual de hipertensos chegou a 31,2% quando consideradas as medidas de pressão arterial e o uso de medicação anti-hipertensiva como diagnóstico. Além disso, a prevalência de hipertensão foi maior entre os homens e aumentou com a idade.[3,23] Os principais fatores de risco para o desenvolvimento da HA são genéticos e ambientais, estes representados pelo sedentarismo e por uma dieta não saudável, com alta ingestão de sódio, álcool e calorias, como reduzida ingestão de potássio.[24]

A Diretriz Brasileira de Hipertensão Arterial classifica a pressão arterial (PA) de acordo com a pressão arterial sistólica (PAS) e diastólica (PAD), como visto na Figura 4.[24]

A hipertensão geralmente resulta do aumento da resistência ao fluxo sanguíneo nas artérias, as quais desenvolvem paredes mais espessas e musculares em resposta à elevação da pressão e aumentam ainda mais a resistência vascular periférica. A hipertensão não tratada resulta em danos aos órgãos-alvo, particularmente à microvasculatura de retina, cérebro e rins, e é causa importante de cegueira, demência e doença renal crônica.[25]

Com o avanço dos estudos sobre hipertensão, foi demonstrado que existe contribuição imunológica para a doença. Modelos animais mostraram que

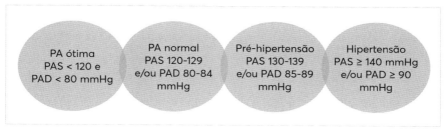

- **FIGURA 4** Classificação da pressão arterial.
PA: pressão arterial; PAD: pressão arterial diastólica; PAS: pressão arterial sistólica.
Fonte: elaboração dos autores.

a imunossupressão poderia diminuir a PA em ratos. Diversas células do sistema imunológico, incluindo macrófagos, linfócitos B e T, monócitos e células dendríticas, parecem estar relacionadas com a doença. O paradigma emergente é que essas células imunes se infiltram no rim, vasculatura e cérebro, promovendo a liberação de mediadores (citocinas, metaloproteinases de matriz e espécies reativas de oxigênio) que têm efeitos nesses órgãos-alvo alterando sua função e promovendo dano, fibrose e morte celular.[26]

O tratamento da hipertensão é dividido em medicamentoso e não medicamentoso. O tratamento não medicamentoso também é conhecido como mudanças no estilo de vida e inclui modificações na dieta, redução do sedentarismo, controle do peso, cessação do tabagismo, redução do consumo de bebidas alcoólicas e controle do estresse.[24,27,28]

Terapia nutricional

A terapia nutricional para o manejo da HA deve ser individualizada e realizada após avaliação do padrão alimentar do indivíduo e não apenas de componentes isolados. As diretrizes atuais recomendam a redução do sódio, bem como um padrão dietético saudável, com alto consumo de frutas e vegetais para a redução da pressão arterial.[24] Nesse contexto, a dieta Dash (*dietary approaches to stop hypertension*) parece ser especialmente bem-sucedida quando combinada com outras intervenções eficazes de redução da pressão arterial, como ingestão reduzida de sódio na dieta, sendo mais efetiva do que os efeitos de qualquer uma das intervenções isoladas.[29]

Dieta Dash

Dieta eficaz na redução da PA, enfatiza o consumo de frutas, verduras, vegetais e laticínios com baixo teor de gordura; cereais integrais, aves, peixes e sementes oleaginosas; e redução em gorduras totais e saturadas, carnes vermelhas, doces e bebidas adoçadas. Assim, o padrão alimentar da dieta Dash é rico em potássio, magnésio, cálcio e fibras e apresenta redução de gordura total, gordura saturada e colesterol.[27,30]

Sódio

O consumo excessivo de sódio está relacionado ao aumento da prevalência de hipertensão. A ingestão usual de sódio no mundo se encontra entre 3,5 e 5,5 g por dia (corresponde a 9-12 g de sal por dia), com diferenças marcantes entre regiões e países. A ingestão de sódio deve ser limitada a aproximadamente 2 g/dia (5 g de sal) na população em geral e essa meta deve ser atingida em todos os pacientes hipertensos segundo a diretriz europeia[28] e a brasileira.[24] Já a diretriz americana recomenda a redução com a meta ideal de < 1,5 g/dia (aproximadamente 4 g/dia).[27] Alimentos ricos em sódio e processados devem ser evitados, como: enlatados; alimentos em conserva; carnes defumadas, processadas ou curadas (*bacon*, linguiça, mortadela, presunto, salsicha); peixes salgados e defumados; molhos, temperos e caldos prontos.

Potássio

Estudos mostram que o aumento da ingestão de potássio reduz a PA em grupos nos quais a ingestão era baixa. A ingestão adequada de potássio para adultos é de 4.700 mg por dia para indivíduos saudáveis com função renal normal. Dessa forma, como a ingestão adequada de potássio pode ser alcançada por meio de dieta, a estratégia preferida para aumentar a ingestão é consumir alimentos como frutas e vegetais ricos em potássio, em vez de suplementos.[27,30] São alimentos ricos em potássio: abacate, banana, manga, mamão, melão, laranja, beterraba, feijão, espinafre, batata, dentre outros.

Bebidas alcoólicas

A redução na ingestão de bebidas alcoólicas é eficaz para reduzir a PA dentre os indivíduos bebem > 2 doses/dia. O consumo de álcool deve ser limitado a < 2 doses/dia para homens e < 1 dose/dia de bebida alcoólica para mulheres e indivíduos com peso leve dentre os indivíduos que já consomem. Uma dose equivale a 14 g de álcool/dia, o que corresponde a 350 mL de cerveja (5% de álcool) ou uma taça de vinho (150 mL, 12% de álcool) ou 45 mL de bebida destilada (40% de álcool).[27]

Controle do peso

O aumento do peso corporal é um importante fator de risco para a HA. Foi demonstrado que, para cada quilograma de peso perdido, a PA reduz cerca de

1 mmHg.[31] Dessa forma, recomenda-se para pessoas com sobrepeso ou obesas que percam peso, atingindo um índice de massa corporal (IMC) < 25 kg/m² e, para pessoas sem excesso de peso, a manutenção de um IMC desejável (< 25 kg/m²)[30] e para idosos, entre 22 e < 27 kg/m². A adiposidade central deve ser avaliada através da circunferência de cintura (CC), considerando os seguintes pontos de corte: CC (cm) < 90 em homens e < 80 em mulheres.[24]

Atividade física regular

É recomendado o aumento da atividade física, com um programa de exercícios estruturados, para adultos com PA elevada ou hipertensão.[24,27,28]

INFARTO AGUDO DO MIOCÁRDIO

O infarto agudo do miocárdio é definido como morte isquêmica súbita do miocárdio. A isquemia, ou seja, a falta de fornecimento sanguíneo para um tecido, é a causa do desequilíbrio entre oferta e demanda de oxigênio. A aterosclerose ou doença coronariana é a causa mais comum de infarto agudo do miocárdio, decorrente do estreitamento luminal dos vasos e da redução do fluxo sanguíneo causada por trombos, levando a sintomas como angina. A ruptura da placa de ateroma leva à oclusão do vaso sanguíneo afetado e a consequentes episódios de isquemia.[32] A isquemia induz modificações no metabolismo e gera perturbações iônicas no miocárdio afetado, causando prejuízos às funções sistólica e diastólica. Além disso, a isquemia ativa a morte de cardiomiócitos desde a região do subendocárdio até o subepicárdio. Além das modificações anatômicas, mudanças na função mitocondrial levam a apoptose e necrose dos cardiomiócitos no coração infartado.[33]

Os sintomas mais recorrentes relacionados ao infarto agudo do miocárdio são dor precordial, com possível irradiação para mandíbula, membro superior direito, dorso, ombros e epigástrio, náuseas, mal-estar, dispneia, taquicardia e confusão mental.[34]

Terapia nutricional

Os objetivos dietoterápicos no infarto agudo do miocárdio se baseiam em redução considerável nos valores de colesterol, redução de peso para indivíduos com sobrepeso ou obesos, manutenção do estado nutricional e diminuição da sobrecarga cardíaca, por meio de hábitos alimentares saudáveis e dieta equilibrada.[35] As Diretrizes da Sociedade Brasileira de Cardiologia de 2021 recomendam que se enfatize a ingestão de vegetais, frutas, grãos integrais, leguminosas e fontes de proteínas saudáveis (produtos lácteos, aves com baixo teor de gordura, peixes/frutos do mar e nozes).

Em relação à restrição calórica, esta deve ser baseada no IMC e ajustada para a perda de peso ponderal de 7 a 10% do peso atual, de maneira gradual. Além disso, pacientes com síndrome metabólica devem diminuir a ingestão de carboidratos para até 50% do valor enérgico total da dieta. Também é recomendado limitar a ingestão de gordura saturada em até 7% do valor energético total, e priorizar as gorduras monoinsaturadas como fonte de lipídios.[36]

Após o diagnóstico de infarto agudo do miocárdio, o paciente deve ficar em jejum nas primeiras 4 a 12 horas, até se encontrar hemodinamicamente estável. Ao se reiniciar a alimentação, deve-se fracionar a dieta entre 4 e 6 refeições por dia e se atentar à temperatura das preparações, evitando extremos para não ativar a resposta vagal.[37]

INSUFICIÊNCIA CARDÍACA

Segundo a American Heart Association (AHA) e o American College of Cardiology (ACC), a insuficiência cardíaca é definida como uma síndrome clínica complexa, resultante de qualquer distúrbio cardíaco funcional que prejudique a capacidade do ventrículo para encher e/ou ejetar sangue. Assim, a insuficiência cardíaca é caracterizada por sintomas como dispneia, fadiga e sinais de sobrecarga de volume, que podem levar a edema periférico e pulmonar.[38] A insuficiência cardíaca afeta mais de 40 milhões de pessoas em todo o mundo, sendo seus fatores de risco hipertensão arterial, doença arterial coronariana, diabetes, síndrome metabólica, obesidade, tabagismo e fatores genéticos.[39]

Dessa forma, a insuficiência cardíaca sistólica acontece em decorrência do comprometimento do ventrículo esquerdo em relação a sua contratilidade, resultando em fração de ejeção sanguínea reduzida. Suas causas mais comuns são doença isquêmica do coração, cardiomiopatias e doenças das válvulas cardíacas. Essas causas primárias geram remodelamento do miocárdio, seguido por dilatação progressiva do ventrículo e sobrecarga de volume sanguíneo. A insuficiência cardíaca diastólica é caracterizada pelo comprometimento do relaxamento e enchimento ventricular direito, levando ao aumento da rigidez ventricular e, portanto, à resposta de sobrecarga de pressão. A sobrecarga de pressão leva a adaptações no intuito de manter a homeostase corporal, como o remodelamento concêntrico ou a hipertrofia ventricular. Assim, o efluxo de sangue se mantém normal, condição chamada de insuficiência cardíaca com fração de ejeção preservada, cujo diagnóstico é mais difícil. As causas primárias envolvem hipertensão crônica ou doença cardíaca isquêmica.[40,41]

As manifestações clínicas da insuficiência cardíaca ocorrem pela sobrecarga de pressão na circulação pulmonar e congestão pulmonar, levando a dispneia e sinais clínicos de crepitações pulmonares, além de taquicardia compensatória. Além disso, pode ocorrer hipoperfusão da circulação sistêmica, que gera disfunção de múltiplos órgãos, descompensação cardíaca e má absorção intestinal, seguida pela chamada caquexia cardíaca, e anemia. Os sintomas da insuficiência cardíaca podem ser observados durante o esforço físico nas fases iniciais, e mais tarde em repouso.[40,42] A classificação da síndrome está no Quadro 1.

- **QUADRO 1** Classificação funcional da insuficiência cardíaca

Classe	Definição	Descrição geral
I	Sem limitações de atividade física Sem sintomas de insuficiência cardíaca	Assintomático
II	Limitação leve de atividade física Sintomas de insuficiência cardíaca com esforço significativo; confortável em repouso ou com atividade leve	Sintomas leves
III	Limitação para atividade física Sintomas de insuficiência cardíaca com leve esforço; confortável apenas em repouso	Sintomas moderados
IV	Desconforto com qualquer atividade Sintomas de insuficiência cardíaca ocorrem em repouso	Sintomas graves

Fonte: adaptação de The Criteria Committee of the New York Heart Association.[43]

Terapia nutricional

A terapia nutricional na prevenção e no tratamento da insuficiência cardíaca tem como objetivo recuperar e/ou manter o estado nutricional do paciente, evitar a sobrecarga cardíaca e fornecer energia e nutrientes adequados ao paciente.[44,45] No Quadro 2 encontram-se as recomendações dietoterápicas.

COMPOSTOS BIOATIVOS NAS DOENÇAS CARDIOVASCULARES

Sabe-se que os principais fatores que contribuem para as complicações cardiovasculares são: hipertensão, diabetes, hipercolesterolemia, hipertrofia ventricular esquerda e insuficiência cardíaca. A utilização de alimentos ricos em compostos bioativos vem sendo empregada como tratamento adjuvante à terapia medicamentosa, sendo essa abordagem integrativa capaz de melhorar a proteção cardiovascular.[48]

- **QUADRO 2** Recomendações nutricionais para retomada alimentar após jejum

Fracionamento da dieta	6-8 refeições por dia, em pequenos volumes, para evitar sobrecarga cardíaca
Consistência	Em casos de dificuldade de mastigar, dispneia ou outra alteração, iniciar com líquida-pastosa e evoluir de acordo com a tolerância do paciente
Calorias	22 kcal/kg de peso corporal atual, para pacientes eutróficos; 24 kcal/kg para pacientes desnutridos; 18 kcal/kg de peso corporal atual, para pacientes no estágio IV. Esse valor deve ainda ser multiplicado pelo Fator Atividade (sedentário: ≥ 1,0 a < 1,4; pouco ativo: ≥ 1,4 a < 1,6; ativo: ≥ 1,6 a < 1,9; muito ativo: ≥ 1,9 a < 2,5) para chegar nas calorias totais
Fibras	20-30 g/dia
Carboidratos	50-60% do valor energético total da dieta
Proteínas	Devem ser individualizadas. Deve ser prescrito no mínimo 1,1 g/kg de peso para prevenção do catabolismo. Um balanço nitrogenado positivo tem sido atingido com valores entre 1,1-1,4 g/kg de peso
Lipídios	Até 30% do VET total, sendo: < 1% de ácidos graxos trans; < 7% de ácidos graxos saturados
Micronutrientes	De acordo com a ingestão dietética recomendada e suplementar em caso de deficiência
Líquido/sódio	Devem ser individualizados. A recomendação deve ser entre 2-3 g de sódio por dia. Além disso, a restrição de líquidos também é necessária, com consumo entre 1-2 litros de líquidos diariamente

VET: valor energético total.
Fonte: adaptação de Kuehneman et al.;[46] Sahade e Montera.[47]

Dentre os alimentos e compostos bioativos com efeitos benéficos nas DCV, podem-se citar alguns, como: resveratrol (vinho e suco de uva); sulforafano (repolho, brócolis, couve-flor, couve-de-bruxelas e couve); curcumina (cúrcuma); licopeno (tomate, melancia, mamão, goiaba vermelha); ômega-3 (óleo de peixes, chia, linhaça); cacau (chocolate amargo) e quercetina (cebola, maçã, brócolis). Assim, espera-se que uma dieta saudável, à base de vegetais, que priorize a ingestão de grãos, frutas, vegetais, nozes, leguminosas, chá, café e óleos vegetais não hidrogenados, possa melhorar a saúde cardiovascular através de numerosas vias biológicas potenciais.[49]

Os compostos bioativos atuam como protetores da saúde cardiovascular por meio de vários mecanismos, incluindo, além da ação antioxidante, a estimulação da produção de óxido nítrico endotelial, a inibição da inflamação vascular e a prevenção da agregação de plaquetas. Além disso, esses compostos possuem efeito protetor contra a dislipidemia e resistência à insulina, reduzindo assim a hipertrofia cardíaca e disfunção contrátil do miocárdio. A ativação da via antioxidante pelo aumento da expressão nuclear do Nrf2 (regulador-chave da produção de antioxidantes) também está associada à maior disponibilidade de óxido nítrico, por aumento da atividade de óxido nítrico sintase endotelial (eNOS) e da produção de enzimas antioxidantes, e redução da contratilidade das células lisas vasculares via inibição de angiotensina II. A ação anti-inflamatória com diminuição do TNF-α e outras citocinas por meio das vias da cicloxigenase/lipoxigenase e NF-κB pode reduzir a expressão de ICAM-1 e VCAM-1, que estão associadas com inflamação na íntima, aumento dos níveis de pressão arterial e complacência vascular.[4,48] Alimentos funcionais e compostos bioativos atuam ainda aumentando a funcionalidade do HDL-c, evitando que se transforme em uma versão pró-inflamatória, pró-oxidante e disfuncional.[50]

Ao levar em consideração todos os efeitos benéficos relatados neste capítulo, está claro que a nutrição desempenha papel importante na prevenção, bem como no tratamento das DCV. Em geral, os nutrientes apresentam ampla gama de propriedades com ação cardioprotetora, sendo fundamental a adesão a um padrão dietético balanceado e saudável e não somente o uso de um único nutriente ou composto bioativo isolado. A alimentação deve ser variada, com itens alimentares que possam fornecer diferentes benefícios essenciais para a saúde cardiovascular.[4] Além disso, devem-se evitar alimentos processados e ultraprocessados, frituras, excesso de carne vermelha e excesso de sal e açúcar, como mostrado na Figura 5.

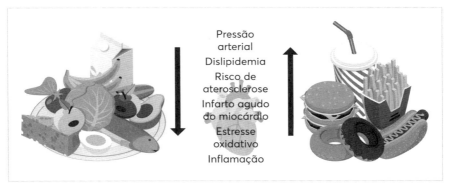

- **FIGURA 5** Alimentos saudáveis *versus* alimentos não saudáveis nas DCV. Alimentos saudáveis contribuem para redução da pressão arterial, melhoram a dislipidemia, reduzem o estresse oxidativo e a inflamação e, consequentemente, reduzem o risco de aterosclerose e infarto agudo do miocárdio, o oposto do que as dietas não saudáveis (com alimentos processados e ultraprocessados) provocam.

DCV: doenças cardiovasculares.
Fonte: elaboração dos autores.

CONSIDERAÇÕES FINAIS

As doenças crônicas não transmissíveis estão entre as principais causas de mortalidade no mundo, sendo as DCV as principais dentre elas. Assim, é necessário intensificar a prevenção de tais doenças. A nutrição tem papel importante nessa prevenção, visto que dietas com alto teor de alimentos processados e ultraprocessados, carne vermelha, alimentos ricos em sal, açúcar e gordura têm íntima associação com obesidade, hipertensão e aterosclerose, bem como com infarto agudo do miocárdio. A mudança de hábitos alimentares é fundamental para prevenção das DCV, com substituição das dietas ditas "maléficas" para uma dieta rica em frutas e verduras, grãos integrais, peixe, azeite de oliva e castanhas, a qual podemos chamar dieta salutogênica.

REFERÊNCIAS

1. Oliveira G, Brant L, Polanczyk C, Biolo A, Nascimento B, Malta D, et al. Cardiovascular statistics – Brazil 2020. Arq Bras Cardiol. 2020;115(3):308-439.
2. Libby P, Buring J, Badimon L, Hansson G, Deanfield J, Bittencourt M, et al. Atherosclerosis. Nat Rev Dis Prim. 2019;5(1).
3. Stevens B, Pezzullo L, Verdian L, Tomlinson J, George A, Bacal F. The economic burden of heart conditions in Brazil. Arq Bras Cardiol. 2018;111(1):29-36.
4. Tappia P, Blewett H. Nutrition and cardiovascular health. Int J Mol Sci. 2020;21(7).
5. Kiani R. Dyslipidemia. Pract Cardiol. 2022;387-93.
6. Hadjiphilippou S, Ray KK. Lipids and lipoproteins in risk prediction. Cardiol Clin. 2018;36:213-20.
7. Soppert J, Lehrke M, Marx N, Jankowski J, Noels H. Lipoproteins and lipids in cardiovascular disease: from mechanistic insights to therapeutic targeting. Adv Drug Deliv Rev. 2020;159:4-33.
8. Baigent C, Blackwell L, Emberson J, Holland LE, Reith C, Bhala N, et al. Efficacy and safety of more intensive lowering of LDL cholesterol: a meta-analysis of data from 170 000 participants in 26 randomised trials. Lancet. 2010;376(9753):1670-81.
9. Faludi AA, de Oliveira Izar MC, Saraiva JFK, Chacra APM, Bianco HT, Neto AA, et al. Atualização da Diretriz Brasileira de Dislipidemias e Prevenção da Aterosclerose – 2017. Arq Bras Cardiol. 2017;109(2):1-76.
10. Wolf D, Ley K. Immunity and inflammation in atherosclerosis. Circ Res. 2019;124:315-27.
11. Goo YH. Cholesterol metabolism in atherosclerosis development. Mol Nutr Fats. 2019;299-306.
12. Libby P, Theroux P. Pathophysiology of coronary artery disease. Circulation. 2005;111:3481-8.
13. Mach F, Baigent C, Catapano AL, Koskinas KC, Casula M, Badimon L, et al. 2019 ESC/EAS Guidelines for the management of dyslipidaemias: lipid modification to reduce cardiovascular risk. Eur Heart J. 2020;41:111-88.
14. Arnett DK, Blumenthal RS, Albert MA, Buroker AB, Goldberger ZD, Hahn EJ, et al. 2019 ACC/AHA Guideline on the Primary Prevention of Cardiovascular Disease: A Report of the American College of Cardiology/American Heart Association Task Force on Clinical Practice Guidelines. Circulation. 2019; 140:e596-646.
15. Miller M, Stone NJ, Ballantyne C, Bittner V, Criqui MH, Ginsberg HN, et al. Triglycerides and cardiovascular disease: a scientific statement from the American Heart Association. Circulation. 2011;123(20):2292-333.

16. Santos RD, Gagliardi ACM, Xavier HT, Magnoni CD, Cassani R, Lottenberg AMP, et al. I Diretriz sobre o consumo de gorduras e saúde cardiovascular. Arq Bras Cardiol. 2013;100(1):1-40.
17. Estruch R, Ros E, Salas-Salvadó J, Covas M-I, Corella D, Arós F, et al. Primary prevention of cardiovascular disease with a Mediterranean diet supplemented with extra-virgin olive oil or nuts. N Engl J Med. 2018;378(25):e34.
18. Nowicki J, Murray MT. Atherosclerosis. Textb Nat Med. 2020;1131-48.e4.
19. De Oliveira Izar MC, Lottenberg AM, Giraldez VZR, Dos Santos Filho RD, Machado RM, Bertolami A, et al. Position statement on fat consumption and cardiovascular health-2021. Arq Bras Cardiol. 2021;116(1):160-212.
20. Anderson J, Bush H. Soy protein effects on serum lipoproteins: a quality assessment and meta-analysis of randomized, controlled studies. J Am Coll Nutr. 2011;30(2):79-91.
21. Roth GA, Abate D, Abate KH, Abay SM, Abbafati C, Abbasi N, et al. Global, regional, and national age-sex-specific mortality for 282 causes of death in 195 countries and territories, 1980-2017: a systematic analysis for the Global Burden of Disease Study 2017. Lancet. 2018;392(10159):1736-88.
22. World Health Organization (WHO). Hypertension. 21 de agosto de 2021. Disponível em: https://www.who.int/news-room/fact-sheets/detail/hypertension. Acesso em: 4 jan. 2023.
23. Malta DC, Gonçalves RPF, Machado ÍE, Freitas MI de F, Azeredo C, Szwarcwald CL. Prevalence of arterial hypertension according to different diagnostic criteria, National Health Survey. Rev Bras Epidemiol. 2018;21(suppl 1).
24. Barroso WKS, Rodrigues CIS, Bortolotto LA, Mota-Gomes MA, Brandão AA, de Magalhães Feitosa AD, et al. Diretrizes Brasileiras de Hipertensão Arterial – 2020. Arq Bras Cardiol. 2021;116(3):516-658.
25. Sanders TAB. Hypertension. Present Knowl Nutr. 2020;379-91.
26. Sigmund CD, Carey RM, Appel LJ, Arnett DK, Bosworth HB, Cushman WC, et al. Report of the National Heart, Lung, and Blood Institute Working Group on Hypertension: barriers to translation. Hypertension. 2020;75:902-17.
27. Whelton PK, Carey RM, Aronow WS, Casey DE, Collins KJ, Himmelfarb CD, et al. 2017 ACC/AHA/AAPA/ABC/ACPM/AGS/APhA/ASH/ASPC/NMA/PCNA guideline for the prevention, detection, evaluation, and management of high blood pressure in adults: executive summary: a report of the American College of Cardiology/American Heart Association task. Hypertension. 2018;71:1269-324.
28. Williams B, Mancia G, Spiering W, Rosei EA, Azizi M, Burnier M, et al. 2018 ESC/ESH Guidelines for the management of arterial hypertension. Eur Heart J. 2018;39:3021-104.
29. Sacks FM, Svetkey LP, Vollmer WM, Appel LJ, Bray GA, Harsha D, et al. Effects on blood pressure of reduced dietary sodium and the dietary approaches to stop hypertension (DASH) diet. N Engl J Med. 2001;344(1):3-10.
30. Appel LJ, Brands MW, Daniels SR, Karanja N, Elmer PJ, Sacks FM. Dietary approaches to prevent and treat hypertension: A scientific statement from the American Heart Association. Hypertension. 2006;47:296-308.
31. Neter JE, Stam BE, Kok FJ, Grobbee DE, Geleijnse JM. Influence of weight reduction on blood pressure: a meta-analysis of randomized controlled trials. Hypertension. 2003;42(5):878-84.
32. Frangogiannis NG. Pathophysiology of myocardial infarction. Compr Physiol. 2015;5(4):1841-75.
33. Pollard TJ. The acute myocardial infarction. Prim Care. 2000;27(3):631-49.
34. Kurmani S, Squire I. Acute heart failure: definition, classification and epidemiology. Curr Heart Fail Rep. 2017;14:385-92.
35. Nicolau JC, Feitosa Filho GS, Petriz JL, De Mendonça Furtado RH, Précoma DB, Lemke W, et al. Diretrizes da Sociedade Brasileira de Cardiologia sobre Angina Instável e Infarto Agudo do Miocárdio sem Supradesnível do Segmento ST – 2021. v. 117, Arquivos Brasileiros de Cardiologia. Arq Bras Cardiol. 2021:181-264.

36. Avezum Junior A, Feldman A, Carvalho ACDC, Sousa ACS, Mansur ADP, Bozza AEZ, et al. V Diretriz da Sociedade Brasileira de Cardiologia sobre Tratamento do Infarto Agudo do Miocárdio com Supradesnível do Segmento ST. Arq Bras Cardiol. 2015;105(2):1-105.
37. Chemin S, Mura J. Tratado de nutrição alimentação e dietoterapia. 2.ed. São Paulo: Roca; 2011.
38. Hunt SA, Abraham WT, Chin MH, Feldman AM, Francis GS, Ganiats TG, et al. 2009 focused update incorporated into the ACC/AHA 2005 guidelines for the diagnosis and management of heart failure in adults: a report of the American College of Cardiology Foundation/American Heart Association Task Force on practice guidelines: developed in collaboration with the International Society for Heart and Lung Transplantation. Circulation. 2009;119.
39. Baman JR, Ahmad FS. Heart failure. JAMA. 2020;324:1015.
40. Tanai E, Frantz S. Pathophysiology of heart failure. Compr Physiol. 2016;6(1):187-214.
41. Mentz RJ, O'Connor CM. Pathophysiology and clinical evaluation of acute heart failure. Nat Rev Cardiol. 2016;13:28-35.
42. King M, Kingery J, Casey B. Diagnosis and evaluation of heart failure. Am Fam Physician. 2012;85(12):1161-8.
43. The Criteria Committee of the New York Heart Association. Nomenclature and criteria for diagnosis of diseases of the heart and great vessels. 9.ed. Boston: Little, Brown & Co.; 1994. 334p.
44. Vest AR, Chan M, Deswal A, Givertz MM, Lekavich C, Lennie T, et al. Nutrition, obesity, and cachexia in patients with heart failure: a consensus statement from the Heart Failure Society of America Scientific Statements Committee. J Card Fail. 2019;25(5):380-400.
45. Rohde LEP, Montera MW, Bocchi EA, Clausell NO, de Albuquerque DC, Rassi S, et al. Diretriz Brasileira de Insuficiência Cardíaca Crônica e Aguda. Arq Bras Cardiol. 2018;111(3):436-539.
46. Kuehneman T, Gregory M, de Waal D, Davidson P, Frickel R, King C, et al. Academy of Nutrition and Dietetics Evidence-Based Practice Guideline for the Management of Heart Failure in Adults. J Acad Nutr Diet. 2018;118(12):2331-45.
47. Sahade V, Montera VSP. Tratamento nutricional em pacientes com insuficiência cardíaca. Rev Nutr. 2009;22:399-408.
48. Carrizzo A, Izzo C, Forte M, Sommella E, Pietro P Di, Venturini E, et al. A novel promising frontier for human health: the beneficial effects of nutraceuticals in cardiovascular diseases. Int J Mol Sci. 2020;21:1-40.
49. Satija A, Hu FB. Plant-based diets and cardiovascular health. Trends Cardiovasc Med. 2018;28:437-41.
50. Luna-Castillo KP, Lin S, Muñoz-Valle JF, Vizmanos B, López-Quintero A, Márquez-Sandoval F. Functional food and bioactive compounds on the modulation of the functionality of HDL-c: a narrative review. Nutrients. 2021;13.

17
Receitas anti-inflamatórias

Monica Macedo dos Santos Lameza
Tamara Rossi
Simone Correa-Silva

INTRODUÇÃO

O estado nutricional adequado é um fator-chave para o desenvolvimento da resposta imunológica. Os nutrientes são essenciais na síntese e secreção de moléculas sinalizadoras, geração de radicais livres, proliferação celular e imunorregulação.[1] O consumo inadequado de macro e micronutrientes pode prejudicar as diversas atividades do sistema imune, favorecendo o desenvolvimento de doenças crônicas e nos tornando mais suscetíveis à piora no quadro das doenças agudas.

Nutrientes e compostos bioativos são encontrados em abundância nos alimentos de origem vegetal. Dessa forma, vários estudos vêm apontando que uma dieta rica em vegetais pode prevenir a ocorrência de doenças. Por exemplo, foi observado que, após a vacinação, a contagem de anticorpos é maior em pessoas que incluem uma boa quantidade de frutas e vegetais na dieta. Além disso, os antioxidantes aumentam tanto a resposta imune inata (independente do antígeno) quanto a adquirida (específica ao antígeno).[2]

Os fitoquímicos presentes nas plantas conferem eficácia aos princípios ativos dos fitoterápicos, como os flavonoides, as saponinas, os terpenos e os fenóis, compostos que têm em comum a atividade anti-inflamatória e imunomoduladora, o que melhora a atividade do sistema imune.[3] Os flavonoides também possuem influência sobre o processo inflamatório e sobre a atividade metabólica de prostaglandinas. Eles podem ser absorvidos pelas membranas celulares, conferindo proteção diante da ação dos radicais livres, levando à diminuição da ativação do fator de transcrição nuclear kappa B (NF-κB), consequentemente diminuindo a secreção de citocinas inflamatórias. As antocianinas, que também pertencem a essa classe, vêm demonstrando ação imunomoduladora.[4] O Quadro

1 apresenta um resumo de diferentes plantas e seus respectivos princípios ativos com atividade anti-inflamatória.

PROPRIEDADES ANTI-INFLAMATÓRIAS DOS PRINCIPAIS INGREDIENTES DAS RECEITAS

- **Açafrão-da-terra (*Curcuma longa*):** apresenta uma grande lista de compostos curcuminoides com notável atividade anti-inflamatória. Dentre os compostos bioativos da *Curcuma longa*, a curcumina ganha notável destaque. Tanto a curcumina quanto a piperina atuam nos receptores canabinoides para reduzir a dor e a inflamação.[3]
- **Morango:** rico em compostos bioativos, representados principalmente por flavonoides, especialmente antocianidinas, seguidos por ácidos fenólicos, como os ácidos hidroxicinâmico e hidroxibenzoico.[2]
- **Chá verde:** a epigalocatequina-galato (EGCG), principal polifenol e composto bioativo responsável pelos benefícios do consumo desse chá, se liga aos receptores canabinoides no sistema nervoso central, além de demonstrar atividade anti-inflamatória. A EGCG também inibe a cicloxigenase-2 (COX-3), inibindo a óxido nítrico sintas (NOS) e a formação de peroxinitrito e da xantino-oxidase, além de exercer um efeito antineoplásico.[5]
- **Pólen:** é o conjunto de finos grãos encontrados na antera, que nada mais é que a ponta do estame (a parte reprodutiva masculina da flor). Sua atividade anti-inflamatória está associada à inibição da enzima COX.[6]
- **Espirulina:** microalga de água doce com atividade biológica antioxidante, imunomoduladora e anti-inflamatória, com notável conteúdo nutricional e de compostos bioativos. A combinação de fitoquímicos presente nessa microalga amplifica sua atividade antioxidante e anti-inflamatória, diminuindo a produção de fator de necrose tumoral alfa (TNF-α), interleucina 1-beta (IL-1β), IL-6, prostaglandina E2 (PGE2) e óxido nítrico (NO), e suprimindo as atividades de COX-2 e óxido nítrico-sintase induzida (iNOS).[7]
- **Camomila:** a capacidade anti-inflamatória da camomila se dá por inibir as enzimas COX e lipoxigenase. Sua propriedade farmacológica é atribuída à presença de compostos terpênicos, em especial a apigenina, um flavonoide que exerce efeito nas células dendríticas. Embora os mecanismos moleculares exatos não estejam claros, a apigenina apresenta potencial imunorregulatório com capacidade para modular significativamente a atividade do NF-κB, inibindo a expressão de IL-1β e TNF-α.[3]
- **Gengibre:** seu mecanismo de ação está relacionado à inibição da prostaglandina G3 e da biossíntese de leucotrienos. O óleo de gengibre pode inibir a atividade da COX e da LOX. A zingerona (composto fenólico derivado do

gengibre), em particular, apresenta atividade antioxidante, impedindo a peroxidação lipídica.[8]
- **Lúpulo:** rico em um terpeno canabimimético chamado humuleno/cariofileno, que possui atividade anti-inflamatória.[9]
- **Própolis:** resina produzida pelas abelhas com o objetivo de selar a colmeia, constitui um alimento com elevado potencial antioxidante e anti-inflamatório. Dentre suas atividades metabólicas, a própolis pode promover a inibição da COX e, consequentemente, inibir a biossíntese de prostaglandinas, assim como promover a inibição da síntese de óxido nítrico. Promove redução na concentração de citocinas inflamatórias e atua como imunossupressor. A própolis apresenta uma grande quantidade de flavonoides que têm como propriedades aumentar as atividades e o potencial de utilização da vitamina C e proteger o colágeno contra a ação dos radicais livres.[10]
- **Mel:** alimento com elevado potencial terapêutico em diversas condições metabólicas, tendo em vista seu conteúdo nutricional e de compostos bioativos que lhe garantem atividades anti-inflamatória, imunoestimulante, antimicrobiana e antioxidante. Existe uma grande variedade de tipos de mel e, em geral, este alimento está envolvido na regulação de proteínas como a óxido nítrico sintase induzida (iNOS), ornitina descarboxilase, tirosina quinase e COX-2. Além disso, pode induzir a produção de TNF-α, IL-1β e IL-6. Por fim, o mel tem potencial para aumentar a produção de linfócitos T e B, anticorpos, eosinófilos, neutrófilos, monócitos e células *natural killer* (NK).[11]
- ***Ginseng*:** esta raiz apresenta notável teor de componentes farmacológicos, dentre eles os ginsenosídeos. Mais de 100 ginsenosídeos já foram isolados do *ginseng* e mais de 200 efeitos biológicos foram identificados. O *ginseng* é considerado um adaptógeno por seu potencial de estabilizar a homeostase e normalizar as funções metabólicas celulares. Trabalhos mostram sua capacidade de modular a resposta imune, além de conferir proteção contra a peroxidação lipídica mediada por radicais livres.[12]
- **Unha-de-gato:** possui alto poder anti-inflamatório e antioxidante, regula os mecanismos de reparo do DNA, a função imunológica e a divisão celular normal. Também apresenta benefícios para a saúde cognitiva e tem sido usado para prevenir a neuroinflamação, promovendo a circulação cerebral.[3,13]
- **Equinácea:** tem sido tradicionalmente utilizada para o tratamento de várias infecções e para a cicatrização de feridas. Evidências também sugerem seus efeitos imunoestimuladores. É uma erva comumente utilizada nas infecções respiratórias e modula as citocinas, especialmente o IFN-γ.[14]
- **Cebola:** auxilia na redução da resposta inflamatória por apresentar o flavonoide quercetina, que tem como principal ação a inibição de citocinas pró-inflamatórias.[15]

- **QUADRO 1** Resumo das plantas com atividade anti-inflamatória

Erva medicinal	Nome popular	Princípio ativo	Mecanismo de ação anti-inflamatória
Curcuma longa	Cúrcuma	Curcumina	Inibe a COX-2 e a síntese de prostaglandinas
Capsium annum	Pimenta, páprica e páprica doce	Capsaicina	Bloqueia enzimas que metabolizam COX e LOX
Echinacea purpurea	Equinácea	Polissacarídeos e derivados do ácido cafeico e das alquilamidas	Estimula linfócitos, aumenta a produção de anticorpos e melhora a capacidade fagocítica dos fagócitos
Syzygium aromaticum	Cravo-da-índia	Eugenol	Inibe COX-2
Camellia sinensis	Chá verde	Catequinas	Inibe COX-2, óxido nítrico sintase e xantino oxidase
Matricaria recutita	Camomila	Compostos terpênicos	Inibe COX e LOX, prostaglandinas e leucotrienos
Zinziber officinale	Gengibre	Gingeróis, zingerona	Inibe COX, LOX, as prostaglandinas e a biossíntese de leucotrienos. Tem ação antioxidante

COX: cicloxigenase; LOX: lipoxigenase.
Fonte: adaptação de Alonso.[3]

RECEITAS DE *SHOTS* IMUNOMODULADORES

Shot cítrico

Ingredientes:
75 mL de sumo de limão/laranja
1 ponta de colher de café de açafrão-da-terra (*Curcuma longa*)
1 pitada de pimenta-do-reino moída
1 morango amassado médio
3 folhas de manjericão fresco maceradas

Modo de preparo:
1. Macerar o morango e as folhas de manjericão.

2. Adicionar os demais ingredientes.
3. Consumir imediatamente.

Shot de pólen

Ingredientes:
75 mL de chá verde (*Camellia sinensis*)
1 colher de café rasa de pólen apícola
Suco de ½ limão

Modo de preparo:
1. Preparar o chá verde (infusão de 3 minutos de 1 colher de folhas secas de chá verde em 75 mL de água quente).
2. Adicionar o pólen apícola e o suco de limão.
3. Consumir imediatamente.

Shot de camomila

Ingredientes:
75 mL chá de camomila (*Matricaria recutita*)
1 colher de chá de espirulina (*Arthrospira platensis*)
2 colheres de sopa de maçã ralada
Suco de 1 limão
1 colher de chá de mel

Modo de preparo:
1. Preparar o chá de camomila (infusão de 6 a 8 minutos com 1 colher de chá cheia de capítulos florais em 75 mL de água quente).
2. Adicionar os demais ingredientes.
3. Consumir imediatamente.

Ginger shot

Ingredientes:
75-80 mL de chá de lúpulo (*Humulus lupulus*)
¼ de colher de café de gengibre em pó
¼ de colher de café de açafrão-da-terra em pó
20 gotas de própolis

Modo de preparo:
1. Preparar o chá de lúpulo (infusão de 8-10 minutos com 1 colher de sobremesa rasa de flores em 75 mL de água quente).
2. Adicionar os demais ingredientes.
3. Consumir imediatamente.

Shot de mel

Ingredientes:
100 mL de *blend* de lúpulo (*Humulus lupulus*) + alecrim (*Rosmarinus officinalis*)
1 colher de chá de mel
20 gotas de própolis

Modo de preparo:
1. Preparar o chá de lúpulo + alecrim (infusão de 8-10 minutos com 1 colher de chá rasa de flores de lúpulo + 1 colher de chá rasa de folhas de alecrim em 100 mL de água quente).
2. Adicionar os demais ingredientes.
3. Consumir imediatamente.

Shot de ginseng

Ingredientes:
75 mL de chá de *ginseng* (*Panax ginseng*)
1 colher de sopa de manjericão macerado
10 gotas de própolis

Modo de preparo:
1. Preparar o chá de *ginseng* (decocção de 6-8 minutos com 1 colher de chá rasa de raiz de *ginseng* ralado em 75 mL de água).
2. Adicionar os demais ingredientes.
3. Consumir imediatamente.

RECEITAS DE BEBIDAS IMUNOMODULADORAS

Suco de morango e maracujá

Ingredientes:
150 mL de chá de camomila (*Matricaria recutita*)
½ colher de chá de canela em pó

2 bagas de cardamomo
2 colheres de sopa de polpa de maracujá
3 unidades de morango

Modo de preparo:
1. Preparar o chá de camomila (infusão de 6-8 minutos com 1 colher de chá cheia de capítulos florais em 150 mL de água quente).
2. Utilizar as sementes de dentro do cardamomo.
3. Liquidificar todos os ingredientes e consumir em seguida.

Suco de cenoura

Ingredientes:
3 colheres de sopa de cenoura ralada
100 mL de suco de laranja
Suco de 1 limão
1 colher de chá rasa de açafrão-da-terra em pó
½ colher de chá rasa de gengibre em pó
1 colher de chá de pólen desidratado
1 colher de café de mel

Modo de preparo:
1. Liquidificar brevemente todos os ingredientes (exceto o suco de limão).
2. Acrescentar o suco de limão.
3. Consumir em seguida.

Suco verde

Ingredientes:
½ xícara de maçã em pedaços com casca
1 xícara de chá de espinafre fresco
½ xícara de chá de pepino
1 colher de chá cheia de matchá (chá verde em pó)
150 mL de água de coco

Modo de preparo:
Liquidificar brevemente todos os ingredientes e consumir em seguida.

Suco rosa

Ingredientes:
½ xícara de maçã em pedaços com casca
½ xícara de beterraba em pedaços
Suco de 1 limão
1 copo de frutas vermelhas ou 1 colher de sopa cheia de açaí desidratado
1 colher de sopa de kefir (pode ser em água ou leite)
10 gotas de própolis
200 mL de água fresca

Modo de preparo:
1. Liquidificar brevemente todos os ingredientes (exceto o suco de limão).
2. Acrescentar o suco de limão.
3. Consumir em seguida.

Golden milk

Ingredientes:
150 mL de leite de coco caseiro
1 colher de chá de açafrão-da-terra
½ colher de chá de canela em pó
½ colher de chá de gengibre em pó
½ colher de chá de cravo em pó
1 baga de cardamomo (utilizar as sementes)
1 colher de chá de mel

Modo de preparo:
1. Cozinhar todos os ingredientes (exceto o mel) por 5 minutos.
2. Acrescentar o mel.
3. Servir.

Smoothie de abóbora

Ingredientes:
150 mL de leite de coco caseiro
1 xícara de abóbora (qualquer qualidade) cozida com água (sem sal)
½ colher de chá de canela em pó
2 bagas de cardamomo (utilizar as sementes)
1 colher de chá de mel

2 castanhas-do-pará trituradas

Modo de preparo:
Liquidificar todos os ingredientes e consumir a seguir.

RECEITAS DE BEBIDAS IMUNOESTIMULANTES

Chá de alcaçuz com abacaxi

Ingredientes:
150 mL de alcaçuz (*Glycyrrhiza glabra*) + casca de abacaxi
1 colher de sopa cheia de hortelã

Modo de preparo:
Preparar o chá de alcaçuz com abacaxi (decocção de 5 minutos de 1 xícara de chá de cascas de abacaxi, seguida de infusão de 6-8 minutos com 1 colher de sobremesa rasa de raiz de alcaçuz + 1 colher de sopa de hortelã).

Blend de unha-de-gato + morango + maçã

Ingredientes:
150 mL de chá de unha-de-gato (*Uncaria tomentosa*)
½ xícara de chá de morangos picados
½ xícara de chá de maçã picada
1 colher de sopa de hortelã

Modo de preparo:
1. Preparar o chá de unha-de-gato (decocção de 8 minutos com 1 colher de chá rasa de casca e raízes de unha-de-gato em 150 mL de água).
2. Liquidificar o chá com todos os ingredientes e servir a seguir.

Blend de equinácea + maracujá

Ingredientes:
150 mL de chá de equinácea (*Echinacea angustifolia*)
1 colher de sopa cheia de sementes de maracujá
10 gotas de própolis verde
1 colher de chá rasa de gengibre em pó

Modo de preparo:
1. Preparar o chá de equinácea (infusão de 5-8 minutos com 1 colher de chá rasa de folhas em 150 mL de água).
2. Liquidificar todos os ingredientes (exceto a própolis).
3. Adicionar a própolis e consumir em seguida.

RECEITAS IMUNOMODULADORAS FÁCEIS E PRÁTICAS

Frapê de banana com sabor a escolher

Ingredientes:
3 bananas congeladas e picadas
250 gramas de morango ou mirtilo ou framboesa

Modo de preparo:
1. Liquidificar todos os ingredientes.
2. Levar ao congelador até endurecer levemente.
3. Retirar e bater no liquidificador por alguns minutos.
4. Levar novamente ao congelador.

Frittata

Ingredientes:
3 ovos
½ tomate picado (sem sementes)
½ xícara de manjericão
1 ponta de colher de café de açafrão-da-terra (*Curcuma longa*)
1 colher de sobremesa de cebola

Modo de preparo:
1. Bater os ovos até que estejam homogêneos.
2. Adicionar todos os ingredientes.
3. Temperar a gosto e assar em uma forma untada, em forno médio, em torno de 30 minutos ou até que esteja assada.

Bolinho de lentilha

Ingredientes:
1 xícara de lentilha crua
3 colheres de sopa de farinha de tapioca

1 colher de sopa de tempero verde
½ xícara de chá de tomate picado sem semente
1 colher de sopa de cebola
Tempero a gosto: sal, páprica defumada, açafrão-da-terra, manjericão desidratado
Farinha zero glúten para empanar

Modo de preparo:
1. Cozinhar a lentilha com os temperos até que esteja *al dente* (se cozinhar demais não funciona).
2. Esperar esfriar e liquidificar com o mínimo de água possível.
3. Misturar o ovo, a farinha de tapioca (se necessário, adicionar mais tapioca).
4. Modelar os bolinhos em formato arredondado ou achatados.
5. Empanar na farinha zero glúten.
6. Assar em forno médio em forma untada ou com papel-alumínio.

CONSIDERAÇÕES FINAIS

Os compostos bioativos presentes nos vegetais vêm sendo cada vez mais estudados, de forma que, a cada dia que passa, descobrem-se novos fitoquímicos que podem promover a saúde, regulando os sistemas e o metabolismo. Muitos possuem capacidade de modular a resposta imunológica, tornando-a mais eficaz. Sendo os flavonoides os mais estudados, atualmente se conhece a importante atividade desses compostos, que estão largamente distribuídos na alimentação de modo geral, principalmente se forem priorizados os alimentos *in natura*. O conhecimento e o estímulo para uma alimentação saudável e balanceada podem trazer inúmeros benefícios para a saúde da população.

REFERÊNCIAS

1. Percival SS, Sims CA. Wine modifies the effects of alcohol on immune cells of mice. J Nutr. 2000;130(5):1091-4.
2. Maheshwari S, Kumar V, Bhadauria G, Mishra A. Immunomodulatory potential of phytochemicals and other bioactive compounds of fruits: a review. Food Front. 2022;3:221.
3. Alonso R. Tratado de fitofármacos e nutracêuticos. São Paulo: GEN; 2015.
4. Bagchi D, Bagchi M, Stohs Sj, Ray SD, Sen CK, Preuss HG. Cellular protection with proanthocyanidins derives from grape seeds. Ann NY Acad Sci. 2002;957:260-70.
5. Donvito G, Nass SR, Wilkerson JL, Curry ZA, Schurman LD, Kinsey SG, et al. The endogenous cannabinoid system: a budding source of targets for treating inflammatory and neuropathic pain. Neuropsychopharmacol. 2018;43:52-79.
6. Khalifa SAM, Elashal MH, Yosri N, Du M, Musharraf SG, Nahar L, et al. Bee pollen: current status and therapeutic potential. Nutrients. 2021;13(6):1876.

7. Abu-Taweel GM, Mohsen GAM, Antonisamy P, Arokiyaraj S, Kim HJ, Kim SJ, et al. Spirulina consumption effectively reduces anti-inflammatory and pain related infectious diseases. J Infect Public Health. 2019;12:777-82.
8. Hashem RM, Rashed LA, Hassanin KMA, Hetta MH, Ahmed AO. Effect of 6-gingerol on AMPK-NF-κB axis in high fat diet fed rats. Biomed Pharmacother. 2017;88:293-301.
9. Gertsch J. Cannabimimetic phytochemicals in the diet – an evolutionary link to food selection and metabolic stress adaptation? Br J Pharmacol. 2017;174(11):1464-83.
10. Braakhuis A. Evidence on the health benefits of supplemental propolis. Nutrients. 2019;11(11):2705.
11. Samarghandian S, Farkhondeh T, Samini F. Honey and health: a review of recent clinical research. Pharmacognosy Res. 2017;9(2):121-7.
12. Ratan ZA, Youn SH, Kwak YS, Han CK, Haidere MF, Kim JK, et al. Adaptogenic effects of Panax ginseng on modulation of immune functions. J Ginseng Res. 2021;45(1):32-40.
13. Rogerio AP, Andrade EL, Leite DF, Figueiredo CP, Calixto JB. Preventive and therapeutic anti--inflammatory properties of the sesquiterpene alpha-humulene in experimental airways allergic inflammation. Br J Pharmacol. 2009;158(4):1074-87.
14. Kim HR, Oh SK, Lim W, Lee HK, Moon BI, Seoh JY. Immune enhancing effects of Echinacea purpurea root extract by reducing regulatory T cell number and function. Nat Prod Commun. 2014;9(4):511-4.
15. Zhong Y, Chiou YS, Pan MH, Shahidi F. Anti-inflammatory activity of lipophilic epigallocatechin gallate (EGCG) derivatives in LPS-stimulated murine macrophages. Food Chem. 2012;134:742-8.

Índice remissivo

A
Ácidos graxos de cadeia curta 78, 153
Alergias 163
Anemia 255
Anergia 58
Angiogênese 10
Anticorpos 31, 94
Anticorpos anti-idiotípicos 59
Antígenos 1, 72
Artrite reumatoide 114
Aterosclerose 292

C
Câncer 201
Caquexia 206
Células apresentadoras de antígeno (APC) 10
Células B 54
Células B reguladoras 56
Células reguladoras 55
Células Th efetoras 22
Células T reguladoras 52
Células-tronco multipotentes 17
Citocinas inflamatórias 260
Colite ulcerativa ou retocolite ulcerativa 251
Complexo de ataque à membrana (MAC) 13
Compostos bioativos 290

D
Deficiência de B12 255
Deficiência de vitamina D3 255
Deficiência de zinco 255
Deficiências nutricionais 262
Desafio com glúten 262
Desnutrição 253
Diabetes 217
Disbiose 155
Diversidade α 154
Diversidade β 154
Doença de Crohn 251
Doenças cardiovasculares 290

E
Enteropatia 257
Estresse oxidativo 102, 142, 292
Exercício agudo e imunidade celular 122
Exercícios físicos 120

F
Fagócitos 3, 8

G
Gerociência 156
Gliadina 259
Gota 8
Granzima 12

H
Hiperpermeabilidade intestinal 259
Hipertensão arterial 298
HLA DQ2 258
HLA DQ8 258
Homeostase intestinal e tolerância oral 260
Homing 73

I
IgA secretória 74
Imunidade adaptativa 72
Imunidade inata 2
Imunobiografia 141
Imunologia do leite humano 87
Imunonutrição 173
Imunorregulação 258
Imunoterapia 60
Imunotolerância 60
Indução de adenosina 59
Infarto agudo do miocárdio 301
Inflamação do tecido adiposo 273
Inflammaging 140
Inibidores de amilase tripsina 260
Insuficiência cardíaca 302
Integrinas 41
Intolerância à lactose 264

L
Leite materno 87
Leucócitos 93
Linfócitos 22
Linfócitos B 26
Linfócitos intraepiteliais 259
Linfócitos T 17
Linfócitos T citotóxicos 25
Lúpus eritematoso sistêmico 108

M
Má absorção 263
Mastócitos 12
Mediadores 39
Microbioma 76
Microbioma na criança 81
Microbiota 97
Microbiota intestinal 133, 153, 251
Migração 39

N
NF-κB 146

O
Obesidade 269
Opsoninas 13
Oxi-inflammaging 148

P
PAMP 3
Passagem transplacentária de imunoglobulinas 84
Perforina 12
Piroptose 7
Prebióticos 177
Probióticos 155, 177
Prolamina do glúten 258
PRR 3, 43

Q
Quimiotaxia 42

R
Receptores inibitórios 56
Reconhecimento antigênico 20
Resposta alérgica 169
Resposta imune adaptativa 16
Resposta imune inata 2

S
Saúde física e mental 120
Selectinas 41
Sinalização purinérgica 59

Sistema imune adaptativo 16
Sistema imune inato 2
Sistema imunológico 51
Sorologia para DC 261
Superfícies mucosas 68

T
Tecido linfoide 68
Tolerância oral 186
Toll-like receptors 3

Transcrição gênica 169
Trato gastrintestinal 67, 177, 251

V
Vitamina A 102
Vitamina C 105
Vitamina D 104

Z
Zonulina 259